心血管疾病护理与技术

主 编 弓 洁 邢 朋 邵泽花

四川科学技术出版社

图书在版编目(CIP)数据

心血管疾病护理与技术/弓洁,邢朋,邵泽花主编.—成都:四川科学技术出版社,2022.9
ISBN 978 - 7 - 5727 - 0665 - 3

Ⅰ.①心… Ⅱ.①弓…②邢…③邵… Ⅲ.①心脏血管疾病—护理 Ⅳ.①R473.5

中国版本图书馆 CIP 数据核字(2022)第 163227 号

心血管疾病护理与技术
XINXUEGUAN JIBING HULI YU JISHU

主　　编　弓　洁　邢　朋　邵泽花

出 品 人　程佳月
责任编辑　李迎军
封面设计　刘　蕊
责任出版　欧晓春
出版发行　四川科学技术出版社
　　　　　成都市锦江区三色路 238 号　邮政编码 610023
　　　　　官方微博:http://weibo.com/sckjcbs
　　　　　官方微信公众号：sckjcbs
　　　　　传真：028 - 86361756
成品尺寸　185mm×260mm
印　　张　21.75
字　　数　520 千
印　　刷　成都博众印务有限公司
版　　次　2022 年 9 月第 1 版
印　　次　2022 年 9 月第 1 次印刷
定　　价　88.00 元

ISBN 978 - 7 - 5727 - 0665 - 3

邮　　购：成都市锦江区三色路 238 号新华之星 A 座 25 层　邮政编码：610023
电　　话：028 - 86361770

本书编委会

主　编　弓　洁　邢　朋　邵泽花

副主编　白欣桐　程明丽　张　敏　徐　芹　李田田　时东新
　　　　高灵芝　王　菁　王秀男　高丽君　王　晓　赵　婷

编　委　李红艳　郭　颖　牛雅伟　张　倩　王琳烨　穆　平
　　　　吴雅琪　杨雪莲　苗广乐　单莹莹　吴照凤　李　卫
　　　　徐碧霞　刘欣茹　陈宪艳　杜爱英　屈　振　李风莲
　　　　陈　梅

前　言

心血管疾病是当今危害人们健康的常见疾病之一，有较高的发病率，给患者乃至社会造成极大的负担。因此，对心血管疾病的诊断、治疗和护理技术亟待提高。为此，我们组织部分中青年骨干在参考国内外最新观点和资料并结合自身的临床经验基础上编写了《心血管疾病护理与技术》一书。

本书共分20章，重点介绍常见心血管疾病诊断、治疗的有效措施，并对近年已达成共识的护理新理论、新观点和新技术作了较为详细的叙述。其目的是使广大心血管护理工作者不仅能对心血管疾病患者提供有效的护理措施，而且能为心血管疾病患者的健康指导提供有价值的咨询。

由于笔者水平有限，加上当代心血管疾病诊疗及护理技术日新月异，书中难免有疏漏，期望同仁及广大读者给予指正。

编　者

2022 年 2 月

目　录

第一章　心力衰竭

心力衰竭（简称心衰）是由于心脏器质性或功能性疾病导致心功能不全的一种临床综合征。系指因心肌收缩力下降使心排血量减少不能满足机体代谢的需要，器官、组织血液灌注减少，出现肺循环和（或）体循环淤血的表现。

心功能不全是相对较新的概念，包括无症状和有症状两个阶段，心力衰竭即有症状的心功能不全。无症状的心功能不全是指有心室功能障碍的客观证据（左室射血分数降低），但无典型的充血性心力衰竭症状。

第一节　慢性心力衰竭

慢性心力衰竭（CHF）又称充血性心力衰竭和慢性充血性心力衰竭，是多数心血管疾病的主要死亡原因。欧美患病率为 1.5% ~ 3%，我国 2003 年时抽样调查，成人心衰患病率为 0.9%。慢性心力衰竭的基础病因在欧美主要是高血压和冠心病，在中国瓣膜病所占比例略高。

一、病因

（一）原发心肌损害

原发性心肌损害即心肌本身病变引起心脏功能损害，如心肌梗死、心肌炎、原发性心肌病、心肌淀粉样变等。当心肌损害达到一定程度时，心排血量明显减少，则发生心力衰竭。

（二）心脏负荷过重

心脏负荷过重分为前负荷（容量负荷）过重和后负荷（压力负荷）过重，长期负荷过重使心肌发生肥厚伸长，心脏发生重构，当超过一定限度时则出现心肌衰竭，导致心力衰竭。前负荷过重主要见于心脏瓣膜关闭不全、动静脉瘘、动脉导管未闭、房室间隔缺损、甲状腺功能亢进、严重贫血、维生素 B_1 缺乏病（脚气病）等；后负荷过重常见于原发性高血压、主动脉瓣狭窄、肺动脉高压等。

（三）心脏舒张受限

由于心脏受到挤压或心肌本身缺血、纤维化或心内膜纤维组织增生导致心脏顺应性下降，心室舒张受限，回心血量明显减少，舒张末压增高，导致心排血量降低、肺动脉压力升高及肺淤血。主要见于心脏压塞（心包填塞）、心包缩窄及限制性心肌病。

（四）诱发因素

常由下列因素所诱发：

1. 感染，以呼吸道感染为最常见。
2. 过度的劳累和情绪激动。
3. 心律失常，特别是快速性心律失常。
4. 严重贫血、妊娠、分娩、过多过快的输液或输血、过多摄入钠盐等。

5. 洋地黄中毒或不足、利尿过度等。

6. 其他并发疾病，如肺栓塞及水、电解质代谢紊乱和酸碱平衡失调等。

二、发病机制

当心脏病变致使心脏排出量降低时，机体可通过心、血管和神经体液的调节，动员储备力使心排血量恢复正常或接近正常，以维持机体需要，此即心功能的代偿期。若心排血量下降超过代偿的限度时，临床上即出现动脉系统供血不足和静脉系统淤血的症状、体征，此即心功能失代偿期。

（一）代偿期

正常心脏有丰富的储备能力，能适应机体代谢的需要而改变心排血量。当各种原因造成心输出量下降时，心脏可通过①交感神经兴奋，肾上腺素能活性增加，使心率增快，心肌收缩力增强；②心肌肥厚，心肌纤维增大、增粗，肌纤维数量增多；③心腔扩大，使心室舒张末期容量和充盈压增加；④水钠潴留使循环血量增加等途径进行代偿，使降低的心排血量得以恢复而不产生静脉淤血的症状。

（二）失代偿

当心脏病变和负荷不断加重，即使通过充分的代偿调节亦不能维持足够的心搏出量和心排血量，此时产生体循环和肺循环静脉淤血和周围组织灌注不足的症状。

近年来研究表明当心房淤血时，其内压增高而使心肌细胞被牵张释放心钠素（心房肽），它具有抗血管紧张素Ⅱ的作用，能利尿排钠和扩张血管。但当心衰严重时，心钠素的增加不能克服血管紧张素Ⅱ所致的血管收缩和水钠潴留的作用，从而出现明显的充血性心力衰竭。

三、护理评估

（一）临床表现

充血性心力衰竭的主要临床表现是充血，其次是周围组织的灌注不足。临床上将心力衰竭分为左心衰竭、右心衰竭和全心衰竭。以左心衰竭开始的情况较多见。由于左心衰竭、肺淤血、肺动脉高压而引起右心负荷加重，导致右心衰竭。单独的右心衰竭见于肺源性心脏病，最终可导致左心衰竭。

1. 早期表现

1）心衰早期症状可不明显，易被忽略。

（1）交感神经兴奋的表现，如窦性心动过速、出汗多及面色苍白等。

（2）重体力劳动及剧烈运动时出现呼吸困难或心绞痛及心肌肥厚需氧量增加而引起缺氧的表现。左心衰早期，患者可仅有夜间睡眠不好或憋醒及阵发性胸前发闷等不典型表现，很易被忽视。

（3）活动时易疲劳、倦怠，为心肌收缩力减退、心排血量减少、动脉系统供血不足的结果。

（4）右心衰竭早期仅有上腹部胀痛，系肝淤血肿大所致，易误认为消化系统疾病。

2）早期的体征常较症状明显，对无症状主诉者，应细心检查及早发现心衰。早期体征除心脏增大外，主要有：

（1）舒张期奔马律：为心衰早期征象，常见于心肌病损、心室张力减退及心脏增大时，如能闻及舒张早期奔马律，是心衰的有力证据。

（2）交替脉：特点是桡动脉一强一弱互相交替，在坐位时明显，触诊时需耐心细致，多加体会。

（3）颈静脉充盈：比肝大及下肢水肿出现早，为右心衰竭早期征象。当肝刚开始淤血肿大时，压迫肝区时可见深部颈内静脉搏动高于锁骨之上。判断肝大时，应从肝浊音界上界算起，在右锁骨中线上，肝浊音界上界到下界的距离为肝的大小，大于11 cm，即认为肝大。

（4）间质性肺水肿：当左心房或左心室发生衰竭时，可出现间质性肺水肿，表现为气急，不能平卧，检查时常可闻及舒张早期奔马律，肺部听诊无干湿啰音，或仅有肺呼吸音减弱。

2. 左心衰竭

由肺循环淤血和组织灌注不足引起一系列症状。以呼吸困难，运动耐量明显降低为主要表现。早期一般表现为劳累后呼吸困难，或出现夜间咳嗽增多，须高枕卧位，或出现夜间阵发性呼吸困难。极严重时发生肺水肿，患者呈强迫端坐位，呼吸极度困难，咳嗽，咳泡沫样痰，严重时痰呈粉红色，从口鼻中涌出，口唇发绀，大汗淋漓，四肢厥冷，神志恍惚甚至休克。常伴有心动过速、第三心音奔马律及肺内湿啰音、哮鸣音等体征。另外，左心衰导致组织灌注不足，引起疲倦乏力等症状，心衰早期即可出现，往往不引起患者重视。

3. 右心衰竭

多由左心衰竭引起。出现右心衰竭后，肺淤血现象可减轻，因此呼吸困难的症状也稍减轻。单纯右心衰常由慢性肺源性心脏病引起，其呼吸困难的程度严重。

1）水肿：多由下肢开始，踝部、胫骨前、卧位时骶部显著等。因水肿最早出现在身体的下垂部位，故又称下垂性水肿。多在白天活动后于傍晚加重，经休息一夜后可消退或减轻。随着病情发展可发生全身性水肿，甚至出现胸水或腹水。

2）颈静脉充盈：右心衰竭的早期表现，是静脉压增高的表示。当静脉压显著升高时，身体其他部位的表浅静脉也充盈，并可见颈静脉搏动，肝颈静脉回流征阳性。

3）内脏淤血：①肝淤血，肝肿大，质较硬，有压痛，随心力衰竭的好转或恶化，肝脏可在短时期内增大或缩小。当右心衰竭突然加重时，肝脏急性充血，肝小叶中央细胞坏死，引起肝急剧肿大，有明显压痛，并有黄疸、肝功能障碍等。一旦心力衰竭改善，上述情况恢复正常。长期慢性肝淤血，可引起肝细胞萎缩、结缔组织增生，形成心源性肝硬化。②肾淤血，肾小球滤过减少，通透性增大，以致尿量减少，尿中有少量蛋白、红细胞及管型等。肾功能可有不同程度障碍。③胃肠道淤血，有腹胀、食欲下降、恶心呕吐、腹泻等。

4）发绀：是静脉血氧低下所致。首先出现于循环末端，如指端、口唇、耳郭等部位。右心衰竭比单一左心衰竭时发绀更重。查体可见发绀、颈静脉怒张、肝大、肝颈静脉回流征阳性、下肢水肿，重者可有胸水、腹水、全身水肿。可有心脏病体征，如心脏增大，心前区搏动增强或剑突下见搏动，三尖瓣区可有舒张期奔马律及相对性三尖瓣关闭不全杂音。

4. 全心衰竭

由左心衰竭或右心衰竭发展而来。临床表现为左、右心衰竭的共同表现，但往往以右心衰竭表现更明显。

（二）实验室及其他检查

1. 静脉压测定

肘静脉压正常值 2.18~10.65 mmHg *。右心衰竭时升高，左心衰竭时正常。

2. 循环时间测定

正常值：臂至肺 4~8 秒，臂至舌 9~16 秒（平均 12 秒）。左心衰竭时仅臂至舌时间延长；右心衰竭时，两者均延长。

3. X 线检查

1）左心功能不全时可见：①左心室增大的 X 线表现；②上部肺野内血管纹理增加（上叶肺静脉扩张）；③有肺间质水肿时，在两肺下野侧面可见水平位的 Kerley B 线；④当发生肺水肿时，肺门有云雾状阴影，呈蝴蝶状。

2）右心功能不全时可见：①右房和右室增大的 X 线表现；②上腔静脉增宽而肺野清晰。

4. 心电图

左心功能不全时，在心电图上 V_1 导联的 P 波终末负电势（Ptf_{v1}）增大，其值 ≤ -0.03 mm/s。

5. 超声心动图

超声心动图对诊断有重要意义，可准确地提供心腔大小变化和心瓣膜结构及功能情况。

6. 放射性核素检查

放射性核素心血管显影有助于诊断心室腔大小和室壁运动异常，对于定量计算射血分数和使用诱发试验反映心脏舒张功能尤为有益。

7. 心—肺吸氧运动试验

在运动状态下测定患者对运动的耐受量，更能说明心脏的功能状态。进行心—肺吸氧运动试验时主要求得两个数据，即最大耗氧量和无氧阈值。最大耗氧量 [VO_{2max}，单位：1 ml/（min·kg）]，心功能正常时，此值应 >20 ml/（min·kg），轻、中度心功能受损时为 16~20 ml/（min·kg），中至重度损害时为 10~15 ml/（min·kg），极重度损害时则 <10 ml/（min·kg）。无氧阈值，心功能正常时，此值 >14 ml/（min·kg）。

8. 磁共振成像（MRI）检查

MRI 三维成像技术，可克服心室几何形态对体积计算的影响，故能更精确计算收缩末期心室容积，据此计算射血分数（EF）、每搏输出量（SV），MRI 对右室分辨率亦较好，可提供右室上述参数。此外，MRI 可清晰分辨心内膜和心外膜边缘，故还可测

---

* 1 mmHg = 0.133 kPa。

定左室重量。

9. 创伤性血流动力学检查

常用漂浮导管（Swan - Ganz 导管）床旁测定的方法，此外亦可通过左心导管，左室造影的方法。漂浮导管可测量心排血量（CO）、心脏指数（CI）、肺毛细血管楔压（PCWP）、肺动脉压，右室压，右房压及各压力曲线。左心导管可测左室压和主动脉压及其压力曲线；左室造影可测量左室舒张末容积、左室收缩末容积以及据此计算出的EF、CO、心脏指数（CI）、SV 等。常用正常值为 CI：2.6 ~ 4 L（min·m²），当低于2.2 L/（min·m²）即出现低排血量症状。PCWP：6 ~ 12 mmHg，PCWP > 18 mmHg 出现轻度肺淤血；PCWP > 30 mmHg 出现肺水肿。

（三）诊断和鉴别诊断

原有心血管疾病或有发生心衰基础的患者，如出现肺循环或体循环淤血的症状和体征，则不难诊断为心衰。X 线检查、心电图、超声心动图和静脉压测定等，常可提供诊断依据。诊断时还应包括病因、病理解剖和病理生理诊断以及心功能。

四、治疗

（一）治疗目的

防止心肌损害的进一步恶化；延长寿命，降低死亡率；提高运动耐量，改善生活质量。

（二）治疗原则

引起心衰基本病因及诱因的防治；改善血流动力学；拮抗过度激活的神经内分泌系统；改善心肌能量代谢，保护心肌细胞。

（三）病因治疗

先天性心脏病手术根治；高血压性心脏病降压治疗；脚气性心脏病、贫血性心脏病、甲亢性心脏病、缺血性心脏病、心肌炎、心肌病等通过适当的内科治疗也可使病情改善。

（四）控制或消除心衰的诱因

患者心功能恶化往往与某些诱因有关，控制和消除这些诱因能使心功能明显改善。常见诱因包括感染，特别是呼吸道感染、严重心律失常、过度疲劳、风湿活动、情绪激动或忧虑、肺栓塞、妊娠或分娩等，必须进行相应处理。

（五）减轻心脏负荷

1. 休息

Ⅰ度心衰应限制体力活动；Ⅱ度心衰应严格限制一般活动；Ⅲ度心衰应绝对卧床休息，待心功能逐渐恢复后再逐渐恢复活动量。

2. 饮食

实践证明水潴留是继发于钠潴留，故心功能不全患者应限制钠盐摄入，正常成年人每日食盐的摄入量为 10 g 左右，早期心功能不全患者应减至 3 ~ 6 g/d，并尽量少食盐制食品，对心功能Ⅳ级者，在治疗的最初几天内，饮食中不要另外给予食盐。在严格限制钠摄入时，一般水分可不必严格限制，患者的液体摄入量，以每日 1.5 ~ 2.0 L（夏季2～3 L）为宜。

3. 吸氧

对一般心功能不全患者不必给氧，但当动脉氧饱和度低于10%时则应用鼻导管给氧（4～6 L/min），对肺心病患者可采用持续低流量（1～2 L/min）给氧法。

4. 利尿剂应用

应用利尿剂可减轻水肿及过多血容量，改善心功能。

1）利尿剂种类

（1）噻嗪类：如氢氯噻嗪（双氢克尿噻）25 mg，每日2～3次。环戊噻嗪0.25～0.5 mg，每日2～3次。和噻嗪类作用相似的氯噻酮0.1 g，每日1次。上述药物常和保钾利尿剂交替使用，糖尿病和痛风患者忌用。

（2）袢利尿剂：呋塞米（速尿）20～40 mg，每日1～2次，或肌内、静脉注射20～40 mg，每日1～2次。依他尼酸25～50 mg，每日1～2次，或依他尼酸钠25～50 mg，肌内或静脉注射，每日1次。由于不良反应较多而日趋少用。布美他尼（丁尿胺）0.5～1 mg口服或静脉注射，每日1～2次。

（3）保钾利尿剂：螺内酯20～40 mg，每日3～4次。氨苯蝶啶50～100 mg，每日2～3次。阿米洛利5～10 mg，每日2次口服。上述药物常与排钾利尿剂联合使用，肾功能不全时慎用。

2）应用利尿剂时应注意：

（1）观察体重，推测疗效，每日体重减轻程度宜＜0.9 kg。

（2）观察体位改变对心率和血压的影响，当由卧位改坐位或立位时，如心率增快、收缩压下降，为患者循环稳定性受容量改变的一种信号，应注意减量或停药。

（3）定期观察电解质及肾功能，必要时复查血糖及尿酸。

（4）宜间断给药，从小剂量开始，宜于清晨和休息时服用，不宜合用干扰性药物，如丙磺舒、吲哚美辛等。

（5）由左室舒张功能受损所致的心功能不全伴低血容量与左室充盈压（LVFP）偏低的患者，利尿剂可能使病情恶化；对伴LVFP增高的心源性休克患者，利尿剂的效果不如β受体激动剂与血管扩张剂联合应用或辅助循环治疗。

5. 血管扩张剂

其基本原理是通过扩张动脉和（或）静脉，减轻心脏的前后负荷，减少心脏做功，从而降低心肌耗氧。血管扩张剂近年来发展很快，有很多新药问世。

1）按其作用机制可分为：

（1）直接作用于血管平滑肌，如硝酸酯、硝普钠、肼屈嗪、米诺地尔（敏乐定），新药有恩哒嗪、羟胺肼哒嗪、曲匹地尔。

（2）交感神经系统阻滞剂，如哌唑嗪、酚妥拉明、妥拉唑啉、酚苄明、双苄胺，新药有三甲唑嗪、多沙唑嗪、吲哚拉明、乌拉地尔。

（3）血管紧张素转换酶抑制剂（ACEI），如卡托普利（巯甲丙脯酸）、依那普利。

（4）钙通道阻滞剂，如硝苯地平。

2）按其作用部位分为：

（1）主要扩张动脉的药，如硝苯地平、肼屈嗪、米诺地尔。

（2）主要扩张静脉的药，如硝酸酯。

（3）均衡扩张动脉和静脉的药，如硝普钠、哌唑嗪、三甲唑嗪、卡托普利和依那普利。

适应证：最主要的适应证是急性左心衰，尤其是急性心肌梗死并发的泵衰竭；其次是经利尿剂、洋地黄治疗无效的慢性病例如慢性顽固性左心衰或全心衰、高血压心脏病、扩张性心脏病以及关闭不全为主的瓣膜病。

（六）加强心肌收缩力

1. 洋地黄类正性肌力药物

1）药理作用

（1）正性肌力作用：是洋地黄最主要的作用。洋地黄通过抑制心肌细胞膜 $Na^+ - K^+ - ATP$ 酶的活性，使细胞内 Ca^{2+} 水平增高而增强心肌收缩力，提高衰竭心脏的工作效率，减少衰竭心肌的耗氧量。

（2）电生理作用：治疗剂量可直接抑制房室传导组织，可使心房颤动的快速心室率下降，但中毒剂量可引起房室传导阻滞和异位节律兴奋，从而发生各种心律失常。

（3）神经内分泌调节作用：洋地黄能抑制交感神经，增加迷走神经兴奋性，降低心力衰竭患者血浆肾素活性，转而减少血管紧张素 II 及醛固酮的生成，降低血清去甲肾上腺素的浓度，从而更有利于心力衰竭的治疗。

但洋地黄无正性松弛作用，不能纠正舒张功能障碍，故对舒张性心力衰竭患者无益。

2）适应证

（1）各种原因所致的收缩性心力衰竭。

（2）快速心室率的心房颤动、心房扑动和室上性阵发性心动过速。

3）禁忌证

（1）梗阻性肥厚型心肌病。

（2）二度或高度房室传导阻滞。

（3）预激综合征并发心房颤动。

（4）病态窦房结综合征。

4）洋地黄制剂的选择

常用的洋地黄制剂为地高辛、洋地黄毒苷及毛花苷 C（西地兰）、毒毛花苷 K 等。

5）洋地黄中毒及其处理

洋地黄的应用应个体化。因其中毒量与治疗量接近，易出现中毒反应，故用药要注意观察中毒征象，一旦发生，立即停药治疗中毒。

（1）影响洋地黄中毒的因素：洋地黄轻度中毒剂量约为有效治疗量的 2 倍，这本身就表明洋地黄用药安全窗很小。心肌在缺血、缺氧情况下则中毒剂量更小。水、电解质紊乱特别是低血钾，是常见的引起洋地黄中毒的原因；肾功能不全以及与其他药物的相互作用也是引起中毒的因素；心血管病常用药物如胺碘酮、维拉帕米及阿司匹林等均可降低地高辛的经肾排泄率而导致中毒。在住院患者中洋地黄中毒的发生率为10%~20%。

（2）洋地黄中毒的表现

心外征象，主要包括：①消化道症状，如恶心、呕吐、食欲减退，是强心苷中毒最常见的症状，应与心功能不全或其他药物所引起的偶有腹泻、腹痛相鉴别。②神经症状，如头痛、头晕、失眠、忧郁、乏力，严重者可有谵妄、精神错乱及惊厥等。③视觉症状，常见者为色视异常，如绿视或黄视、视物模糊、盲点等。

心脏征象，包括心肌收缩力受抑制而使心衰症状加重和发生各种心律失常，这是应用强心苷时中毒致死的主要原因。常见的心律失常有：室性期前收缩，常呈二联、三联律或多形性，为常见的中毒表现；室性心动过速或双向性心动过速、房性阵发性心动过速伴房室传导阻滞、非阵发性交界性心动过速、心房颤动伴高度房室传导阻滞等亦为多见，且具特征性；也有缓慢性心律失常者，如房室传导阻滞、窦房阻滞、窦性停搏、窦性心动过缓等；心房颤动的患者，用药后心室律变为规则时，除转复为窦性心律者外，无论心室率是快是慢，均提示强心苷中毒。

（3）洋地黄中毒的治疗

立即停用洋地黄和暂时停用利尿剂。

应用氯化钾。低钾血症或快速心律失常又无传导阻滞者，给予10%氯化钾10~20 ml，口服，每日3次或10%氯化钾10~15 ml加入10%葡萄糖溶液500 ml内，静脉滴注（简称静滴），少尿、肾衰竭和伴房室传导阻滞者忌用。

应用苯妥英钠。适于各种心律失常，尤其适于伴有传导阻滞的异位心律。首次剂量100~200 mg溶于注射用水20 ml中，缓慢静脉注射（简称静注），如无效可每5~10分钟静脉注射50~100 mg，直至心律失常得到控制，24小时总量不超过500 mg，以后改口服维持，400~600 mg/d。

应用利多卡因。为快速室性心律失常的首选药。首次剂量50~100 mg溶于10%葡萄糖溶液20 ml内静脉注射，必要时重复注射，总量不超过300 mg，继之以每分钟1~4 mg的速度静脉滴注维持。

应用阿托品。适用于缓慢心室率的心律失常。剂量为0.5~1.0 mg，皮下或静脉注射。电复律因易致心室颤动，一般禁用于洋地黄中毒。

2. 非洋地黄类正性肌力药物

可用于洋地黄治疗无效或不能耐受洋地黄的患者。现试用于临床的有：

1）β受体激动剂

（1）多巴胺：主要兴奋β_1受体和多巴胺受体。可使心肌收缩力增加，心排血量增多，尿量增多，而体循环血管阻力不变或略降低。剂量：2~10 μg/（kg·min）。

（2）多巴酚丁胺：是多巴胺的衍生物，它具有增强心肌收缩力的作用，而增快心率的作用比多巴胺小，对周围血管的作用比多巴胺弱。因而总的衡量看来，多巴酚丁胺更宜于心衰的治疗。

（3）左旋多巴：近年来，文献报告左旋多巴（L-dopa）为多巴胺的前体，是一种口服儿茶酚胺类药物，口服后可转化为多巴胺。有人用L-dopa伍用维生素B_6治疗34

例充血性心力衰竭，总有效率达85%。未发现心律失常等其他不良反应。

（4）对羟苯心胺（PNL）：系一新的 β_1 肾上腺素能受体激动剂，有强大的正性肌力作用，可口服也可静脉给药。业已发现本药治疗充血性心力衰竭安全有效，适于各种心力衰竭，可作为洋地黄的替代药或辅助药。加之能改善窦房结及房室传导功能，故对心动过缓的心力衰竭尤为适用。对急性心力衰竭及休克相对较差。剂量：口服10～20 mg，每日3次，最大剂量为每日200 mg。可长期应用。静注每分钟25～100 μg/kg，通常2.5～5 mg稀释后缓注。静滴每分钟15 μg/kg，控制心率在每分钟100次以内。本药治疗难治性心力衰竭可收到良好效果，与洋地黄合用有协同作用而不增加心律失常的发生。一般无明显不良反应，偶有心率增快，多于1小时内恢复，个别有室性期前收缩、胸闷、精神紧张，尚有使用大剂量可致心肌缺血的报道。

（5）吡布特罗：为 β 受体激动剂，动物实验证明它既有兴奋 β_1 受体的作用而使心肌收缩力加强，同时又有兴奋 β_2 受体的作用而使血管扩张，可以口服。作用持续5～6小时，长期应用疗效不定，可能产生耐药性。

（6）丙丁基多巴胺：系新合成的多巴胺类似物，据称毒性很小。Ferrnel等以静脉给药每分钟5～20 μg/kg，治疗11例充血性心力衰竭患者，左心室充盈压、体和肺血管阻力下降，心指数增加。该药不降低血压，稍增快心率。

（7）多巴胺异丁酯：为一种口服活性多巴胺，治疗充血性心力衰竭急性效应及长期效应良好，对心率、血压无大改变。初始量为100 mg，每日3次。

2）磷酸二酯酶抑制剂：这类药物是近年来新开发出来的一组正性药物，其正性肌力效应是通过抑制心肌磷酸二酯酶的活性，减少 cAMP 水解，使进入细胞内 Ca^{2+} 增加所致。其扩血管效应也与平滑肌内 cAMP 浓度增加相关。

（1）氨力农（氨联吡啶酮）：优点是正性肌力作用明显增强而心肌耗氧量则显著降低（-30%），但对心肌有急性缺血性损害而非衰竭心肌，用药后心外膜心电图示 ST 段抬高，因而不宜应用。伴有心力衰竭时则不加重心脏缺血，其作用优于洋地黄及多巴酚丁胺。剂量：25～150 mg 口服，每6小时1次；静注每分钟6～10 μg/kg；静滴每次0.75～0.76 mg/kg。不良反应少。

（2）米力农（二联吡啶酮）：其正性肌力作用为氨力农的10～15倍，不良反应小，耐受性好。适用于急性、慢性、顽固性充血性心力衰竭。剂量：2.5～7.5 mg 口服，每日1次；静注按1.0 mg/kg给药。与卡托普利、硝普钠合用疗效更佳，亦可联用洋地黄、多巴酚丁胺等。

（3）依诺昔酮：系咪唑衍生物，静注速度为每分钟1.25 mg，首次量为0.5 mg/kg，每15～20分钟1次，每次递增0.5 mg/kg直至1.5～3.0 mg/kg，作用持续4.5～14小时（平均10.8小时）。但本药并不降低病死率，且有一定不良反应。

3）具有多种作用机制的正性肌力药物：这类药物通过两种或多种生化途径增强心肌收缩力。氟司喹南、匹莫苯和维司力农是临床研究较集中的具代表性的药物。

（七）血管紧张素Ⅱ受体拮抗剂（ARB）

阻断心力衰竭患者血管紧张素Ⅱ（AT_2）作用的另一种方法是使用 AT_2 受体拮抗剂（ARB）。这类药物可以干扰肾素—血管紧张—醛固酮（RAAS）系统而对激肽酶无抑制作用，从而发挥 ACEI 的主要益处而尽可能减小了其不良反应的危险。与 ACEI 不同，ARB 可阻断血管紧张素转换酶（ACE）和非 ACE 途径产生的 AT_2 和血管紧张素 I（AT_1）受体结合。因此理论上此类药物对 AT_2 不良作用的阻断比 ACEI 更直接、更安全。应用 ARB 后血清 AT_2 水平上升与 AT_2 受体结合加强，可能发挥有利的效应。ARB 对缓激肽的代谢无影响，因此不能通过提高血清缓激肽浓度发挥可能对心力衰竭有利的作用，但也不会产生可能与之有关的咳嗽不良反应。应用 ARB 治疗心力衰竭希望疗效至少应等同于 ACEI，而不良反应更少。

目前大规模临床试验观察对慢性收缩性心力衰竭长期作用的 ARB 类药物不多，有氯沙坦、缬沙坦和坎地沙坦，而且由于已建立 ACEI 在心力衰竭的治疗上的地位，一些试验的观察只能在 ACEI 应用基础上加用 ARB。

（八）其他药物

1. 硫酸镁

充血性心衰患者由于进食少，长期使用洋地黄可使尿镁排出增多，导致失镁。由于体内缺镁，可使心衰难以纠正，且易引起难治性心衰的发生，近年也认识到低镁血症是难治性心衰的常见原因之一。镁除具有改善心肌代谢、增强心肌收缩力外，还有扩张血管、增强利尿的作用，从而减轻心脏的前后负荷。因此除血管扩张剂的使用外，加用镁剂治疗，有助于心衰的纠正。用法：25% 硫酸镁 10 ~ 30 ml 溶于 5% ~ 10% 葡萄糖 500 ml 中静滴，每日 1 次，一般连用 3 ~ 7 天，心衰基本控制后改用每日 5 ~ 10 ml 肌注。

2. 辅酶 Q_{10}

本品可减轻右心负荷，改善心脏功能。一项双盲交叉试验，对 12 例标准分级为 III ~ IV 级充血性心力衰竭患者进行研究，连续给予辅酶 Q_{10} 12 周，心脏每搏输出量和射血分数明显增加。

3. 肝素

肝素静滴治疗各种原因引起的顽固性心衰有较好的疗效，一般连用 5 天后，多数病例即呼吸平稳，两肺啰音减少或消失，心率减慢，尿量增加，能平卧，水肿减轻或消失，肝脏回缩。

4. 胰高血糖素

本品能激活心肌的腺苷酸环化酶系统，增加心肌收缩力，扩张外周血管，增加心排血量和尿量。首剂 3 ~ 5 mg 加 5% 葡萄糖 20 ml 静注，如无不良反应，以后可给每小时 2.5 ~ 10 mg 静滴。糖尿病者禁用。

5. 能量合剂

ATP、辅酶 A、细胞色素 C、肌苷可增加能量，促进代谢，改善心功能，起辅助治疗作用。

6. 前列腺素 E_1（PGE_1）

PGE_1 可扩张周围静脉，适用于冠心病、高血压心脏病合并心力衰竭。常用量：600 μg 加 5% 葡萄糖液 250 ml 中，以每分钟 15 ~ 20 滴速度静滴，每日 1 次，共用 3 天。

7. 莨菪碱类药物

莨菪碱类药物是神经节后胆碱能受体阻滞剂，能解除全身血管平滑肌痉挛，使阻力血管和容量血管扩张，减轻心脏前、后负荷，改善心脏功能，增加心排血量。用法：东莨菪碱 0.3～0.6 mg 加 5% 葡萄糖生理盐水 150 ml 静滴，每日 1 次，用 3～4 天，有效后改用 0.3～0.6 mg，每日 3～4 次，用 10 天；或山莨菪碱 20 mg 加 25% 葡萄糖液 20 ml，静注，每日 2 次，有效后改口服，10 mg，每日 3 次维持，可与地高辛联用。

总之，上述治疗心力衰竭的药物中，每一种药物均具有可符合一线药物的条件。但没有一种能满足一线药物的全部条件。利尿剂可控制液体潴留，但不能维持稳定的疗效；洋地黄类制剂可维持长期较稳定的疗效，但对降低病死率尚有待于研究，而且有些病例不宜服用；卡托普利可降低死亡率，但不能防止液体潴留。因此，单用一种药物治疗充血性心力衰竭似乎是不合理的。充血性心力衰竭的治疗，主要在于合理安排上述药物联合应用。

（九）其他治疗

纠正水、电解质紊乱及酸碱失衡。主动脉内气囊反搏术治疗心肌梗死后的低心排血量综合征有一定效果。

五、护理

1. 感染是诱发心衰的常见原因，所以慢性心衰患者无论何种感染，均需早期应用足量的抗生素。有些体弱患者感染时症状不典型，体温不一定很高，仅表现为食欲不佳、倦怠等，应密切观察病情变化，预防心衰发生。

2. 休息是减轻心脏负担的重要方法，可使机体耗氧明显减少，急性期和重症心衰时应卧床休息，待心功能好转后应下床做一些散步、打太极拳等活动，但要掌握活动量，当出现脉搏 >110 次/分，或比休息时加快 20 次/分，有心慌、气急、心绞痛发作或异搏感时，应停止活动并休息。

3. 慢性心衰患者常年卧床，易产生"累赘"感，对生活信心不足，同时又惧怕死亡。因此，家属应多关心体贴，生活上给予必要的帮助，使患者保持良好的情绪。患者自己也应保持平和的心态，各种活动要量力而行，既不逞强，也不过分依赖别人。对自己的疾病不能忽视，也不要过分关注，因为过分紧张往往更易诱发急性心衰。

4. 饮食在心功能不全的康复中占重要地位，其原则为低钠、低热量、清淡易消化、足量维生素、碳水化合物、无机盐，适量脂肪，禁烟、酒。还应少食多餐，因饱餐可诱发或加重心衰。

5. 应严格按医嘱用药，切忌自作主张更改或停用药物，以免发生严重后果。并应熟悉常用药物的毒副作用，这样有利于不良反应的早发现、早就医、早处理。

6. 慢性心衰患者常被迫采取右侧卧位，所以应加强右侧骨隆突处皮肤的护理，预防压疮。可为患者定时按摩、翻身，护理动作应轻柔，防止皮肤擦伤。对水肿严重者的皮肤更应加强保护。

7. 应定期抽血复查地高辛浓度和血钾、钠、镁及尿素氮、肌酐等。并定期复查心电图，心功能测定可每 3 个月检查 1 次。检查体重及水肿情况，并根据病情由医生决定药物是否需要调整。

8. 心衰患者应学会自我监测，以便对出现的各种症状和所用药物的毒副作用及时发现，如出现气短、乏力、夜间憋醒、咳嗽加重、泡沫样痰、倦怠、嗜睡、烦躁等，可能为心衰的不典型表现，应及时就医。

（弓洁）

第二节　急性心力衰竭

急性心力衰竭（AHF）是指由于心脏病变引起心排血量急骤降低，导致组织器官灌注不足的急性淤血综合征。根据心脏病变的部位和性质，可分为急性左心衰竭和急性右心衰竭。前者常表现为急性肺水肿、心源性休克或心搏骤停，后者可由大面积肺栓塞所致。

一、病因和发病机制

下列各种原因，使心脏排血量在短时间内急剧下降，甚至丧失排血功能，即引起急性心功能不全。

（一）急性弥漫性心肌损害

急性弥漫性心肌损害如急性广泛性心肌梗死、急性重症心肌炎等，由于功能性心肌数量的锐减，使心肌收缩力明显降低，同时心肌组织由于炎症、水肿、出血和坏死，顺应性显著降低，使右心室排血量急剧减少，导致急性心功能不全。

（二）心脏机械性障碍

左房黏液瘤可引起急性二尖瓣口狭窄，严重阻碍血流通过二尖瓣口，至左房压急剧升高。常见的风湿性二尖瓣狭窄患者，在出现某些诱因时，如情绪激动、劳累、感染（尤其是肺部感染）、妊娠、分娩、输液量过多、心律失常等，右心排血量突然增加，而因二尖瓣狭窄使入左室的血量增加受限，至左房压急剧升高，促进肺水肿的形成。限制型心肌病、缩窄性心包炎、大量心包积液或心包液体不多但积聚迅速致心脏压塞时，均可使心室顺应性降低，心脏舒张功能障碍，严重妨碍心脏舒张期血液充盈，心脏排血量降低，心肌耗氧量增加。此外，左室心内膜心肌纤维化，左室舒张终末压升高，二尖瓣反流，这些疾患亦常引起严重的肺动脉高压，出现急性左心功能不全。

（三）急性容量负荷过重

如急性心肌梗死、感染性心内膜炎或外伤所致乳头肌功能不全、腱索断裂、瓣膜穿孔、室间隔穿孔和主动脉瘤破裂等。静脉输血或输入含钠液体过快或过多时也可导致急性心功能不全。

在上述各种病因和诱因的作用下，心肌收缩力突然明显减低或心脏负荷突然明显增加，致使心排血量急骤降低，心室充盈压显著升高，此与慢性心力衰竭不同，各种代偿机制的作用均不明显。

正常人肺毛细血管平均压为 4 ~ 7 mmHg，毛细血管胶体渗透压为 25 ~ 30 mmHg，由于二者差异很大，故血管内液体不渗入到肺组织间隙，急性左心衰竭时，左室舒张末期压迅速升高，使左心房、肺静脉压和肺毛细血管压力相继升高，当肺毛细血管内静水压超过胶体渗透压时（即 > 30 mmHg 时），血清即渗入肺组织间隙，若渗入液体迅速增多，则又可进一步通过肺泡上皮浸入肺泡或进入终末小支气管后再到达肺泡，引起肺水肿。

肺泡内液体与气体混合形成泡沫，后者表面张力很大，可阻碍通气和肺毛细血管自肺泡内摄取氧，引起缺氧，同时肺水肿可减低肺顺应性，引起换气不足和肺内动静脉分流，导致动脉血氧饱和度减低。缺氧又很快使组织产生过多的乳酸，致发生代谢性酸中毒，从而使心功能不全进一步加重，最后可引起休克或严重的心律失常，重者可导致死亡。

在上述过程中，肺淋巴管引流，肺泡表面活性物质、血浆白蛋白浓度和毛细血管通透性等因素的改变，均可影响肺水肿产生的速度。

二、护理评估

（一）临床表现

常见于原有心脏器质性疾病，如急性心肌梗死、高血压性心脏病、重度二尖瓣狭窄、急进性肾小球肾炎等。常有过度体力活动、肺部感染、妊娠、分娩、心动过速、过量过快输液等诱因。

根据心排血量下降的急剧程度、持续时间的长短以及机体发挥代偿功能的状况，可有晕厥、休克、急性肺水肿、心搏骤停等表现。

1. 晕厥

心脏本身排血功能减退，心排血量减少引起脑部缺血、发生短暂的意识丧失，称为心源性晕厥。晕厥发作持续数秒钟时可有四肢抽搐、呼吸暂停、发绀等表现，称为阿—斯综合征。发作大多短暂，发作后意识常立即恢复。主要见于急性心脏排血受阻或严重心律失常。

2. 休克

由于心脏排血功能低下导致心排血量不足而引起的休克，称为心源性休克。心排血量突然显著减少时，机体来不及通过增加循环血量进行代偿，但通过神经反射可使周围及内脏血管显著收缩，以维持血压并保证心和脑的血供。临床上除一般休克的表现外，多伴有心功能不全，肺动脉楔压升高，颈静脉怒张等表现。

3. 急性肺水肿

急性肺水肿为急性左心功能不全或急性左心衰竭的主要表现。多由突发严重的左心室排血不足或左心房排血受阻引起的肺静脉及肺毛细血管压力急剧升高所致。当肺毛细血管压升高超过血浆胶体渗透压时，液体即从毛细血管漏到肺间质、肺泡甚至气道内引起肺水肿。典型发作为突然、严重气促；每分钟呼吸可在 30 ~ 40 次，端坐呼吸，频发咳嗽，面色灰白，口唇青紫，大汗淋漓，烦躁，常咳较多泡沫样痰，严重者可从口鼻腔内涌出大量粉红色泡沫样痰，极重者可因脑缺氧而致神志模糊。发病时心率、脉搏增快，开始时可有一过性血压升高，病情不缓解血压可以降至正常或低于正常，甚至休克。两肺内可闻及广泛的水泡音和哮鸣音。心尖部第一心音减弱，可以闻及奔马律，但常为肺部的水泡音所掩盖，肺动脉瓣可以闻及第二心音亢进。胸部 X 线片显示：早期肺间质水肿时上肺静脉充盈、肺门血管影模糊、小叶间隔增厚；肺水肿时可见典型蝶形大片阴影由肺门向外周扩展。

4. 心搏骤停

心搏骤停为严重的心功能不全表现。心搏骤停后脑血流急剧减少。可以导致意识突然丧失，伴有局部或全身性抽搐。心搏骤停刚发生时脑中尚存少量含氧的血液，可短暂刺激呼吸中枢，出现呼吸断续，呈叹息样或短促痉挛性呼吸，随后呼吸停止。皮肤苍白或发绀，瞳孔散大，尿道括约肌和肛门括约肌松弛，可以出现二便失禁。

（二）实验室及其他检查

1. 胸片

如有基础疾病导致的心脏扩大，可见心胸比例增高。心力衰竭的早期可见肺间质淤血产生的克氏 A 线和克氏 B 线。病情进展至肺泡水肿，两肺出现广泛分布的斑片状阴影，融合成片，聚集于以肺门为中心的肺野中心部分，呈"蝴蝶状或翼状"，肺尖、肺底及肺野外围部分清晰。

2. 动脉血气分析

肺间质淤血、肺泡水肿使肺泡毛细血管膜增厚，影响气体弥散。因二氧化碳的弥散力是氧的 20 倍，故病情早期血气为低氧血症及微循环不良导致的代谢性酸中毒，二氧化碳分压因呼吸频率快、过度通气，反而降低；病情晚期，患者呼吸肌无力或发生神志改变时，才出现二氧化碳分压升高。

3. 血流动力学

如能应用漂浮导管在床边进行血流动力学监测，有利于临床明确诊断、指导治疗。急性左心衰竭时，肺毛细血管楔压、心室舒张末期压升高，心排血量、心脏指数、射血分数降低。其中肺毛细血管楔压和左室舒张末期压是监测左心功能的敏感指标。

4. 心电图

对急性心衰，心电图无特征性改变，常表现为窦性心动过速，以及急性心肌梗死、心律失常等原发病的表现。其价值在于提示急性心力衰竭的某些促发因素（如心律失常、心肌梗死等），提供基础心脏病的心电图线索。

5. 超声心动图

超声心动图可以评价衰竭心室的收缩功能和舒张功能变化的程度；证实结构性改变，协助病因诊断；评价治疗效果等。心衰的患者往往出现左心房、左心室扩张，心室壁运动幅度减弱，左心室射血分数降低等。

（三）诊断

根据典型症状和体征，一般不难作出诊断。

诊断标准：

1. 左心衰竭

有累及左心的心脏病基础，出现肺循环淤血的表现。

1）呼吸困难、咳嗽、咯血、咯粉红色泡沫痰。

2）发绀、端坐呼吸、左室扩大、心率增快、第一心音减弱、心尖区收缩期杂音、肺动脉瓣区第二心音亢进、舒张期奔马律、闻及肺底部或广泛性湿啰音等。

3）X线检查示有肺门阴影增大及肺纹理增粗等肺淤血及左室增大征象。

4）肺毛细血管楔压大于 18 mmHg。

具备第1）、2）项或兼有第3）项即可诊断，兼有第4）项可确诊。

2. 右心衰竭

有引起急性右心衰竭的病因，出现体循环淤血征象。

1）腹胀、上腹疼痛、恶心等肝及胃肠道淤血症状。

2）浮肿、发绀、颈静脉怒张、三尖瓣区可听到收缩期杂音、肝大且有压痛、肝颈静脉回流征阳性。

3）X线检查示右室增大，上腔静脉增宽。心电图示右室肥厚。

4）心导管检查示右室充盈压（RVFP）明显增高，而左室充盈压（LVFP）正常或偏低，或两者增高不成比例（RVFP/LVFP >0.65）。

具备第1）、第2）或有第3）项即可诊断，兼有第4）项可确诊。

三、治疗

急性左心衰竭严重威胁患者生命，一旦确诊应立即予以治疗。缓解缺氧、高度呼吸困难和纠正心力衰竭是急性左心衰治疗的关键。

（一）患者取坐位或半卧位

下垂双腿以减少静脉回流，减轻心脏负荷。

（二）氧疗和通气支持

1. 基本原则

为了保证组织的最大氧供，将 SaO_2 维持在 95% ~98% 水平是很重要的，这样可以防止终端脏器功能障碍以及多器官功能衰竭。

2. 氧疗

采取 6~8 L/min 高流量鼻导管或面罩吸氧，可使用 50% 乙醇雾化吸入。

3. 无气管插管的通气支持（无创性通气）

通气支持有两种方法：持续气道正压通气（CPAP）或无创性正压机械通气（NIPPV）。使用 CPAP 能够使肺复张，也可增加功能性残气量，提高肺顺应性，降低横膈活动幅度，减少膈肌运动，这样能够减少呼吸做功，由此减少机体代谢需求量。双水平正压通气（BiPAP）就是 CPAP + 呼吸末正压通气（PEEP）模式。这种通气模式其生理益处和 CPAP 一样，其除了给予患者通气支持外，PEEP 还可以改善肺泡和肺毛细血管周围的液体分布，改善氧合情况。

4. 急性心力衰竭时气管插管机械通气

有下列情况之一，认为有气管插管指征：①严重急性左心衰，经过一般氧疗和药物治疗，大量泡沫痰或粉红色泡沫痰不缓解或加重；②呼吸变慢和（或）不规则，胸腹反常呼吸；③意识障碍；④动脉血氧分压（PaO$_2$）<60 mmHg，动脉血二氧化碳分压（PaCO$_2$）>55 mmHg。当吸氧浓度>60%，PaO$_2$仍<60 mmHg时，亦可进行机械通气治疗；⑤经无创通气病情无明显好转。由于急性心力衰竭有反复发作的可能，故应尽量避免气管切开，以免再次需要建立人工气道时发生困难。

（三）镇静剂

首选吗啡，每次5~10 mg，皮下或肌注；必要时15~30分钟重复。对老年、神经不清、休克和已有呼吸抑制者慎用。次选哌替啶，每次50~100 mg，皮下或肌内注射，可用于有慢性阻塞性肺疾病或休克的肺水肿者，以及有颅内病变者。一般镇静药和安定药疗效不如吗啡和哌替啶。

（四）快速利尿

呋塞米20~40 mg或依他尼酸钠25~50 mg静注，可大量快速利尿，减少血容量。呋塞米在利尿发生前即有扩张血管作用，更能迅速见效。但并发于急性心肌梗死的左心衰竭，由于血容量增多不明显，应慎用，以免引起低血压。氨茶碱0.25 g加入50%葡萄糖溶液20~40 ml中，缓慢静脉注射，可解除支气管痉挛，减轻呼吸困难，此外尚可增强心肌收缩力和扩张周围血管作用。

（五）血管扩张剂

可降低肺循环阻力。①硝普钠：50 mg（1安瓿）溶于5%葡萄糖500 ml内（浓度100 μg/ml）静脉滴注，从小剂量开始，一般为15 μg/min或0.25 μg/（kg·min），无效时每15~30分钟增加1次，每次增加5~10 μg/min，直至达到所需效果。若已达80 μg/min滴速仍未发生疗效，则按每分钟增加20 μg/min或0.25 μg/kg速度进行。维持量25~150 μg/min。最高剂量300 μg/min。应用时注意大量使用可致氰化物中毒，使用前宜补充血容量防止血压过低。②酚妥拉明：对急性左心衰肺水肿可先给较大剂量，如第1分钟给5 mg，然后继以较小剂量静滴，或以5~10 mg加入25%或50%葡萄糖20~40 ml内缓慢静滴5~10分钟。一般常用量为1~5 μg/（kg·min）（成人0.05~0.3 mg/min）。③硝酸甘油：舌下含化可迅速扩张静脉床，减少回心血量。

（六）氨茶碱

本药具有：①扩张支气管改善通气，特别适用于伴有支气管痉挛者；②轻度扩张静脉，降低心脏前负荷，增加心肌收缩力；③增加肾血流与利尿等作用。

用法：首剂4~6 mg/kg（成人一般0.25 g）加入25%葡萄糖液40 ml内，10~20分钟缓慢静注；必要时4~6小时可重复1次，但每日总量不宜超过1.5 g。因能增加心肌耗氧量，急性心肌梗死与心肌缺血患者不宜用，老年与肝、肾功能不全者用量酌减。常见不良反应有头痛、面部潮红、心悸、心前区疼痛等。

（七）强心药

如发病2周内未用过洋地黄或洋地黄毒苷，1周内未用过地高辛，可予速效洋地黄制剂，以加强心肌收缩力和减慢心率，此对伴有房性快速性心律失常的急性肺水肿特别有效，但对重度二尖瓣狭窄伴有窦性心律的急性肺水肿忌用。如发病2周内曾用过洋地黄，则强心药的应用需根据病情，小剂量追加，用法同慢性心力衰竭。

（八）糖皮质激素

地塞米松 10～20 mg 加入 5% 葡萄糖溶液 500 ml 内，静脉滴注。糖皮质激素可扩张外周血管，增加心排血量，解除支气管痉挛，改善通气，促进利尿，降低毛细血管通透性，减少渗出。对急性肺水肿和改善全身情况有一定价值。

（九）静脉穿刺放血

静脉穿刺放血可用于上述治疗无效的肺水肿患者，尤其是大量快速输液或输血所致的肺水肿，放血 300～500 ml，有一定效果。

（十）积极处理治疗急性心力衰竭的基础疾病和并发症

在抢救急性心力衰竭的同时或者治疗后，应积极处理治疗诱发因素和原发疾病，如消除心律失常，治疗急性冠脉综合征，治疗感染，控制高血压，缩小心肌梗死面积，纠正休克和改善心脏收缩功能等。对于有外科手术指征如心脏瓣膜疾病、主动脉夹层等则应在积极内科治疗的同时尽早外科介入手术治疗。对于有合并其他脏器功能不全或衰竭者，如合并肾衰竭等则需连续性肾脏替代治疗（CRRT）等。

四、护理

1. 安置患者于重症监护病室，并协助患者取坐位或半坐位，两腿下垂。注意给患者提供合适的支撑物，并保护患者的安全，防止坠床。迅速建立静脉通路，并保持通畅。注意监护呼吸、血压、脉搏及心电变化。

2. 宜用低钠、低脂肪、低盐、富含维生素、富于营养、易消化的低热量饮食。采用低热量（每日 5 000～6 200 kJ）饮食可降低基础代谢率，减轻心脏负荷，但时间不宜过长。低盐饮食可控制水钠潴留，从而减轻心脏负荷，根据水肿程度忌用或少用含钠量高的食物，如发酵面食、点心、咸肉、咸菜、海鱼虾、含钠饮料、调味品和含盐的罐头等。进食量少或利尿明显者可适当放宽钠盐的限制。心衰时因胃肠道淤血、呼吸困难、疲乏、焦虑而影响食欲和消化功能，应给予易消化食物，少食多餐，可减少胃肠消化食物所需的血液供应，使心脏负荷减轻。

3. 严重呼吸困难，可给氧。对四肢厥冷、发绀的患者，要注意保温。保持大便通畅。

4. 抢救时护理人员应表情镇静，神态自若，操作熟练，使患者产生信任感和安全感。尽可能守护在患者身旁，安慰患者，告诉患者医护人员正在积极采取有效措施，病情会逐渐得到控制。向患者做简要解释，消除患者的紧张、恐惧心理。注意语言简练，以免增加患者负担。

5. 协助患者翻身，使用气垫或气圈，进行按摩。穿着宜柔软和宽松，以防破损，并随时保持皮肤清洁。心力衰竭患者因肺淤血而易致呼吸道感染，需定时给患者拍背。病房空气新鲜、暖和、避免受凉，避免呼吸道感染加重心力衰竭。应鼓励患者下肢活动，协助患者被动肢体锻炼，早晚用温水浸足，以预防和减少下肢静脉血栓形成。需密切观察患者有无疲倦、乏力、情感淡漠、食欲减退、尿量减少等症状，并监测液体出入量和电解质，以防低钾血症和低钠血症等水、电解质平衡失调。

6. 观察体温、脉搏、呼吸、血压的变化。注意心力衰竭的早期表现，夜间阵发性呼吸困难是左心衰竭的早期症状，应予警惕。当患者出现血压下降、脉率增快时，应警惕心源性休克的发生，并及时报告医生处理。

7. 观察神志变化，由于心排血量减少，脑供血不足，缺氧及二氧化碳增高，可导致头晕、烦躁、迟钝、嗜睡、晕厥等症状，及时观察以利于医生综合判断及治疗。

8. 观察心率和心律，注意心率快慢、节律规则与否、心音强弱等。有条件时最好能做心电监护并及时记录，以利及时处理。出现以下情况应及时报告医生：①心率低于40次/分或高于130次/分；②心律不规则；③心率突然加倍或减半；④患者有心悸或心前区疼痛的病史而突然心率加快。

9. 注意判断治疗有效的指标，如自觉气急、心悸等症状改善，情绪安定，发绀减轻，尿量增加，水肿消退，心率减慢，原有的期前收缩减少或消失，血压稳定。

10. 注意观察药物治疗的效果及不良反应，如使用洋地黄类药物时，应注意观察患者心率、心律的变化，观察药物的毒性反应，并协助医生处理药物的毒性反应。此外，迅速建立良好的静脉通道，以保证药物的顺利应用，严格控制静脉输液速度。做好各种记录，发现异常及时报告医生，配合处理。备好一切抢救药品、器械。

11. 洋地黄制剂毒性反应的处理

1）立即停用洋地黄类药物，轻度毒性反应如胃肠道神经系统和视觉症状，一度房室传导阻滞，窦性心动过缓及偶发室性期前收缩等心律失常表现，停药后可自行缓解。中毒症状消失的时间：地高辛为24小时内，洋地黄毒苷需7~10天。

2）酌情补钾，钾盐对治疗由洋地黄毒性反应引起的各种房性快速心律失常和室性期前收缩有效，肾衰竭和高血钾患者忌用。

3）苯妥英钠是治疗洋地黄中毒引起的各种期前收缩和快速心律失常最安全有效的常用药物，但有抑制呼吸和引起短暂低血压等不良反应，应注意观察。

12. 健康教育

1）向患者及家属介绍急性心力衰竭的诱因，积极治疗原有心脏疾病。急性肺水肿发作过后，如原发病因得以去除，患者可完全恢复；若原发病因继续存在，患者可有一段稳定时间，待有诱因时又可再发心功能不全症状。

2）嘱患者在静脉输液前主动告诉护士自己有心脏病史，便于护士在输液时控制输液量及速度。

（弓洁）

第三节 舒张性心力衰竭

近年来发现充血性心力衰竭中，有30%的心衰患者收缩功能参数正常，而舒张功能已有明显障碍，因其治疗原则与收缩功能不全性心衰不同，因而引起医生们所关注。

一、病因和发病机制

传统上认为心衰是心脏无力维持其正常的泵功能以及左心室收缩功能异常的结果。近年来研究证明有 30% 的病例，心肌的缩短程度和力量、射血分数等收缩功能正常或基本正常。这种心力衰竭主要由原发性舒张功能异常所致。常见原因及其机制如下。

1. 心肌能量缺乏、缺血或缺氧

心室舒张为一消耗能量过程，因此，任何可使高能磷酸盐利用降低的情况，均可使心室舒张功能受到损害。如长期容量和（或）压力负荷过重的心脏，可发生能量的贮存和供应不足。如冠状动脉粥样硬化性狭窄或心室弥漫性或局部肥厚，毛细血管与肌纤维比率降低，均可导致心内膜下或节段性心肌缺血。钙泵活动所需的三磷酸腺苷缺乏，导致 Ca^{2+} 在肌浆液中的转输减慢或障碍，使心肌收缩活动发生异常，造成心肌舒张功能不全。

2. 左室心肌硬度增加，室壁肥厚，重量增加

如原发性高血压、主动脉瓣下狭窄所引起的左心室向心性肥厚，必然导致心腔的缩小，亦即容量减少、心肌纤维化、心肌肥厚、心肌瘢痕或室壁瘤形成，形成压力—容量曲线的斜度改变、心室硬度增加、顺应性降低。心室硬度增加可能是左室舒张功能障碍的主要原因，并可能是代偿性左心室肥厚转向心力衰竭的重要原因。

3. 心脏的收缩与扩张过程是靠兴奋—收缩耦联来实现的，而这个过程是靠 Ca^{2+} 来联系的。心肌从收缩状态转变为舒张状态需降低细胞内的 Ca^{2+} 浓度，也就是说在心室舒张时细胞质内的 Ca^{2+} 向细胞外、肌浆网移动。因此，心室舒张功能异常其生化基础是 Ca^{2+} 离解和（或）转移的障碍。这个过程需三磷酸腺苷酶泵。临床上各种导致心肌耗氧量增加，心肌氧的供需失衡的疾病都将导致三磷酸腺苷酶活性降低、利用减少或损害钠泵功能，从而导致细胞质内 Ca^{2+} 离解及转移障碍，最终引起舒张功能障碍。

二、护理评估

（一）临床表现

运动耐量下降，劳力性呼吸困难是其主要临床表现。前者系心排血量下降所致，尽管 EF 大致正常，但左室容量绝对或相对减少，故心排血量仍不能满足运动所需。劳力性呼吸困难主要由左室舒张期压力增高，肺淤血所致。严重者亦可出现端坐呼吸及心绞痛。后者是因为舒张功能障碍一方面引起冠状动脉灌流减少，另一方面由于心肌舒张不全，耗氧增加，故在大冠状动脉正常时，舒张功能障碍本身即可引起绞痛。双肺可闻及细湿啰音，心率快，奔马律亦为常见体征，心界往往正常。

（二）实验室及其他检查

X 线胸片具有典型肺淤血或肺水肿表现，心影大小正常或略大。超声心动图往往可见左房扩大，相对室壁厚度（室间隔与左室后壁厚度之和除以左室舒张末内径）大于 0.45。窦性心律时多普勒超声显示二尖瓣跨瓣血流 A 峰 > E 峰等，但左室舒张末及收缩末期内径多为正常。单光子发射计算机断层成像（SPECT）及心脏 MRI 均可显示舒张

功能障碍和（或）左室壁肥厚等。

（三）诊断和鉴别诊断

符合以下两个特征即可诊断舒张性心力衰竭：①心力衰竭症状及体征；②各种检查显示心脏大小正常（或略大）或射血分数≥40%。首先应与收缩性心力衰竭相鉴别，舒张性心力衰竭心脏大小和射血分数基本正常是其鉴别要点。

三、治疗

舒张性心力衰竭治疗目前尚无循证医学资料，仅以病理生理、少量临床观察资料为依据。

（一）病因治疗

应降低已升高的血压；改善心肌缺血；主动脉瓣狭窄时行瓣膜置换术等。

（二）对心肌肥厚者选用逆转心肌肥厚的药物

如 ACEI、钙通道阻滞剂维拉帕米、β受体阻滞剂普萘洛尔等。在合并有心率增快时可作为治疗的第一线药物。

选用β受体阻滞剂的用药原则：与血管扩张剂联合给药疗效更好，对心率过快疗效好，心动过缓、房室传导阻滞或有阻塞性肺部病变时不用。对早期心衰疗效好。

（三）尽可能维持窦性心律及保证房室顺序收缩

以保证心室足够充盈压及充盈容量，尽可能减慢心率以保证足够的舒张期充盈时间。

（四）其他药物

肺淤血症状明显者，可用利尿剂及一氧化氮（NO）供体类药物。

（五）禁忌

无心房颤动及收缩功能障碍时，禁用洋地黄及其他正性肌力药物。

四、护理

参见慢性心力衰竭。

（弓洁）

第二章 休 克

第一节 概 论

休克是各种致病因子作用于机体导致的急性循环衰竭，其特点是微循环的灌流不足导致细胞代谢障碍和细胞损伤而引起的全身性病理过程。一些体液因子包括具有血管活性作用的单胺类物质和调节肽等参与和调节休克的发生和发展过程，炎性细胞因子在休克晚期严重并发症如脓毒症、多器官功能障碍综合征（MODS）的发生中起了重要的介导作用。

一、病因和分类

引起休克的病因很多，临床上常结合休克发生的始动因素及病理生理特点将休克的病因归为5类：感染性、心源性、低血容量性、神经源性、过敏性，其中以感染性休克和心源性休克在内科中最为常见。有时，导致休克的因素较为复杂，常见几种病因交叉或合并存在。

（一）心源性休克

心源性休克包括大面积心肌梗死、急性暴发性心肌炎、原发性及继发性心肌病、心肌抑制因素、严重心律失常和各种心脏病终末期出现的心肌收缩力极度降低；大块或多发性大面积肺梗死、乳头肌或腱索断裂、瓣膜穿孔所致严重的心瓣膜关闭不全，严重的主动脉口或肺动脉口狭窄而出现的心室射血障碍；急性心脏压塞，持续心室率过速，严重二尖瓣、三尖瓣狭窄，心房肿瘤或球形血栓嵌顿在房室口，心室内占位性病变等所致的心室充盈障碍；心脏直视手术后，由于心功能差、手术造成的心肌损害、心内膜下出血或术前已有心肌变性、坏死，心脏病变手术纠正不完善、心律失常、手术造成的某些解剖改变，以及低血容量等导致出现的低心排血量综合征。

（二）感染中毒性休克

1. 休克型肺炎。

2. 暴发型流行性脑脊髓膜炎。

3. 中毒性菌痢。

4. 流行性出血热。

5. 急性胆囊炎、急性梗阻性化脓性胆管炎。

6. 急性肾盂肾炎。

（三）低血容量性休克

体内或血管内大量血液丢失（内出血或外出血），失水（如呕吐、腹泻、肠梗阻、胃肠道瘘管、糖尿病酸中毒等）、失血浆（如大面积烧伤、腹膜炎、创伤及炎症）等原因使血容量突然减少所致的休克。出血性休克、创伤性休克及烧伤性休克均属于低血容量性休克。

（四）神经源性休克

神经源性休克系动脉阻力调节功能严重障碍，血管张力丧失，引起血管扩张，导致外周血管阻力降低，有效循环血容量减少所致的休克。单纯由于神经因素引起的休克少见，可见于外伤、剧痛、脑脊髓损伤、药物麻醉、静脉注射巴比妥类药物、神经节阻滞药或其他降压药物以及精神创伤等。

（五）过敏性休克

过敏性休克系人体对某些生物制品、药物或动物性和植物性致敏原发生过敏反应，如青霉素、血清制剂、疫苗、油漆、花粉等。致敏原和抗体作用于致敏细胞，后者释放出 5-羟色胺、组胺、缓激肽等物质引起周围血管扩张，毛细血管床扩大，血浆渗出，血容量相对不足；再加上常有喉头水肿、支气管痉挛所致的呼吸困难，使胸腔内压力升高，致回心血量减少。

（六）其他原因所致的休克

1. 艾迪生病危象。

2. 黏液水肿。

二、发病机制和病理生理改变

（一）发病机制

根据血流动力学和微循环变化的规律，休克的过程分为 3 期。

1. 微循环缺血期

主要机制如下：

1）在低血容量、内毒素、疼痛、血压下降等因素作用下，通过不同途径导致交感—肾上腺髓质系统兴奋，使儿茶酚胺大量释放。

2）交感神经兴奋、儿茶酚胺增多及血容量减少均可引起肾缺血，使肾素—血管紧张素—醛固酮系统活性增高，产生大量的血管紧张素Ⅲ，使血管强烈收缩。

3）血容量减少，可反射性地使下丘脑分泌抗利尿激素，引起内脏小血管收缩。

4）增多的儿茶酚胺可刺激血小板，立即产生更多的缩血管物质血栓 A_2，引起小血管发生收缩。

5）胰腺在缺血、缺氧时，其外泌腺细胞内的溶酶体破裂，释放出蛋白水解酶。毛细血管内静水压下降、组织间液回吸收增加，有助于恢复有效循环，并优先保证了心脑等器官代谢和功能活动。

2. 微循环淤血期

主要机制：

1）微循环持续性缺血使组织缺氧而发生乳酸中毒。

2）组织缺氧、内毒素可激活凝血因子Ⅻ、Ⅻ$_a$，促进凝血，同时可激活补体系统形成 C_{3b}，形成大量的激肽。激肽物质具有较强的扩张小血管和使毛细血管增高的作用。

3）休克时，内啡肽在脑和血液中增多，对心血管系统有抑制作用。

4）由于缺氧、组织内某些代谢产物增多对微血管有扩张作用，使多数或全部毛细血管同时开放，扩大了血管床的总容积，导致回心血量、心排血量和血压进一步下降。

3. 微循环衰竭期

主要机制：由于严重的淤血、缺氧和酸中毒使微血管高度麻痹、扩张，并使其活性物质失去反应，同时血管内皮受损、血流缓慢、血小板和红细胞易于聚集，可发生弥散性血管内凝血（DIC）。则病情复杂，发展迅猛，常危及患者生命。

（二）病理生理的改变

1. 微循环的改变

当循环血量锐减时，血管内压力发生变化，被主动脉弓和颈动脉窦压力感受器所感知，通过反射延髓心跳中枢，血管舒缩中枢和交感神经兴奋，作用于心脏、小血管、肾上腺，使心跳加快，提高心排血量。肾上腺髓质和交感神经节纤维释放大量儿茶酚胺，毛细血管的血流减少，使管内压力降低，血管外液体进入管内，血量得到部分补偿，当循环血量继续减少时，长时间的、广泛的微动脉收缩和动静脉短路及直捷通道开放，使进入毛细血管的血量继续减少，乏氧代谢产生的乳酸、丙酮酸增多，直接损害调节血液通过毛细血管的前括约肌。微动脉及毛细血管前括约肌舒张，引起大量血液滞留在毛细血管网内，同时组织缺氧后，全部毛细血管同时开放，毛细血管容积大增，血液停滞在内，使回心血量大减，心排血量降低，血压下降，在毛细血管内形成微细血栓，出现DIC，消耗了各种凝血因子，且激活了纤维蛋白溶解系统。结果出现严重的出血倾向。

2. 体液代谢改变

儿茶酚胺能促进胰高血糖素的生成，抑制胰岛素的产生和其外周作用，加速肌肉和肝内糖原分解，以及刺激垂体分泌促肾上腺皮质激素，故休克时血糖升高。丙酮酸和乳酸增多，引起酸中毒，蛋白质分解代谢增加，以致血尿素、肌酐和尿酸增加，肾上腺分泌醛固酮增加，可使脑垂体后叶增加抗利尿激素的分泌，使血浆量增加，由于细胞缺氧，三磷酸腺苷减少，细胞被消化，产生自溶现象，造成组织坏死。特殊的代谢产物，如组织胺、5-羟色胺、肾素—血管紧张素、醛固酮、缓激肽、前列腺素、溶酶体酶产生增加。

3. 内脏器官的继发性损害

在严重休克时，可出现多种器官损害，心、肺、肾的功能衰竭是造成休克死亡的三大原因。

1）肺：DIC的出现造成肺部微循环血栓栓塞，缺氧使毛细血管内皮细胞和肺上皮细胞受损，继而出现肺泡内水肿、肺不张、萎陷的肺泡不能通气，而使通气尚好肺泡得不到血流的灌注，导致通气与灌流比例失调，使低氧血症更为严重，出现呼吸困难，呼吸衰竭。

2）肾：休克时低血压和体内儿茶酚胺增加，使肾小球前微动脉痉挛，肾血流量减少，肾小球滤过率降低，尿量减少，肾皮质内肾小管上皮变性坏死，引起急性肾功能衰竭。

3）心：当心排血量和主动脉压降低，舒张期血压也下降，可使冠状动脉灌流量减少，心肌缺氧受损。低氧血症、代谢性酸中毒及高钾血症也可损害心肌，引起心肌坏死。

4）肝脏及胃肠：内脏血管发生痉挛，肝脏血流减少，引起肝脏缺血、缺氧、血液淤滞，肝血管窦和中央静脉内微血栓形成引起肝小叶中心坏死，导致肝功能衰竭。

5）脑：持续性低血压引起脑的血液灌流不足，使毛细血管周围的胶质细胞肿胀，毛细血管的通透性升高，血浆外渗至脑细胞间隙，引起脑组织和颅内压增高。

6）对内分泌的影响：休克早期促肾上腺皮质激素、促甲状腺激素、升压素分泌增加，晚期可发生肾上腺皮质功能不全。

7）对血液系统的影响：休克后期，微循环的功能障碍加重，同时可释放白三烯、蛋白溶酶、血小板激活因子等，使 DIC 形成。

三、护理评估

（一）临床表现

休克作为一种急性临床综合征，病因的多样性决定了其临床表现的多样性和复杂性。根据休克的病情演变过程，可分为休克早期（休克代偿期）、休克中期和休克晚期（休克抑制期）。按休克的严重程度，可分为轻度、中度、重度和极重度休克。

1. 休克代偿期

休克早期，各种导致休克的病因及有效循环血量的减少均可导致患者中枢神经系统兴奋性升高、应激性交感神经兴奋，血中儿茶酚胺含量比正常升高几十甚至几百倍。相应的临床表现为：精神紧张、烦躁不安；面色苍白、手足湿冷；脉搏细速、血压可正常或略高、脉压缩小；口渴、尿量减少。这一阶段为休克的可逆性代偿期，及时消除病因，恢复有效循环血量可以阻止病情发展，否则将进入抑制期。

2. 休克抑制期

休克中期和晚期，如果休克的病因不能及时去除，交感—肾上腺髓质系统长时间处于过度兴奋状态，组织持续缺血、缺氧，病情则进入抑制期。临床表现为：神志淡漠，甚至意识模糊或昏迷；皮肤发绀、脉搏无力、心音低钝、血压进行性下降，收缩压低于 80 mmHg、脉压小于 20 mmHg；极度口渴、尿量少于 20 ml/h，甚至无尿。继续发展则有全身皮肤、黏膜发绀或出现花斑、四肢厥冷、脉搏细弱甚至触不到、静脉塌陷、血压测不出、少尿或无尿。一旦患者皮肤、黏膜出现淤斑或消化道出血，提示病情已进入 DIC 阶段，可发生出血及重要器官功能衰竭（休克晚期、极重度休克），此时为难治性休克期。

（二）实验室及其他检查

1. 血象

白细胞增高，感染性休克有核左移，白细胞内有中毒颗粒，核变性等；失血性休克时红细胞及血细胞比容显著降低，脱水者则增高。

2. 尿常规

有酸中毒时尿呈酸性。比重高为失水，比重低而固定多为肾功能衰竭等。

3. 血液生化

血气分析可有低氧血症及酸中毒表现；肾功能减退时有血尿素氮、肌酐升高；DIC 时凝血酶原时间延长，纤维蛋白原定量减少，以及纤维蛋白原降解产物升高等。

4. 微生物学检查

疑有细菌感染时，应在使用抗生素前行血培养、痰培养等，并做药敏试验。

5. 心电图检查

心电图检查对各种心脏、心包疾病及电解质紊乱和心律失常的诊断，皆有价值。

6. 放射线检查

放射线检查对诊断心、肺、胸腔、心包、纵隔等的疾病有帮助。

7. 其他检查

如血流动力学、动脉压、中心静脉压、肺毛细血管楔压、心排血量、心脏指数、外周血管阻力测定等。

（三）诊断

休克是一多病因、多因素、多器官功能紊乱的临床综合征，正确诊断极为重要。

诊断依据：

1. 有诱发休克的病因。

2. 神志意识障碍。

3. 脉搏细速，>100 次/分或不能触及。

4. 四肢湿冷，胸骨部位皮肤指压试验阳性（指压后皮肤毛细血管充盈时间>2秒），皮肤花纹，黏膜苍白或发绀，尿量每小时<30 ml 或尿闭。

5. 收缩压<80 mmHg。

6. 脉压<20 mmHg。

7. 原有高血压者，收缩压较原水平下降30%以上。

四、治疗

休克的治疗是综合性措施，应早期发现，及时给予病因根治，迅速补充血容量，改善微循环，纠正血流动力学紊乱，恢复组织和器官的缺氧状态，保护重要脏器功能。

尽管各类休克病因不同，但治疗原则及方法基本相似。主要包括：迅速扩充及补充血容量，改善心排血量，适当使用血管活性药物，纠正酸中毒，改善微循环的血液灌注，治疗脏器功能障碍。防治 DIC，进行彻底的病因治疗。

（一）病因治疗

应针对不同病因进行，祛除引起休克的因素。早期休克如能积极控制原发病，将使休克得以终止。

1. 感染性休克

感染性休克时首先控制感染，在病原菌未明确之前，按感染的途径和临床经验判断最可能的致病菌选择广谱抗生素。主张大剂量、联合静脉用药，首剂加倍的冲击疗法。用药前先进行血、骨髓、局部渗出液的培养。对明确致病菌者按药物敏感程度指导用药。

2. 心源性休克

心源性休克者应维持心排血量，保证心肌血液供应，改善心功能。防治心律失常等。

3. 低血容量性休克

低血容量性休克时应根据血容量丧失的原因治疗，如控制呕吐、腹泻、防止血浆外渗，因出血所致者应根据不同的部位给予迅速有效的止血。过敏性休克时首先终止抗原物质的继续接触，配合抗过敏治疗，神经源性休克应迅速止痛、使用血管活性药物等措施。

（二）一般措施

1. 体位

患者平卧、将下肢抬高 15°~30°；伴有呼吸困难时，将头、胸部抬高 30°。

2. 快速建立静脉通道

选用大口径静脉穿刺针建立输液通道，必要时建立 2~3 条通路，或行深静脉穿刺、静脉切开。

3. 保持呼吸道通畅

吸氧，流量为 2~4 L/min。必要时使用呼吸机。

（三）休克时的监测

休克是一严重的临床危重症，加强临床监测为抢救提供了数字化依据，从而更准确地判断生理功能紊乱的程度，有条件者应进入危重症监护病房（ICU）集中监护，根据随时变化情况进行重点治疗。监护内容包括：心电监护、血流动力学监测、呼吸功能监测、肾功能监测、生化指标的监测、微循环监测。

1. 血流动力学监测

包括血压、脉压、中心静脉压（CVP）、心率、PCWP、心排血量、动脉压。

1）动脉压测定：休克时动脉压更能真实反映血压下降的程度，对使用血管活性药物具有指导意义。有条件者应行动脉插管测压。

2）CVP 测定：CVP 是指接近右心房之腔静脉内的压力，正常值为 8~10 cmH$_2$O，可反映血容量、静脉紧张度及右心功能情况。如血压降低且 CVP<5 cmH$_2$O，表示血容量不足；CVP>15 cmH$_2$O 则提示心功能不全、静脉血管床过度收缩或肺循环阻力增加。在治疗过程中，连续测定 CVP，可调整补液量及补液速度。但应注意，使用大量血管活性药或正压性辅助呼吸可影响 CVP。

3）PCWP：反映左心房平均压，与左心室舒张末期压密切相关。在无肺血管疾病或二尖瓣病变时，测定 PCWP 有助于了解左心室功能，是估计血容量和监护输液速度、防止发生肺水肿的一个良好指标。

PCWP 正常值为 6~12 mmHg。过低示血容量不足；>18 mmHg，示输液过量、心功能不全；如>30 mmHg，将出现肺水肿。

4）心排血量：在休克的情况下，心排血量较低，但在感染性休克有时较正常值高。用带有热敏电阻的漂浮导管，通过热稀释法可测出心排血量。近年采用冷稀释法可持续监测心排血量。

5）休克指数：休克指数=脉率÷收缩压，其正常值是 0.5，表示血容量正常，如指数为 1，表示丢失血容量 20%~30%。如指数>1，表示丢失血容量 30%~50%。估计休克指数对指导低血容量性休克和创伤性休克的急救治疗很有参考价值。

2. 呼吸功能监测

呼吸功能监测包括呼吸的频率、幅度、节律、动脉血气分析指标的动态观察，呼吸机通气者可以直接反映其他指标（详见呼吸衰竭）。

3. 肾功能监测

动态尿量监测、尿比重、血肌酐、尿素氮、血电解质、尿量是反映腹腔器官灌注量的间接指标，休克时应留置导尿管动态观察尿量情况。抗休克治疗有效时平均每小时尿量应大于 20 ml。每日尿量少于 400 ml 称少尿，少于 50 ml 称无尿。休克时出现少尿首先应判断肾前性或肾性少尿。

尿比重，主要反映肾血流与肾小管的功能关系。

4. 生化指标的监测

休克时应监测血电解质、动脉血气分析、血糖、丙酮酸、乳酸等，血转氨酶升高提示肝细胞功能受损严重，血氨增加预示出现肝功能衰竭，DIC 时监测有关指标。

5. 微循环灌注的监测

1）体表温度与肛温：正常时二者之差约 0.5℃ 左右，休克时增至 1～3℃，二者差值愈大预后愈差。

2）血细胞比容：末梢血比中心静脉血的血细胞比容 > 3 vol%，提示有周围血管收缩。应动态观察变化幅度。

3）甲皱微循环：休克时的变化为小动脉痉挛，毛细血管缺血、管襻减少、直径缩小，血管模糊不清，苍白、小静脉扩张、色暗红、淤血、渗出、流速减慢。

（四）补充血容量

在低血容量休克时丧失的主要是血液，先抽血送查血型和做交叉配血试验。可快速输入 5%～10% 葡萄糖液、生理盐水及 5% 葡萄糖盐水。待交叉配血结果后再输入相应血型的血。一般输鲜血，大量快速输入库存血时，应注意补充钙剂、碳酸氢钠及新鲜血浆，以避免发生并发症。输入平衡液，因每升液体含钠及氯各 154 mmol，输入体内后 1/3 保留在血管内，2/3 在间质液。因与细胞内液的晶体渗透压相等，故水不进入细胞内。大量的盐水或葡萄糖盐水可以扩充血管内液及间质液，以达扩容的目的，但可发生高氯血症及肺水肿，林格溶液除含有钠、氯外，尚含有钙和钾，其含氯较少，但每升含乳酸钠为 28 mmol，在患者已有高乳酸血症的情况下，不应大量输入，可使血浆胶体渗透压降低。

（五）血管活性药物的应用

血管活性药物是指血管扩张剂和收缩剂两类。如何选择应用，一般根据休克类型及微循环情况而定。对温暖型休克或表现为外周血管扩张为主者，以及部分早期休克者，选用血管收缩剂，反之选用血管扩张剂。对于暂时难以弄清楚休克类型和微循环情况者，可采用血管扩张剂与收缩剂联合应用。

1. 血管收缩药

血管收缩药能迅速增加周围血管阻力和心肌收缩，借以提高血压，然而又可使心肌耗氧增加，甚至心搏出量减少。各种器官的血管对这些药物效应不一，血液分布发生变化，心、脑等的灌流可保持，而肾、肠胃等的灌流常降低。缩血管药物的选择：

1）多巴胺：在使皮肤等非重要组织器官血管收缩的同时使肾血管扩张；中等剂量时有一定的正性肌力作用。这两大作用特点使其成为当前临床上最常用的抗休克药物。一般用于休克早期血压已有下降但还来不及补液时，或休克治疗中血容量已补足但血压仍较低时。多巴胺的使用剂量范围很大，一般用中等剂量 2 ~ 10 μg/（kg·min），此剂量时正性肌力作用最强，特别适用于心功能不全伴休克患者。若用此剂量血压回升不满意，可加用间羟胺。

2）间羟胺：通过促进交感神经末梢释放去甲肾上腺素发挥作用，大剂量时可直接兴奋 α 受体。一般剂量为 2 ~ 6 μg/（kg·min），常在单用多巴胺效果不理想时加用。

3）多巴酚丁胺：人工合成的拟交感胺类药物，主要作用于心脏 β 受体，具有明显的正性肌力作用，对血管的作用较弱，用于心功能不全患者，特别是急性心肌梗死伴心功能不全患者，休克明显时常与多巴胺合用，常用剂量为 2.5 ~ 10 μg/（kg·min）。去甲肾上腺素和异丙肾上腺素现在很少用于休克的治疗。

4）去甲肾上腺素：2 ~ 16 mg 加 10% 葡萄糖 250 ~ 500 ml 静滴。

5）苯肾上腺素（新福林）：每次 2 ~ 10 mg，肌内注射，必要时 30 分钟重复 1 次，继之 10% 葡萄糖 500 ml 加新福林 10 ~ 50 mg 静滴。

6）美芬丁胺（恢压敏）：每次 15 ~ 20 mg，肌内注射，必要时 30 分钟重复 1 次，继之 10% 葡萄糖 500 ml 加恢压敏 50 ~ 150 mg 静滴。

7）血管紧张素 Ⅱ：1 ~ 2.5 mg 加 10% 葡萄糖 500 ml 静滴。

2. 血管扩张药

1）多巴胺：不但有血管收缩作用，也有扩血管作用，主要与剂量有关。小剂量时每分钟 2 ~ 5 μg/kg（40 mg 加入 500 ml 液体中，每分钟 20 ~ 50 滴），主要表现为扩张内脏血管，同时兴奋 β_1 受体，有强心作用，特别适于心功能不全和少尿的患者；中等剂量每分钟 5 ~ 10 μg/kg 有兴奋 α 受体和 β 受体作用，适用于休克伴有心力衰竭者。

2）硝普钠：为目前临床上最常使用的血管扩张剂，能均衡地扩张动、静脉。在心功能不全或急性心肌梗死合并休克时常与多巴酚丁胺或多巴胺合用。开始剂量为 0.5 μg/（kg·min），用药后每 5 ~ 10 分钟测 1 次血压，并根据血压酌情加大剂量［每次增加 0.2 μg/（kg·min）］，直至血压降低至目标血压（过去血压正常者一般将收缩压降至 80 ~ 90 mmHg 为止。常用剂量一般为 0.5 ~ 2 μg/（kg·min）。此药遇光极易分解，故应随配随用，且用药过程中应避光。硝普钠作用强、起效快，使用过程中应密切观察患者的临床状况、血压和其他血流动力学指标。

3）硝酸甘油：能同时扩张动、静脉血管，减轻心脏的前、后负荷，适用于 PWP 增高而动脉压正常或轻度降低的低心排血量性休克或（和）心功能不全患者。当 PWP 升高而血压过低时，需与多巴胺合用。成人以 10 μg/min 开始，根据临床状况和血流动力学变化每 10 分钟酌情增加 10 μg/min，一般用量为 20 ~ 40 μg/min。本药宜间断给药，连续静脉给药 72 小时后药物作用明显减弱。

4）抗胆碱能药：可改善微循环，主要用于感染性休克。

（1）山莨菪碱（654-2）：成人每次 10 ~ 20 mg，肌内注射（简称肌注），必要时 15 ~ 30 分钟重复 1 次至血压回升稳定后为止。对山莨菪碱中毒者（高热、皮肤潮红、心率快、抽搐）给予毛果芸香碱每次 0.5 ~ 1 mg 肌内注射，必要时 10 ~ 20 分钟重复 1 次，1 ~ 2 小时可缓解。

（2）东莨菪碱：对呼吸中枢有兴奋作用，更适合有中枢性呼吸衰竭患者。每次 0.6 ~ 1.2 mg，静注，每 5 ~ 15 分钟 1 次。心率每分钟高于 100 次、体温超过 40℃、青光眼、前列腺肥大者，禁用抗胆碱能类药物。

5）异丙肾上腺素：1 ~ 2 mg 加入 10% 葡萄糖 500 ml 静脉点滴，原则上慎用或不用，因易诱发心动过速及严重的心律失常，故当心率 > 120 次/分时禁用。

6）α 受体阻滞剂：酚妥拉明每分钟 0.3 mg 静滴，用药后立即起效，但持续时间短（30 分钟）。酚苄明比酚妥拉明起效慢，但作用时间长，按 0.5 ~ 1 mg/kg 的剂量加入 5% ~ 10% 葡萄糖液 250 ~ 500 ml 中 1 小时滴完。本类药物有扩血容改善微循环作用，在补足血容量基础上，可增加心输出量，并有间接拟交感作用。但本类药物有明显而迅速的降压作用，故临床用于治疗休克应谨慎。

7）吡布特罗：是一种相对选择的 β_2 受体兴奋剂。因为对心脏有正性肌力作用，使心输出量增加，降低心室充盈压，所以特别适用于心源性休克患者。用法：20 mg 口服，每日 3 次。

3. **两种血管活性药物的联合应用**

临床可以酌情联合应用两种血管活性药，取长补短。例如：先用中等剂量的多巴胺，以增加心搏出量和组织灌流，如血压仍较低，则可加用间羟胺，如收缩压上升在 90 mmHg 以上，但肢端循环不良，尿量很少，则可加用硝普钠，维持血压低于原有水平 4.5 ~ 9.8 mmHg，仍能改善组织灌流。也可用酚妥拉明 10 mg、间羟胺 20 mg、多巴胺 40 mg 加入 100 ml 液体中静滴，每分钟 15 ~ 30 滴；或酚妥拉明 10mg、去甲肾上腺素 3mg 合用。其优点是阻断 α 受体兴奋，保留 β 受体兴奋，既改善微循环，又有强心作用，对严重低血压、少尿患者尤为适宜，常取得满意的疗效。

（六）**纠正酸碱平衡紊乱**

纠正酸碱紊乱的根本措施是恢复有效循环血量。常用药物为 5% 碳酸氢钠，可直接提供碳酸氢根，作用迅速确切。首次可于半小时至 1 小时内静脉滴入 100 ~ 200 ml，以后再酌情决定是否继续应用。输碱性药物过多过快时，可使血钙降低，发生手足搐搦，可补以 10% 葡萄糖酸钙。

（七）**肾上腺皮质激素**

尤其对过敏性休克用肾上腺皮质激素可改善机体反应能力，提高升压疗效，改善血管通透性，解除血管痉挛及抗过敏作用。方法：氢化可的松 200 ~ 600 mg 或地塞米松 20 ~ 40 mg 加 10% 葡萄糖 500 ml 静滴。若停用升压药时应同时停用糖皮质激素。因易诱发水、电解质紊乱，故一般不超过连续 3 天用药。

（八）**改善心功能**

心源性休克及休克合并心力衰竭者，可酌情使用洋地黄类强心剂，同时注意减慢输液速度，适当限制输入水量。

（九）**防治并发症**

休克最常见并发症包括休克肺、急性呼吸窘迫综合征、心肾功能衰竭、多器官衰竭及 DIC 等。

（邢朋）

第二节　心源性休克

心源性休克是指由于心脏功能极度减退，导致心排血量过少所引起的一系列代谢和功能障碍的临床综合征。最常见和具有代表性的是急性心肌梗死所引起的心源性休克。

一、病因

心源性休克可分为冠状动脉性休克和非冠状动脉性休克两类。前者主要是冠状动脉急性梗死，造成大面积心肌梗死所致；后者包括急性弥散性心肌炎、严重心肌病、心肌梗死并发症如乳头肌或腱索断裂、心脏或大血管瓣膜狭窄、心脏压塞以及严重的心律失常等。上述病因对心脏的影响有：心肌收缩力下降、心室射血功能障碍和心室充盈功能障碍。这些因素均可导致心排血量减少，组织灌注不足、缺氧而发生休克。

二、病理生理

心源性休克发生的关键环节是心排血量的急剧减少。动脉血压的显著下降使主动脉弓和颈动脉窦压力感受器的刺激接受冲动减少，交感神经反射性兴奋，传出冲动增加，外周小动脉收缩，血压可在一定程度上代偿性升高，表现为低排高阻型休克。当心肌不能有效射血、血液淤滞在心室时，心室壁的牵张感受器兴奋，交感神经反射性抑制，传出冲动减少，外周血管阻力降低，也可表现为低排低阻型休克。

三、护理评估

（一）临床表现

典型心源性休克的临床表现包括：①收缩压低于 90 mmHg 或比基础血压降低30 mmHg；②外周及皮肤湿冷，苍白或发绀；③尿量不足 30 ml/h；④精神状态烦躁不安，继而意识淡漠，甚至昏迷。本病多发生在中老年人群，梗死前 1/3～1/2 患者可有先兆症状，如突然出现较以往更为剧烈而频繁的心绞痛，硝酸甘油类药物疗效差，心绞痛持续时间长，可伴有严重的心律失常、恶心、呕吐、大汗。心电图检查可有暂时性ST 段明显抬高或降低。必须指出的是部分心肌梗死患者可无心绞痛，而表现为突然休克，急性心力衰竭。

（二）实验室及其他检查

1. 血常规检查

红细胞、血红蛋白及血细胞比容有助于判断血容量不足或心功能不全，有助于判断有无血液浓缩。

2. 尿量及尿常规检查

尿量的多少与肾脏灌注有关，也可反映内脏的血液循环，每小时尿量 < 30 ml，表示微循环不良，组织灌注差。尿呈酸性反应，镜检有蛋白、管型及红细胞等。

3. 血气分析

定期测定动脉血的 pH 值、血氧饱和度、氧分压、二氧化碳分压等指标，以观察水、电解质和酸碱平衡，并了解肺的通气与换气功能。

4. 动脉血乳酸含量测定

正常 < 2 mmol/L，休克时增高；如持续明显升高，表示预后不良。

5. 血流动力学监测

有条件时可由静脉插入三腔漂浮导管（Swan – Ganz 导管），测定心排血量、PCWP、肺动脉舒张末期压（PAEDP）、中心静脉压等各项指标，以观察、判断心源性休克的程度及补液情况。

6. 心电图监测

多示有原发疾病的心电图变化。

7. 其他

肝、肾功能检查，血生化检查，胸片及眼底检查等。

（三）诊断依据

1. 有原发疾病。

2. 有周围循环衰竭症状如肢凉、神志淡漠、烦躁、尿少等。

3. 收缩压下降到 80 mmHg 以下。如原有高血压患者，则收缩压较原来下降大于 30 mmHg 以上。

4. 排除其他原因引起的血压下降者（如心律失常、药物影响、临终前等）。

（四）鉴别诊断

心源性休克应重点与如下情况鉴别：

1. 低血容量休克

失血可引起低血容量休克，在内科疾病中最常见的原因是十二指肠溃疡；多种创伤可引起严重内出血，其中以纵隔和胸膜后间隙出血最常见；主动脉剥离时血液进入剥离的主动脉，在主动脉中层、胸腔或腹膜后间隙积聚。患者表现为剧烈胸痛，其性质与急性心肌梗死者很相似。主动脉剥离可扩展至心包而导致心脏压塞。此外，主动脉剥离可使冠状动脉开口处发生堵塞，由此并发心肌梗死。超声心动图检查对本症的诊断具有决定性价值。

2. 肺梗死

肺梗死多见于老年人、长期卧床的慢性患者，以深静脉血管炎所致的血栓栓塞最为常见。肺梗死引起肺血流被阻，致使左室回心血量下降，使左室前负荷不足，心输出量及冠状动脉血流量均下降，严重者可并发休克。主要症状有呼吸困难、胸痛；半数患者有咳嗽和恐惧不安；肺部可听到哮鸣音。诊断主要依靠胸部 X 线片、计算机体层摄影（CT）等。

3. 神经源性休克

剧痛或严重创伤均可导致休克。另一方面，严重创伤的患者可致大出血，此时神经源性休克和出血性休克并存。经治疗原发病及诱因（如镇痛）、吸氧、皮下注射肾上腺素、静脉输液扩充血容量等大多较易纠正。结合临床病史鉴别诊断并不困难。

本病应与大量肺栓塞、急性心脏压塞、其他原因引起的休克相鉴别。

四、治疗

（一）一般处理

1. 患者平卧、抬高下肢 15°~30°。若有明显呼吸困难或肺水肿，可将头、胸部抬高。

2. 吸氧

氧流量一般每分钟 2~6 L，必要时使用呼吸机辅助呼吸。

3. 监护

1）连续监测心电图，及时发现各种心律失常。

2）监测动脉血压：有条件时最好直接测量动脉内压、监测中心静脉压或毛细血管楔压。

3）放置导尿管，记录每小时尿量。

4）对严重病例，有条件时应测定心输出量、血清 pH 值、电解质、动脉氧分压和二氧化碳分压等。

（二）镇痛

患者常有疼痛，因而可能惊恐或不安，对此必须慎重对待，以免在处理这些问题时加重血流动力学紊乱。因为休克时组织灌流不足，药物吸收不稳定，所以全部药物都要静脉注射。通常谨慎地给予可逆性麻醉药，如吗啡 3~5 mg 缓慢静注，极易控制疼痛；如胸痛未缓解，20~30 分钟可重复。如发生不良反应，可用纳洛酮迅速进行药理对抗。纳洛酮为阿片受体阻滞剂，本身也有逆转休克状态作用。

（三）吸氧

吸氧有利于缩小梗死范围，改善心肌功能，减少心律失常。必要时可经面罩方式高流量给氧，如低氧状态持续不能得到缓解，并出现呼吸肌疲劳，酸碱平衡紊乱，要考虑气管插管辅助呼吸。如出现肺水肿或急性呼吸窘迫综合征（ARDS），应积极使用呼吸末正压通气（PEEP）。

（四）补充血容量

在心源性休克的早期，血容量减少不明显，此后，由于微循环功能障碍，血液的淤积、渗出等，往往继发血容量不足。如果此时伴有休克所致的大汗淋漓，血容量减少更为显著，因此，补充血容量是必需的，但是由于心功能严重障碍，补液必须谨慎。为了更好地指导补液，测定中心静脉压是非常必要的。液体的补充量，开始按每次 10 ml/kg，静脉缓慢滴注，于 2 小时内滴完。在滴注过程中，保持中心静脉压在 8~12 cmH$_2$O。输注的液体以中分子右旋糖酐、低分子右旋糖酐或羟乙酰淀粉溶液较好，它不仅能有效地补充血容量，还可以防止血小板、红细胞的凝集，避免血栓形成，有助于改善微循环。如果患者伴有显著的显性出汗，还应适当地补充平衡盐水，改善细胞间液循环状态，维持细胞的正常代谢。输液中应严密观察心肺情况，以防肺水肿。

（五）应用血管活性药物

当初次测量中心静脉压其读数即超过 12 cmH$_2$O 或在补充血容量过程中有明显升高而患者仍处于休克状态时，即需考虑选用血管活性药物。

1. 儿茶酚胺类药物

心源性休克应用该类药物的目的：恢复适当的血压；增加 CO 和调整血液的分布，以保证重要脏器的血液灌注。多巴胺以每分钟 20 ~ 200 μg 静滴，多巴酚丁胺以每分钟 2.5 ~ 10 μg/kg 静滴，去甲肾上腺素 0.5 ~ 1.0 mg 入 5% 葡萄糖 100 ml 中以每分钟 5 ~ 10 μg 静滴，间羟胺 10 ~ 30 mg 加入 5% 葡萄糖液中静滴，使收缩压维持在 90 ~ 97 mmHg。

2. 血管扩张剂

血管扩张剂应用的目的为降低心脏的前、后负荷和扩张微循环以增加循环血流量，常与儿茶酚胺类药物联用，应用时应严密观察血流动力学，以免血压下降。常用硝普钠 10 mg 加入 5% 葡萄糖 500 ml 中以每分钟 25 μg 静滴，妥拉唑啉 10 ~ 20 mg 加入 5% 葡萄糖 100 ml 中以每分钟 0.3 ~ 0.5 mg 静滴，酚苄明以 0.2 ~ 1.0 mg/kg 加入 5% 葡萄糖 200 ml 中静滴，硝酸甘油 10 mg 加入 5% 葡萄糖 500 ml 中以每分钟 10 μg 静滴。

（六）纠正水、电解质紊乱及代谢性酸中毒

休克时微循环灌注不良，组织缺氧，无氧代谢增加，再加上肾小球滤过率减低，故可致代谢性酸中毒。酸中毒影响细胞内外 Na$^+$、K$^+$ 交换，导致电解质紊乱。休克晚期肾衰竭和胃肠功能紊乱又加重水、电解质及酸碱平衡紊乱。

在血气分析等监测下应用碳酸氢钠来纠正酸中毒。常用 5% 碳酸氢钠 2 ~ 4 ml/kg，使血液 pH 值恢复至 7.3 以上。

（七）强心剂的应用

CVP 或 PCWP 增高、室上性心动过速或心力衰竭时，可应用强心药，毛花苷 C 0.2 ~ 0.4 mg 加入 50% 葡萄糖溶液 40 ml 中，静脉注射，或用毒毛花苷 K 0.125 ~ 0.25 mg 加入 50% 葡萄糖溶液 40 ml 中，静脉注射。

（八）营养心肌

可用极化液、能量合剂、果糖 1，6 - 二磷酸（FDP）等，以增加心肌细胞的能量供应。

（九）肾上腺皮质激素的应用

目前还有不同的意见，如要使用，早期大剂量使用。如地塞米松 10 ~ 20 mg 或氢化可的松 100 ~ 200 mg 加入 5% ~ 10% 葡萄糖溶液中静脉滴注。

（十）抗生素

并发感染者应及时应用有效抗生素。

（十一）预防肾衰竭

血压基本稳定后，在无心力衰竭的情况下，可在 10 ~ 30 分钟内快速静脉滴注 20% 甘露醇或 25% 山梨醇 100 ~ 250 ml，以防发生急性肾功能衰竭。如有心力衰竭，不宜用上述药物静脉滴注，可静脉注射呋塞米 40 mg 或依他尼酸钠 50 mg。

（十二）机械辅助循环

主动脉内气囊反搏术（IABP）宜用于心源性休克的早期，可提高冠状动脉和脑动脉的血流灌注，降低左室后负荷，提高每搏量，有条件可选用。另外，还可行体外反搏术。

（十三）溶栓治疗

对于急性心肌梗死如没有确定要做急诊经皮冠状动脉腔内成形术（PTCA）或心脏手术，只要没有禁忌证，就应尽快采用溶栓药物治疗（详见"急性心肌梗死"）。早期溶栓治疗（症状发作6小时内）能减少心肌梗死后心源性休克的发生，但对已有心源性休克者溶栓治疗不能提高生存率。

（十四）介入治疗

急性血运重建：①PTCA：紧急对有心肌梗死合并心源性休克的患者行PTCA，重建冠脉血流，能降低死亡率；急诊PTCA前是否需静脉腔内注射溶栓药物，现在还有争议；②冠状动脉搭桥术（CABG）：特别是对有左主干或三支冠状动脉病变者，采取紧急CABG，能提高生存率。

急性心梗伴有严重并发症：二尖瓣反流、室间隔穿孔、游离壁破裂心源性休克患者采用主动脉内气囊反搏术，其效迅速，可维持2～3天，虽不能改善患者根本预后，但使患者病情稳定，为手术创造条件，可大大提高生存率。

急性心肌梗死并发休克的患者予积极的抗休克治疗，若收缩压大于90 mmHg，尿量>30 ml/h，应继续积极内科治疗，若血压不回升，立即开展IABP，并在IABP保护下行PTCA。有条件的单位可采用机械性辅助循环，甚至施行全人工心脏及心脏移植等。

（十五）中医中药

可选用参麦注射液、生脉注射液、参附注射液、参附青注射液等。

（十六）病因治疗

某些心源性休克通过对其病因的治疗，可使休克得到缓解，甚至治愈，如严重心律失常的抗心律失常治疗，急性心脏压塞的心包穿刺放液、放血术或手术治疗等，均可使休克迅速得到纠正。

1. 急性心肌梗死引起的心源性休克治疗，除一般休克治疗原则外，还应采取以下治疗措施：

1）使患者真正得到休息。选用吗啡或哌替啶止痛，同时酌情使用镇静剂如地西泮（安定）、苯巴比妥等。

2）应用血管活性药物，在严重低血压时，应静脉滴注多巴胺5～15 μg/（kg·min），一旦血压升至90 mmHg以上，则可同时静脉滴注多巴酚丁胺3～10 μg/（kg·min），以减少多巴胺用量。如血压不升，应使用大剂量多巴胺≥15 μg/（kg·min），仍无效时，也可静脉滴注去甲肾上腺素2～8 μg/min。轻度低血压时，可用多巴胺或与多巴酚丁胺合用。

3）急性心肌梗死合并心源性休克时药物治疗不能改善预后，应使用IABP。IABP对支持患者接受冠状动脉造影、PTCA或CABG均可起到重要作用。在升压药和IABP

治疗的基础上，谨慎、少量应用血管扩张药（如硝普钠）以减轻心脏前后负荷。

4）迅速使完全闭塞的梗死相关血管开通，恢复血流至关重要，这与住院期间的生存率密切相关。对急性心肌梗死合并心源性休克提倡机械再灌注治疗。

IABP适应证：①心源性休克药物治疗难以恢复时，作为冠状动脉造影和急诊血运重建术前的一项稳定措施；②急性心肌梗死并发机械性并发症，如乳头肌断裂、室间隔穿孔时，作为冠状动脉造影和修补手术及血运重建术前的一项稳定性治疗手段；③顽固性室性心动过速反复发作伴血流动力学不稳定；④急性心肌梗死后顽固性心绞痛在冠状动脉造影和血运重建术前的一种治疗措施。

2. 弥漫而严重的急性心肌炎所引起的休克，其结果与急性心肌梗死相似，治疗原则也相似。肾上腺皮质激素对消除或减轻炎症有帮助。

3. 快速心率所致的休克，一经早期控制心律，即可得到纠正。

4. 急性心脏压塞时心包腔内有大量血液或渗出液积聚，心包腔内压力增高，妨碍心脏舒张期充盈，使心排血量降低而引起休克。此时，应立即做心包穿刺抽除积血或积液，必要时行手术解除心脏压塞。

5. 急性肺梗死时部分肺动脉血流阻断，未阻断的部分则有反应性血管收缩，肺动脉压急剧上升，发生急性右心衰竭，心排血量突然下降而致休克。此时，应给予止痛解痉药物，静脉给强心药以控制心力衰竭、去甲肾上腺素以维持血压，休克初步控制后考虑进一步用抗凝溶栓治疗或手术取出血栓。

6. 慢性充血性心力衰竭的末期，循环血量及静脉回流增多，心腔过度扩张，心脏收缩力减弱，反而使心排血量减少而产生休克。此时，应按充血性心力衰竭治疗。

（邢朋）

第三节　感染性休克

感染性休克是指各种病原微生物及其代谢产物（内毒素、外毒素），导致的机体免疫抑制、失调，微循环障碍及细胞、器官代谢、功能损害的综合征，死亡率在40%以上。

一、病因和发病机制

感染性休克主要由医院获得的革兰阴性杆菌和脑膜炎球菌所致，常发生于免疫功能低下或有慢性疾病患者。感染性休克最常见的致病菌是革兰阴性菌，包括大肠埃希菌、克雷伯菌、假单胞菌属和脑膜炎球菌等，这类细菌感染多见的病灶是泌尿生殖系统和胃肠道，其次是呼吸道、外伤伤口等，部分极度衰弱的患者（如患肝硬化、晚期肿瘤）可找不到明显的原发病灶；其次是革兰阳性菌，包括金黄色葡萄球菌、肺炎球菌、产气荚膜杆菌等；此外，其他病原体如真菌、病毒、立克次体、衣原体、螺旋体和原虫等感染也可并发休克。

好发感染性休克的重要机体因素包括：老年、体质虚弱、营养不良、长期嗜酒、糖尿病、肝硬化、白血病、免疫损害状态（尤其是粒细胞减少），特别是原有肿瘤用细胞毒制剂治疗的患者；以前有泌尿道、胆道或胃肠道感染；使用侵犯皮肤、黏膜的器械，包括导管、引流管、气管插管或其他外来物；以前用过广谱抗生素、肾上腺皮质激素治疗等。

当机体感染（如革兰阴性杆菌）后，细菌内毒素和其细胞壁的脂多糖复合物进入循环：①刺激肾上腺释放儿茶酚胺类物质；②兴奋交感神经；③增加机体对儿茶酚胺的敏感性，引起静脉收缩，继而小动脉收缩，外周血管阻力增加，心排血量下降，称"低排高阻型"即"湿冷型"休克。此时，血液淤滞在微循环，出现组织缺氧，酸中毒等代谢障碍及引起 DIC 而促成器官的损害。革兰阳性菌产生外毒素，能使细胞蛋白溶解，形成血浆激肽，有类似组织胺和 5 - 羟色胺的血管麻痹作用，出现包括动脉扩张，脉压、心排血量增加和周围阻力降低，称"高排低阻型"即"温暖型"休克。当革兰阳性菌的菌血症开始出现低血压时，患者的表现常是发热和肢暖，随着病程进展，可转成"湿冷型"。

二、护理评估

（一）临床表现

感染患者有下列情况时，应警惕有发生休克的可能：①老年体弱与婴幼患者；②原患白血病、恶性肿瘤、肝硬化、糖尿病、尿毒症、烧伤等严重疾病者；③长期应用肾上腺皮质激素等免疫抑制药物发生感染者；④感染严重者；⑤并非胃肠道感染而吐泻频繁或胃肠道出血，非中枢神经系统感染而有神志改变、大量出冷汗、心率快或出现心房颤动者。

按程度大致可分为早、中、晚 3 期。

1. 早期

早期表现为交感神经活动兴奋，如面色苍白，口唇、肢端轻度发绀，湿冷，脉速，烦躁，精神紧张等，血压正常或偏低，尿量减少。部分患者可表现为暖休克。

2. 中期

意识尚清醒，表情淡漠，表浅静脉萎陷，口渴，心音低钝，脉细速，收缩压 60 ~ 80 mmHg，呼吸浅表，急促，尿量每小时 <20 ml。

3. 晚期

意识和表现由兴奋转为抑制，甚至昏迷，面色青灰，口唇及肢端发绀，皮肤湿冷和出现花斑，脉细弱或摸不清，血压 <60 mmHg 或测不出，脉压显著缩小，尿闭，呼吸急促或潮式呼吸，可发生 DIC、出血倾向、酸中毒以及心脑肝肾等重要器官功能衰竭。

（二）实验室及其他检查

1. 血常规

可见白细胞计数增多，以中性粒细胞增多尤为明显，核左移严重，可见中毒颗粒、核变性等。细菌感染时白细胞硝基四唑氮蓝试验阳性，尤其是细菌性脑膜炎。

2. 病原学检查

可根据病情具体进行血、痰、尿、胆汁、创面分泌物、体液等培养，必要时行厌氧菌及特殊培养，并行药敏试验。若怀疑内毒素性休克可作鲎溶解物试验。

3. 其他

根据需要选择行尿常规、肝肾功能、电解质、血气分析以及有关血流变学、微循环各项指标、凝血因子及心电图检查等。

（三）感染性休克的诊断要点

1. 临床上明确的感染灶。

2. 有全身炎症反应综合征（SIRS）。

3. 收缩压低于 90 mmHg 或较基础血压下降超过 40 mmHg，或血压依赖输液或药物维持。

4. 有组织灌注不良的表现，如少尿超过 1 小时、急性神志障碍等。

5. 可能在血培养中发现有致病微生物生长。

三、治疗

处理原则：积极治疗原发病，针对休克的病理过程，给予扩容、血管活性药物、纠正酸中毒以及各并发症的防治。

（一）一般处理

1. 体位

最有利的体位是头和腿抬高 30° 或与平卧位相交替。如有心衰、肺水肿则取半卧位。

2. 吸氧

一般多采用鼻导管给氧，氧流量 2 ~ 4 L/min，必要时可用面罩给氧、加压给氧，其吸入的氧浓度可更高。

3. 保暖。

4. 昏迷患者应注意吸痰，保持呼吸道通畅，保护角膜，预防压疮。

5. 降温

感染性休克伴有高热患者应及时降温。可采用冷敷、乙醇擦浴等物理降温方法；在应用物理降温效果不显著且无休克征象时可考虑应用药物降温。常用的药物有：柴胡注射液每次 2 ~ 4 ml，肌注，每日 1 ~ 2 次；阿司匹林 0.5 g 加冷水或冰水 200 ml，保留灌肠。

6. 建立必要的监测项目

1）中心静脉压：正常值为 5 ~ 12 cmH_2O。

2）测肺动脉楔压。

3）留置导尿管测尿量：尿量 <25 ml/h 常提示肾血流不足。

4）心电监护。

5）定期做动脉血气分析。

6）血红细胞、血红蛋白、血细胞比容及白细胞计数分类。

（二）补充血容量

此类患者休克的治疗首先以输注平衡盐溶液为主，配合适当的胶体液、血浆或全血来恢复足够的循环血量。一般应行中心静脉压监测维持正常 CVP 值，同时要求血红蛋白 >100 g/L，血细胞比容30% ~35%，以保证正常的心脏充盈压，动脉血氧含量和较理想的血黏度。感染性休克患者，常有心肌和肾受损，故也应根据 CVP，调节输液量和输液速度，防止过多的输液导致不良后果。

（三）控制感染

1. 抗生素治疗

1）抗生素临床应用原则

（1）尽早开始：在液体复苏的同时就应使用抗生素。

（2）合理选用抗生素：首先对革兰阴性菌兼顾革兰阳性菌选用广谱的抗生素。对感染性休克还应考虑选用多种有协同作用的抗生素联合应用，如氨基糖苷类与抗假单胞菌的青霉素或第三代头孢菌素合用。对外科严重感染（腹腔内感染症及膜坏死）的标准经验性治疗是氨基糖苷类加抗厌氧菌的药物如甲硝唑或克林霉素。在某些疾病还可加用万古霉素以抗革兰阳性菌。有的学者用 β - 内酰胺类代替氨基糖苷类以避免后者对肾、肝的毒性。

（3）要足量，使抗生素的血药浓度达杀菌水平。

（4）紧急的心肺复苏治疗也不应延误感染原的确定，如有指征可行手术探查和引流治疗。

（5）及时根据血培养及药敏试验结果调整抗生素。

2）培养和药敏结果出来前选用抗生素的依据

（1）根据医院致感染性休克的常见菌种选药。

（2）如患者系应用抗生素过程中发生感染性休克，应想到微生物有抗药性，调整或更换所用的抗生素。在应用广谱抗生素感染的疗程中发生感染性休克，特别是痰、尿或导管端有念珠菌属移植者，应当凭经验加用抗真菌药物。

（3）可根据分泌物涂片所得到的菌种选药。如革兰染色观察菌属——球菌、杆菌、真菌或其他病原菌，对治疗有较大的指导意义。

（4）根据分泌物的性质选药。如脓性分泌物为球菌，带臭味的分泌物多为杆菌。

2. 感染灶的处理

对感染病灶应尽早穿刺抽脓或手术彻底引流清除，如在急性弥漫性腹膜炎、迁徙性脓肿、脓胸、胆道感染、坏死性肠炎等，使抗生素更易控制感染，且可减少其用量。感染灶的处理也减少了细菌内、外毒素的吸收。但感染尚未局限时不可对病灶进行清除，以免扩大感染范围，增加毒素的吸收。

3. 基础病的逆转

长期使用肾上腺皮质激素等免疫抑制药物者易患感染性休克，如不停用所用的肾上腺皮质激素，感染难以得到控制。同样如中性粒细胞减少或功能障碍得不到纠正，即使长期应用抗生素治疗也无效。

（四）纠正酸碱平衡

感染性休克的患者，常伴有严重的酸中毒，且发生较早，需及时纠正。一般在纠正、补充血容量的同时，经另一静脉通路滴注5%碳酸氢钠200 ml，并根据动脉血气分析结果，再行补充。

（五）合理应用血管活性药物

经扩容、纠酸后，血压仍不回升，休克症状未改善者宜用血管活性药物。

1. α受体阻滞剂

①苄胺唑啉0.1～0.5 mg/kg，加入100 ml 葡萄糖溶液中静滴。②酚苄明0.5～1.0 mg/kg，加入200 ml 葡萄糖中静滴。③氯丙嗪0.5～1.0 mg/kg，肌注或加入200 ml 葡萄糖溶液中静滴。适用于伴有高热、惊厥及中枢神经系统高度兴奋的休克患者。但对老年动脉硬化及有呼吸抑制者不宜用。

2. β受体激动剂

常用多巴胺调整血管舒缩功能，10～20 mg 加入100 ml 葡萄糖溶液中静滴。具有增强心肌收缩力，增加心搏出量、肾血流量和尿量，轻度增高动脉压，并有抗心律失常的作用。

3. 抗胆碱能药物

抗胆碱能药物具有解除血管、气管、支气管痉挛，兴奋呼吸中枢，抗迷走神经兴奋，提高窦性心率的作用。①阿托品：0.03～0.05 mg/kg，静注，10～20分钟1次；②山莨菪碱：0.03～0.05 mg/kg，10～20分钟1次；③东莨菪碱：0.03～0.05 mg/kg，静注，10～20分钟1次。

（六）肾上腺皮质激素

在使用有效抗生素治疗的基础上，早期使用较大剂量的肾上腺皮质激素，缓慢静脉注射，疗程宜较短。可用地塞米松，每日20～40 mg，分次静脉注射或静脉滴注。亦可用氢化可的松，每日0.2～0.6 g 静脉滴注。

（七）维护重要脏器功能

1. 增强心肌功能

除快速给强心药外，为使输液不致加重心功能不全，可先给血管解痉剂（如苄胺唑啉）与多巴胺或去甲肾上腺素使用。大剂量肾上腺皮质激素也有一定作用。同时给氧，纠正酸中毒和电解质的紊乱以及给能量合剂纠正细胞代谢失衡状态。

2. 维护呼吸功能，防治ARDS

经鼻导管或面罩间歇加压给氧。保持呼吸道通畅，必要时及早考虑气管插管或切开行辅助呼吸（间歇正压）。

3. 肾功能的维护

在有效心搏出量和血压重逢之后，如患者仍持续少尿，可快速静注20%甘露醇100～200 ml或静注呋塞米40～100 mg，若仍无效可按急性肾功能衰竭处理。

4. 脑水肿的防治

给予脑血管解痉剂（莨菪碱类、肾上腺皮质激素），并给渗透性脱水剂（甘露醇）和高能合剂以恢复钠泵功能。

5. DIC 的治疗

用肝素抗凝，常用肝素 0.5 ~ 1.0 mg/kg，每 4 ~ 6 小时静脉滴注 1 次，使血凝时间（试管法）维持在正常的 2 ~ 3 倍。待 DIC 完全控制以及休克病因控制后，方可停药（常常 2 ~ 3 日），可根据凝血时间调整每次剂量。若凝血时间过于延长或出血加重者。可给等量的鱼精蛋白对抗。

（邢朋）

第四节　低血容量性休克

一、病因

低血容量性休克是体内或血管内大量血液丢失（内出血或外出血）、失水（如呕吐、腹泻、肠梗阻、胃肠道瘘管、糖尿病酸中毒等）、失血浆（如大面积烧伤、腹膜炎、创伤及炎症）等原因使血容量突然减少所致。

二、护理评估

（一）临床表现

继发于体内、外急性大量失血或体液丢失，或有严重创伤、液体严重摄入不足。

1. 患者从兴奋、烦躁不安，进而出现神志淡漠、意识模糊及昏迷等。

2. 检查肤色苍白或发绀，呼吸浅快，表浅静脉萎陷，脉搏细速，皮肤湿冷，体温下降。

3. 收缩压低于 80 mmHg，或高血压者血压下降20% 以上，脉压在 20 mmHg 以下，尿量减少（每小时尿量少于 30 ml）。

4. 胃肠道失液时，可出现水、电解质紊乱及酸碱平衡失调，且发展较快，原因是腹泻或呕吐之前已有大量的水及电解质渗入胃肠道内。

（二）实验室及其他检查

1. 血常规

血细胞比容的测定，如高于 45% 则血流速度减慢、血黏稠度倍增、流量成倍减少。

2. 肾功能检验

如尿量、尿常规、血尿素氮、肌酐、尿素、尿和血的渗透压及其比值等。

3. 生化检验

测定血钾、钠、钙、氯等，了解机体电解质的情况。

4. 凝血象检验

常检项目有血小板计数、纤维蛋白原含量、凝血酶原时间、优球蛋白溶解时间。

5. 血气分析

PaO_2、$PaCO_2$、二氧化碳结合力、血 pH 值等以判定休克有无伴发代谢性或呼吸性酸或碱中毒。

6. X 线检查

胸部透视或拍片以了解肺部情况。

7. 心电图检查

心电图检查以了解心脏的情况。

8. 肺功能检查

如通气与血流比例（V/Q 比值）等。

9. 眼底检查

观察有无小动脉挛缩、静脉迂曲扩张及视网膜出血、水肿等。

10. 甲皱微循环检查

观察微循环对判断低血容量性休克有一定价值。

三、治疗

治疗原则是补充血容量和处理原发病两方面。其他措施也不容忽视。

（一）补充血容量

其目的是：①尽快恢复血流动力学平衡；②恢复细胞外液的容量；③降低血液浓度及其高黏滞度，改善微循环的血液淤滞；④补充丢失的蛋白质，恢复血液的胶体渗透压；⑤纠正酸中毒。

失血量的估计有时很难，临床估计往往偏低，一般可根据血压和脉率的变化来估计。失血性休克的患者，虽然丧失是以血液为主，但在补充血容量时，并不全补充血液，而是以快速静脉滴注等渗盐水或平衡盐溶液。如在 45 分钟内输 1 000 ~ 2 000 ml，患者的血压恢复正常，休克的症状和体征明显好转，表明失血量在 800 ml 以内或出血已停止，如失血量大或继续失血，除输入等渗盐水或平衡盐溶液外，应补充新鲜血或浓缩红细胞，以提高血的携氧能力，改善组织氧供。补晶体液主要是补充功能性的细胞外液的缺失，降低血液的黏稠度，改善微循环灌注，改善肾功能。补晶体液的量大约为估计丧失量的 3 倍，其中约有 2/3 移至组织中去补充细胞外液的容量。

为了解心脏对输液的负荷情况，可测定中心静脉压。动脉压较低，中心静脉压偏高，提示补液过多或有心功能不全，继续补液必将增加心脏负担，导致右心衰竭和肺水肿。此时应注射西地兰 0.2 ~ 0.4 mg，加强心肌收缩或减慢输液速度。用强心苷后中心静脉压可逐渐下降到正常。下降明显表明血容量仍有不足，可在监测中心静脉的同时继续补充血容量。

（二）止血

遇有不断出血，除急速补充血容量外，应尽快止血。表浅伤口的出血，四肢动脉性出血时，按解剖部位上止血带，待休克初步纠正后，再进行根本的止血措施。肝脾破裂有难以控制的出血时，可在补充血容量的同时手术止血。在休克状态下手术会增加危险，但不止血休克不能纠正。因而要在快速输血、输液、补充血容量的同时，迅速做好术前准备，尽早手术止血，不能因血压过低，犹豫不决而失去抢救时机。

（三）呼吸循环功能的维持

严重休克、昏迷者应予气管插管正压人工呼吸，并注意保持呼吸道通畅。心泵和血管张力的维持对稳定血压至关重要。出血性休克时，血管活性药物的应用须适时适当，在补充血容量的同时，应尽量选用兼有强心和升压作用，同时兴奋 α 和 β 受体的药物，如间羟胺、多巴胺。当血容量已补足、休克好转时，为改善微循环和组织灌注量可应用舒血管药物，如酚妥拉明、氯丙嗪、双氢麦角碱（海得琴）等。出现心衰时，应予强心药物，如西地兰、毒毛花苷 K。快速扩容引起肺水肿、心衰时，应予利尿药物，如呋塞米。

（四）纠正酸中毒

低血容量休克历时较长而严重者，同样有内脏、血管和代谢的变化，多有酸中毒。在休克比较严重时，可考虑输碱性药物，以减轻酸中毒对机体的损害。酸中毒的最后纠正，有赖于休克的根本好转。常用碱性药物为 4% 或 5% 的碳酸氢钠溶液。

（邢朋）

第五节　过敏性休克

过敏性休克是一种十分严重的过敏反应，在临床上时有所见。一旦发生，若不及时正确地抢救，可导致死亡。

一、病因和发病机制

引起过敏性休克的抗原物质主要有：

（一）药物

主要涉及抗生素（如青霉素及其半合成制品）、麻醉药、解热镇痛消炎药、诊断性试剂（如碘油 X 线造影剂）等。

（二）生物制品

异体蛋白，包括激素、酶、血液制品（如白蛋白、丙种球蛋白等）、异种血清、疫苗等。

（三）食物

某些异体蛋白含量高的食物，如蛋清、牛奶、虾、蟹等。

（四）其他

昆虫蜇咬、毒蛇咬伤、天然橡胶、乳胶等。

过敏性休克的发生是由于机体对于再次进入的抗原免疫反应过强所致，其发病的轻重缓急与抗原物质的进入量、进入途径及机体免疫反应能力有关。

二、病理生理

抗原初次进入机体时，刺激 B 淋巴细胞产生 IgE 抗体，结合于肥大细胞和嗜碱性粒细胞表面（致敏细胞）；当抗原再次进入机体时，迅速与体内已经存在于致敏细胞上的 IgE 结合并激活受体，使致敏细胞快速释放大量组织胺、5-羟色胺、激肽与缓激肽、白三烯、血小板活化因子等生物活性物质，导致全身毛细血管扩张、通透性增加，多器官充血水肿；同时，由于液体的大量渗出使有效循环血量急剧减少，回心血量减少导致心排血量下降，血压骤降，迅速进入休克状态。

三、护理评估

（一）临床表现

有明确的过敏物质接触史，最常见的是使用过容易致敏的药物。临床上以青霉素过敏休克最常见。

大多在接触过敏原数分钟内发病，表现为颜面苍白、烦躁不安、全身出冷汗、心悸、气急、脉搏细数、血压降低等；同时或相继可出现呼吸急促、气道水肿、肺部啰音以及神志不清、抽搐或肌软无力等。其过程常较其他性质的休克更为迅速，休克好转后还可存留皮肤表现，如荨麻疹、红斑、瘙痒等。

（二）实验室及其他检查

血红蛋白、红细胞计数和血细胞比容可由于血液浓缩而增高。可有嗜酸粒细胞增多。尿量减少，可能出现蛋白尿。严重者动脉血乳酸增高。

（三）诊断和鉴别诊断

1. 诊断标准

1）有明确的用药史，如青霉素等。

2）有上述症状及体征。

3）过敏试验。慎用。

2. 鉴别诊断

应与出血性休克、感染性休克、心源性休克、血管迷走性晕厥、遗传性血管性水肿等相鉴别。

四、治疗

1. 立即停用或清除引起过敏反应的物质，就地抢救，不可搬动，并置患者于平卧、头侧位，松解衣领及裤扣带，头后仰，抬下颌，清除口、咽、气管分泌物。

2. 立即皮下注射 0.1% 肾上腺素 0.5~1 ml，如症状不缓解，可 20 分钟后再次皮下或静脉注射 1 次，直至脱离危险。

3. 立即给予地塞米松 20 mg 或氢化可的松 100~200 mg，加入 5%~10% 葡萄糖中静滴。滴速不宜过快。

4. 给氧，有咽喉会厌水肿而致上呼吸道梗阻的要给予气管插管或气管切开，有弥漫性支气管痉挛的给予扩支气管药物如 β_2 受体激动剂或氨茶碱。

5. 盐酸异丙嗪 25～50 mg 或盐酸苯海拉明 4 mg，肌内注射。

6. 血压不回升者，可根据病情给予多巴胺 20 mg 加入 5%～10% 葡萄糖中静脉滴注，输液速度根据血压情况决定，一般每分钟 40 滴左右。也可酌情使用去甲肾上腺素、间羟胺等。

7. 针灸治疗。取人中、十宣、足三里、曲池等穴。

8. 呼吸受抑制时，应立即行口对口人工呼吸，并肌内注射间羟胺 0.375 g 或洛贝林 3～6 mg，喉头水肿影响呼吸时可行气管切开。

9. 心搏骤停时应立即行胸外心脏按压或心内注射肾上腺素 1 ml。

10. 治愈后要进行预防治疗。首先对有任何一种过敏反应者，不仅要防避已知过敏原，还要提高警觉增加过敏试验种类，以防止再次发病。

（邢朋）

第六节　神经源性休克

一、病因和发病机制

神经源性休克是由于剧烈疼痛、精神紧张和过度刺激，或脑损伤，脊髓损伤、横断和水肿，或麻醉、镇静、降压类药物使用过量等因素，造成神经反射性血管扩张，有效血容量锐减。

其发病机制是交感神经系统对于维持血管张力具有重要的作用，当交感神经系统受到刺激或损伤后，可引发血管运动中枢受到干扰，导致血管张力降低，全身血管扩张，大量循环血液流入扩张的微循环，血压下降，回心血量减少，心排血量也减少，产生休克的一系列临床表现。

二、治疗

由于剧痛引起的休克应给予吗啡、哌替啶等止痛。由于血管扩张造成的休克，则可静脉滴注或肌内注射血管收缩剂治疗，此类药物包括间羟胺、去甲肾上腺素、苯肾上腺素、甲氧明或麻黄碱等，同时考虑输入适量的液体，以补充血容量的不足。

（邢朋）

第七节 休克的护理

一、一般护理

(一) 专人护理

应设专人护理，保持病室安静，详细记录病情变化、出入量及用药等。

(二) 调节体温

休克患者应给予保暖，避免受寒，以免加重休克，当患者体温过低时，应增加室温，增加被服。室温保持在20℃左右为宜，温度太高会增加组织的代谢率，从而增加氧气的消耗量。维持适当的舒适度，减少不必要的活动，让患者充分休息。若需补充血容量而快速输入低温保存的大量库存血，易使患者体温降低，故输血前应注意将库存血复温后再输入。感染性休克高热时，应予物理降温，如用冰帽或冰袋等；必要时采用药物降温。

(三) 预防意外损伤

对于烦躁或神志不清的患者，应加床旁护栏以防坠床；必要时，四肢以约束带固定于床旁。

(四) 对需手术的患者

对需手术的患者应在抗休克的同时，做好必要的术前准备，如青霉素、普鲁卡因、TAT试验、备皮、配血，协助有关辅助诊断，一切护理操作均要快而准确。

二、病情观察与护理

(一) 一般情况的观察

注意观察患者的神志变化，早期休克患者处于兴奋状态，烦躁而不合作，应耐心护理，并注意患者的安全，必要时加以约束。当缺氧加深，从兴奋转化为抑制，出现表情淡漠、感觉迟钝时，应警惕病情恶化。如经过治疗，患者从烦躁转为安静，由昏迷转为清醒，往往是休克好转的标志。

(二) 观察体温

休克时体温大多偏低，但感染性休克可有高热。应每小时测量1次，对高热者应给予物理降温，一般要降至38℃以下，不要太低。注意药物降温不宜采用，以防出汗过多，加重休克。体温低于正常时应予保温，但不要在患者体表加温（如热水袋），因体表加温将使皮肤血管扩张，破坏了机体的调节作用，减少生命器官的血液供应，对抗休克不利。

(三) 观察血压与脉搏

根据病情每15～30分钟测1次脉搏，注意脉搏的频率、节律与强度。脉搏过快提示血中儿茶酚胺增多；脉搏快而细，血压低，表示心脏代偿失调，趋向衰竭。相反，脉搏由快变慢，脉压由小变大，说明周围循环阻力降低，表示休克好转。

血压应每 15~30 分钟测量 1 次，加以记录。休克最早表现之一为脉压缩小，如收缩压降至 90 mmHg，或脉压降至 30 mmHg 时，应引起注意。

（四）观察尿量的变化

尿量能正确反映组织灌流情况，是观察休克的重要指标。危重及昏迷患者需要留置尿管（注意经常保持通畅，预防泌尿系逆行感染），记录每小时尿量。成人尿量要求每小时 30 ml（小儿每小时 20 ml），如能达 50 ml 则更好；若尿量不足 30 ml 时，应加快输液；若过多，应减慢输液速度。若输液后尿量持续过少，且中心静脉压高于正常，血压亦正常，则必须警惕发生急性肾衰竭。

（五）观察周围循环情况

观察面颊、耳垂、口唇、甲床、皮肤，如患者皮肤由苍白转为发绀，表示从休克早期进入中期。从发绀又出现皮下淤点、淤斑，则提示有 DIC 可能；反之，如发绀程度减轻并转为红润、肢体皮肤干燥温暖，说明微循环好转。如四肢厥冷表示休克加重，应保温。

（六）血流动力学的监测

可帮助判断病情和采取正确的治疗措施。

1. 中心静脉压

CVP 可作为调整血容量及心功能的标志，这对于指导输液的质和量以及速度，指导强心剂、利尿剂及血管扩张剂的使用有重要意义。CVP 正常值为 5~12 cmH$_2$O，CVP 降低常表明血容量不足，CVP 增高常见于各种原因所致的右心功能不全或血容量过多。由于 CVP 只能反映胸腔上下腔静脉和右心房的情况，而不能反映左心功能状态。对左心的监测现在采用 PCWP 测定，适用于心源性休克以及各型休克并左心衰者，指导输液、强心药及利尿剂的使用。方法是用一种特制导管，自右肘静脉插入，通过上腔静脉达右心，再到肺动脉，"楔入"肺动脉的分支，可以监测左心功能状态。正常值为 8~12 mmHg。由于设备条件的限制，目前还只限于大城市医院中使用。

2. 肺动脉楔压

中心静脉压不能直接反映肺静脉、右心房、左心室的压力，因此可测定肺动脉压和肺动脉楔压，可了解肺静脉和左心房的压力以及反映肺循环阻力情况，根据测定压力的结果，可以更好地指导血容量的补充，防止补液过多，以免引起肺水肿，导管留在肺动脉内的时间，一般不宜超过 72 小时，抢救严重的休克患者才采用此法，肺动脉楔压增高表示肺循环阻力增加。肺水肿时，肺动脉楔压超过 30 mmHg。

3. 心排血量和心脏指数

休克时，心排血量一般降低，但在感染性休克时，心排血量可比正常值高，必要时，需测定，可指导治疗。心脏指数的正常值为 3.2 L/（min·m^2）。

4. 动脉血气分析

PaO$_2$ 正常值为 75~100 mmHg，PaCO$_2$ 正常值为 40 mmHg，动脉血 pH 值正常为 7.35~7.45。休克时 PaCO$_2$ 一般都较低或在正常范围。如超过 45 mmHg 或 50 mmHg 而

通气良好，往往是严重肺功能不全征兆。

5. 动脉血乳酸盐测定

正常值为 0.5～1.6 mmol/L。休克时间愈长，血液灌流障碍愈严重，动脉血乳酸盐浓度也愈高，乳酸浓度持续升高，表示病情严重。

6. 其他

根据休克类型及病情还需进行心电监测、电解质、肝肾功能以及有关 DIC 的各项检查，有些项目需动态检查才能及时了解病情，以指导治疗。

三、用药护理

（一）浓度和速度

使用血管活性药物时应从低浓度、慢速度开始，并用心电监护仪每 5～10 分钟测 1 次血压，血压平稳后每 15～30 分钟测 1 次。

（二）监测

根据血压测定值调整药物浓度和滴速，以防血压骤升或骤降引起不良后果。

（三）严防药液外渗

若发现注射部位红肿、疼痛，应立即更换滴注部位，并用 0.25% 普鲁卡因封闭穿刺处，以免发生皮下组织坏死。

（四）药物的停止使用

血压平稳后，应逐渐降低药物浓度、减慢速度后撤除，以防突然停药引起不良反应。

（五）其他

对于有心功能不全的患者，遵医嘱给予毛花苷 C 等增强心肌功能的药物，用药过程中，注意观察患者心率变化及药物的不良反应。

四、心理护理

1. 对患者做心理上的安抚

休克患者往往意识是清醒的，因此可能接受护士给予的良好心理影响。护士要选择适当的语言来安慰患者，耐心解释有关病情变化，以稳定患者情绪，减轻患者痛苦。护士在实施抢救中，说话要细声而谨慎，举止要轻巧而文雅，工作要稳重而有秩序，以影响患者心理，使其镇定并增强信心。

2. 亲切关怀患者

护士要关怀患者，询问患者有何不适，有何要求，耐心解答提问，及时解决患者的合理要求，使患者心情舒畅，更好地配合治疗与护理。

3. 做好患者亲友或陪伴人员的安慰工作

劝导患者亲友或陪伴人员不要在患者面前表现出情绪波动而干扰患者心绪的宁静，并指导他们一些简单的生活护理技术，以配合医护人员做好工作。

（邢朋）

第三章 心律失常

第一节 概 述

心律失常是指心脏激动的起源、频率、节律、传导速度和传导顺序等异常。

一、病因和发病机制

（一）心律失常的主要病因

1. 各种原因的器质性心脏病

如冠心病、风湿性心瓣膜病、心肌病，尤其是发生心力衰竭、心肌梗死和心肌炎时。

2. 内分泌代谢病与电解质紊乱

以甲状腺功能亢进、血钾过高或缺乏多见。

3. 药物的毒性作用

如洋地黄、胺碘酮等抗心律失常药物及咪康唑等。

4. 房室旁道引起的预激综合征。

5. 心脏手术或诊断性操作。

6. 其他

如脑血管病、感染、自主神经功能紊乱等。

心律失常也可发生于无明显心脏疾患和健康者，原因常不完全明确。

（二）发病机制

心律失常的发生机制主要是冲动发生异常和冲动传导障碍以及二者联合存在。

1. 冲动形成异常

由于自主神经系统兴奋性改变或其内在病变，导致具有正常自律性心肌细胞不适当的冲动发放。原来无自律性心房、心室肌细胞，亦可在病理状态下（如心肌缺血、药物、电解质紊乱、儿茶酚胺增多等），可导致出现异常自律性。触发性活动是指一次正常动作电位后产生除极活动，亦称为后除极而产生持续性快速性心律失常。

2. 冲动传导异常

折返激动是心律失常中最常见的发生机制。产生折返应具备：①心脏两个以上部位的传导性与不应性不同，相互连结形成一个环；②其中一条通道发生单向传导阻滞；③另一通道传导缓慢，使原先发生阻滞的通道有足够时间恢复兴奋性；④原先阻滞的通道再次激动，从而完成一次折返激动。冲动在环内反复循环，产生持续而快速的心律失常。

冲动传导至某处心肌，如适逢生理性不应期，可形成生理性阻滞或干扰现象，传导障碍并非由于生理性不应期所致者，称为病理性传导阻滞。

二、心律失常的分类

（一）快速性心律失常

1. 窦性心律失常

1）窦性心动过速。

2）窦房结折返性心动过速。

2. 异位快速性心律失常

1）期前收缩

（1）房性期前收缩。

（2）交界性期前收缩。

（3）室性期前收缩。

2）心动过速

（1）房性心动过速：①自律性房性心动过速；②折返性房性心动过速；③紊乱性房性心动过速。

（2）交界性心动过速：①房室结折返性心动过速；②房室折返性心动过速；③非阵发性交界性心动过速。

（3）室性心动过速：①非持续性室性心动过速；②持续性室性心动过速；③尖端扭转型室性心动过速；④加速性心室自主节律。

3）扑动与颤动：①心房扑动；②心房颤动；③心室扑动；④心室颤动。

3. 房室间传导途径异常

预激综合征。

（二）缓慢性心律失常

1. 窦性缓慢性心律失常

①窦性心动过缓；②窦性心律不齐；③窦性停搏。

2. 传导阻滞

①窦房传导阻滞；②房内传导阻滞；③房室传导阻滞；④室内传导阻滞。

3. 逸搏与逸搏心律

1）逸搏：①房性逸搏；②房室交界性逸搏；③室性逸搏。

2）逸搏心律：①房性逸搏心律；②房室交界性逸搏心律；③室性逸搏心律。

三、心律失常的护理评估

目前，心律失常的诊断主要依靠心电图检查。临床上，有一部分患者可以通过询问病史及体格检查作出初步诊断，从而了解心律失常的存在、诱发因素、伴随症状等情况，必要时可选择 X 线检查、超声心动图、放射性核素扫描等。

（一）病史

心律失常的诊断应从采集详尽的病史入手。尽量让患者描述发生心悸等症状时的感受。病史通常能提供对诊断有用的线索：①心律失常的存在及其类型；②心律失常的诱发因素，如烟、酒、咖啡、运动及精神刺激等；③心律失常发作的频繁程度、起止方式；④心律失常对患者造成的影响。

（二）体格检查

除检查心率与节律外，某些心脏体征有助于心律失常的诊断。

（三）心电图

心电图是诊断心律失常最重要的无创检查手段。

（四）动态心电图

连续记录患者 24 小时的心电图，可发现心电图不易捕捉到的心律失常，并可了解与日常生活或工作的关系等。

（五）运动试验

患者在运动时出现心慌、心悸等症状，可做运动试验协助诊断。

（六）食管心电图

食管心电图能清晰地识别心房与心室电活动，有助于鉴别室上性与室性心动过速。应用电刺激诱发与终止心动过速，可协助诊断和评价疗效。

（七）临床心电生理检查

心腔内心电生理检查是将几根多电极导管经静脉和动脉插入，放置在心腔内右心房、右心室、希氏束、束支、房室旁路、冠状窦等不同部位记录局部电活动。确立心律失常及其类型的诊断，电刺激终止心动过速发作治疗，确定是否易于诱发室性心动过速、有发生心脏性猝死的危险等。

四、治疗

抗心律失常治疗的目的是减轻心律失常所致的症状，降低猝死率和病死率，延长患者的寿命。心律失常的治疗可分为病因治疗、药物治疗、机械及电治疗等方法。

（一）病因治疗

针对病因进行治疗，是抗心律失常治疗的基础。如纠正电解质紊乱，可使由于电解质紊乱所致的心律失常消失；积极治疗甲状腺功能亢进，可纠正甲状腺功能亢进所致的心律失常；焦虑、紧张引起的心律失常可经精神安慰、心理疏导而减轻。

（二）心律失常发作期治疗

根据心律失常的类型及其对血流动力学的影响，可选用相应的治疗措施。缓慢型心律失常伴阿—斯综合征者应静脉给予提高和维持心率的药物，无效时应进行心脏起搏治疗。快速型室上性心律失常（如阵发性室上性心动过速、心房扑动或心房颤动），可采用刺激迷走神经或药物控制心室率或转复为窦性心律；室性心动过速应及时选用药物或同步直流电复律以中止发作。期前收缩是最常见的心律失常，通常对血流动力学影响不重，在去除病因和诱因的同时，可选用相应的抗心律失常药物口服治疗。

（三）预防心律失常的复发

对一些病因暂时难以消除的心律失常，需采取适当的方法来预防复发或根治。如慢性三度房室传导阻滞和病窦综合征药物治疗无效时，应安置永久心脏起搏器治疗；反复发作的快速性心律失常可采用导管射频消融治疗；对猝死高危患者可置入自动复律—除颤—起搏器。需要长期口服抗心律失常药物的患者，应选用疗效肯定而不良反应相对较轻的药物，必要时进行临床电生理测定或进行药物浓度监测，以协助选择可靠的抗心律失常药物。

（弓洁）

第二节 窦性心律失常

窦性心动过速

窦性心动过速系指过于快速的窦性心律。

一、病因和发病机制

（一）病因

1. 生理性反应

生理性反应见于健康人运动、情绪紧张、饮酒、喝茶或咖啡时。·

2. 病理性改变

病理性改变见于发热、贫血、休克、心力衰竭、心肌炎、甲状腺功能亢进、缺氧等。

3. 药物作用

药物作用见于阿托品、氨茶碱、麻黄碱、异丙肾上腺素及肾上腺素等。

（二）发病机制

本病的产生主要和交感神经兴奋性增高或迷走神经张力降低有关。

二、护理评估

（一）临床表现

多有情绪激动及体力劳动或饮酒或浓茶史，少数有发热、感染、贫血、休克、缺氧、甲状腺功能亢进、心力衰竭等原发疾病史。

1. 症状

1）心动过速症状：可无症状或感心悸、不适、乏力等。

2）原发病症状：如心力衰竭、休克、甲状腺功能亢进的相关症状等。

2. 体征

1）心动过速体征：听诊时可见心率快，多在每分钟 101～160 次，心律规整，增快或减慢呈逐渐性变化。脉搏快速、规整。

2）原发病体征：由某些疾病引起者有原发病的体征，如心功能不全、休克的体征等。

（二）心电图检查

心电图符合窦性心律的上述特征，成人窦性心律的频率超过 100 次/分，为窦性心动过速。窦性心动过速通常逐渐开始和终止。频率大多在 100～150 次/分，偶有高达 200 次/分。刺激迷走神经可使其频率逐渐减慢，停止刺激后又加速至原先水平。

（三）诊断和鉴别诊断

1. 诊断

1）可有引起窦性心动过速的原发病，如休克、心功能不全、甲状腺功能亢进等，或有引起窦性心动过速的其他原因，如运动、情绪紧张、应用可使心率加快的药物等。

2）可有心悸等不适症状。

3）查体心率在 100 次/分以上，规整，增快和减慢呈逐渐性改变。

4）心电图 P 波呈窦性型，P 波频率 >100 次/分。

2. 鉴别诊断

当窦性心动过速的频率 >100 次/分时应与阵发性室上性心动过速等相鉴别。

三、治疗

主要是病因治疗。对症状较明显而顽固者，可酌情选用下列药物。①镇静剂：地西泮 2.5 mg 每日 3 次口服；②β 受体阻滞剂：用法见房性和房室交界性期前收缩。休克引起者禁用，心力衰竭引起者用药原则参阅"心力衰竭"。

窦性心动过缓

窦性心率小于 60 次/分，称为窦性心动过缓，常见于健康人，严重窦性心动过缓是病窦综合征的一个早期表现。

一、病因和发病机制

（一）病因

1. 生理性

运动员及长期坚持锻炼的人、重体力劳动者、老年人、睡眠时均可发生窦性心动过缓，属生理现象。

2. 病理性

1）心外性因素：如颅内高压、阻塞性黄疸、甲状腺功能减退、肠伤寒等。

2）心源性因素：如冠心病尤其是急性下壁心肌梗死的早期、病态窦房结综合征、心肌炎、心肌病等。

3）药物作用：β 受体阻滞剂、利血平、洋地黄制剂等。

4）电解质紊乱：如高钾血症等。

（二）发病机制

迷走神经张力过高或窦房结功能减退，均可导致窦性心动过缓的发生，前者如生理性窦性心动过缓，后者如病态窦房结综合征等。

二、护理评估

(一) 临床表现

1. 症状

一般无症状，因窦房结功能减退引起者由于心室率过于缓慢且心脏有器质性病变，导致心排血量减小，重要器官供血不足，尤其发生在老年患者可因动脉粥样硬化使得供血不足更为明显，可有乏力、头晕、胸闷，甚至发生晕厥、心绞痛或缺血性脑血管病发作。

2. 体征

心率每分钟 <60 次，多在每分钟 40～59 次，心律规则或轻度不齐，可见原发病体征。

(二) 心电图检查

符合窦性心律的心电图特征，且 PP 间期 >1.0 秒，即心律 <60 次/分。常伴有窦性心律不齐，即最长 PP 间期与最短 PP 间期相差 0.12 秒以上。

(三) 诊断和鉴别诊断

1. 诊断

可根据：①临床有引起窦性心动过缓的病因；②心率 <60 次/分；③心电图符合窦性心动过缓的特点。

2. 鉴别诊断

窦性心动过缓需与窦房阻滞 2:1 房室传导阻滞、房室交界区性心律等鉴别。2:1 窦房传导阻滞与窦性心动过缓心电图相似，如运动或注射阿托品后心率增加 1 倍，则 2:1 窦房传导阻滞的可能性较大。

三、治疗

多数患者只需针对原发疾病进行治疗。少数显著窦性心动过缓的患者可使用阿托品、异丙肾上腺素等药物治疗。病窦综合征所致的严重窦性心动过缓，如症状明显或有过阿—斯综合征发作者，应考虑安装人工心脏起搏器。

窦性心律不齐

窦性心律出现明显的快慢不均称为窦性心律不齐。常见于健康儿童和青少年。

一、病因

可分为呼吸性与非呼吸性窦性心律不齐。前者与迷走神经张力增高有关，后者较常见于心脏病患者，或与洋地黄类药物应用有关。

二、护理评估

（一）临床表现

无自觉不适，心脏听诊心率快慢稍不规则，吸气时心率加快，呼气时心率减慢，运动后或屏气时心律可转齐。

（二）心电图检查

心电图：窦性 P 波，PP 间期或 RR 间期长短不一，相差在 0.12 秒以上。

（三）诊断

根据病史、临床症状及上述心电图检查，诊断不难。

三、治疗

此种心律失常多为生理现象，一般情况下，不需特殊治疗。若伴有明显窦性心动过缓者，可用阿托品等增加心率以达到治疗目的。

窦性静止

窦房结在较长时间内不能形成冲动，因而不能激动心房或整个心脏，称为窦性静止，可以见到低位起搏点产生逸搏，取代窦房结发生冲动。

一、病因

（一）生理性

颈动脉窦过敏、咽部刺激、气管插管。

（二）病理性

窦房结损伤或退行性变等。

（三）药物作用

洋地黄、奎尼丁中毒及应用维拉帕米、β 受体阻滞剂等。

二、发病机制

由于迷走神经张力突然增高，窦房结暂时受到抑制或由于窦房结器质性病变所致。

三、护理评估

（一）临床表现

短时间窦性停搏可无症状或仅感心悸、乏力，长时间窦性停搏可出现眩晕、黑蒙、晕厥，甚至昏迷、抽搐。

（二）心电图检查

心电图示在一段较平常 PP 间期显著为长的时间内不见 P 波和 QRS 波群，而长的 PP 间期与基本的窦性 PP 间期之间无整倍数关系。窦性静止后的第一个心动可以是窦性或逸搏。

（三）诊断和鉴别诊断

1. 诊断

可根据：①临床有引起窦性静止的病因，如病态窦房结综合征等；②有头晕、晕厥、抽搐史，心脏听诊有长间歇；③心电图可确定诊断。

2. 鉴别诊断

窦性静止应与窦房传导阻滞、房性期前收缩未下传、房室传导阻滞相鉴别。仔细分析各自的心电图特征，鉴别并不困难。

四、治疗

治疗主要针对病因。如窦性静止频繁伴有明显症状，可用阿托品、异丙肾上腺素等治疗。对有过阿—斯综合征发作的患者应考虑装置心脏起搏器。

窦房传导阻滞

窦房传导阻滞（简称窦房阻滞）指窦房结冲动传导至心房时发生延缓或阻滞。迷走神经张力增高和颈动脉窦过敏、急性下壁心肌梗死、心肌病、洋地黄或奎尼丁中毒、高血钾等均可发生窦房传导阻滞。

窦房传导阻滞可分为三度。一度仅窦房传导时间延长，习用心电图无法诊断；三度则所有的窦性激动均不能传至心房，心电图无 P 波，其表现类似窦性停搏与窦—室传导。因此用心电图只能诊断二度窦房传导阻滞。二度窦房传导阻滞可分为Ⅱ型：①窦性心律中突然出现一个或数次 P 波及 QRS 波脱漏，间歇前后的 PP 间期是原有窦性心率的倍数。②文氏现象，窦房结冲动传入心房逐渐延长，直至不能激动心房和心室。心电图表现为 PP 间期逐渐缩短，最后出现一次长的 PP 间期。

窦房阻滞的临床表现、临床意义及治疗措施与病窦综合征相仿。

病态窦房结综合征

病态窦房结综合征（简称病窦综合征）是由窦房结病变导致功能减退，产生多种心律失常的综合表现。患者可在不同时间出现一种以上的心律失常。病窦综合征经常同时合并心房自律性异常和房室传导阻滞。

一、病因

最常见的病因为特发性（窦房结硬化—退行性变，原因不明），其次为冠心病。其他病因包括风湿性心脏病、心肌病、心肌炎或心包炎、先天性心脏病、外科手术损伤窦房结、高血压病、结缔组织病、淀粉样变性、进行性肌营养不良、恶性肿瘤、血色病及家族性窦房结病等。

二、发病机制

由于上述原因导致窦房结功能减退，窦房结的自律性下降，出现窦性心动过缓、窦性停搏、房室交界区逸搏；由于窦房结及其周围组织的病变使窦性冲动向心房传导障碍引起窦房阻滞；窦房结衰竭往往导致室上性心动过速、心房颤动的发生，引起心动过缓—心动过速综合征。

三、护理评估

（一）临床表现

1. 症状

起病隐匿。由于病变程度轻重不一，病情发展的快慢也有差异，但一般进展缓慢。主要临床表现是器官灌注量不足，乃心室率缓慢并可伴有反复发作的快速性心律失常，导致心排血量下降所致。受累的器官主要为心、脑、肾、脑血流减少引起头晕、乏力、反应迟钝等，严重者可引起阿—斯综合征反复发作。心脏供血不足可引起心悸、心绞痛、心功能不全，甚至心脏停搏。

2. 体征

1）过缓性心律失常：为病态窦房结综合征的最主要体征。主要表现为持续性、严重的心动过缓及不齐，窦性频率多 < 50 次/分，运动及药物不能使窦性心率增加到 90 次/分及以上。听诊还可发现长间歇（窦性停搏或窦房阻滞）。

2）过速性心律失常：常见有阵发性房性或房室交界性心动过速、心房扑动或心房颤动。

3）心动过缓—心动过速：即过缓性心律失常和过速性心律失常交替出现，形成所谓慢快综合征。过速的心律常为阵发性室上性心动过速，当快速的心率转变为缓慢的心率时心电图常可记录到较长的窦性停搏，患者可有头晕、晕厥等。

（二）实验室及其他检查

1. 心电图检查

持续性、严重的窦性心动过缓，心率多为每分钟 40 ~ 50 次。严重的心动过缓与室上性心动过速、心房颤动或扑动交替发生，即心动过缓—心动过速综合征。窦性停搏、窦房阻滞、房室交界性心律。

2. 运动试验

半分钟内做下蹲动作 15 次，心率每分钟 < 90 次。奔走或在双倍二级梯运动试验时心率每分钟 < 90 次，或出现频繁窦房阻滞、逸搏心律时为阳性。

3. 阿托品试验和异丙肾上腺素试验

为排除自主神经张力改变的影响，静脉注射阿托品 1 ~ 2 mg 和静脉推注或滴注异丙肾上腺素 1 ~ 2 μg，若注射后心率每分钟 < 90 次为阳性。

4. 心房调搏试验

一般将心房率调搏至每分钟 120 ~ 140 次，持续 2 ~ 4 分钟，然后测定超速抑制后的窦房恢复时间，正常值为 800 ~ 900 毫秒，当窦房结恢复时间延至 ≥ 2 000 毫秒时为阳性。

（三）诊断和鉴别诊断

1. 诊断标准

1）严重而持久的窦性心动过缓伴眩晕、黑蒙、昏厥者。

2）窦性静止或窦房阻滞伴昏厥或阿—斯综合征发作者。

3）心房颤动电复律后出现窦性静止、长间歇交接外逸搏心律。

4）窦性心动过缓与心房颤动、心房扑动或阵发性室上性心动过速交替发作，构成慢性综合征者。

5）窦房结功能低于指标：①动态心电图监护最慢心率每分钟＜40次；②阿托品试验最快心率每分钟＜90次；③阿托品、普萘洛尔试验，窦房结固有心率每分钟＜80次；④窦房结恢复时间（SNRT）≥2 000毫秒；⑤窦房结传导时间（SACT）≥160毫秒。

2. 鉴别诊断

窦性心动过缓、窦房传导阻滞、窦性停搏亦由下述情况引起，一般不诊断为病窦综合征，应注意鉴别。

1）药物：洋地黄、β受体阻滞剂、奎尼丁、维拉帕米等。

2）自主神经功能紊乱。

3）排尿性晕厥、黄疸、血钾过高、甲状腺功能减退、神经系统疾病引起颅内压增高。

4）对迷走神经的局部刺激（机械性刺激如颈动脉窦过敏、局部炎症、肿瘤等刺激），或其他原因引起的迷走神经功能亢进。

四、治疗

（一）病因治疗

如为冠心病、心肌病、心肌炎、全身性红斑性狼疮等引起者，宜积极治疗原发病。

（二）药物治疗

在心率较慢症状明显时，应提高基础心率，减少快速心律失常，预防阿—斯综合征发作。

1. 阿托品

阿托品为抗胆碱能药物，可解除迷走神经对心脏的抑制作用，加快心率。用法：0.5 mg加入葡萄糖20 ml静注，以1~2 mg加入5%葡萄糖500 ml内静滴；也可0.3~0.6 g，3~4次/日，口服。不良反应：口干、眩晕、皮肤潮红、烦躁、谵语等。因可致瞳孔散大、眼压增高，故青光眼患者禁用。

2. 沙丁胺醇

沙丁胺醇为β受体激动剂，能加快心率。用法：2.4~4.8 mg，3~4次/日，口服，也可喷雾吸入。不良反应：恶心、头痛、肌肉震颤、心悸、血压升高、心动过速。心力衰竭患者不用。不可与普萘洛尔等β受体阻滞剂同用，以防对抗药效。

3. 烟酰胺

烟酰胺能加快心率，用法：600~1 200 mg/日，分次口服。作用较弱，用于轻症患者。不良反应：皮肤热感、瘙痒，无须处理。

4. 地塞米松

抗炎，抗过敏，减少炎症渗出，并提高窦房结功能，使已经变慢的心律增快，用于危重患者。用法：5~10 mg 加入葡萄糖 10 ml 内静注；或 10~20 mg 加入 5% 葡萄糖 500 ml 内静滴；也可 0.75~1.5 mg，3~4 次/日，口服。不良反应较多。高血压病、溃疡病、出血性疾病、糖尿病等患者不用。

5. 硝苯地平

有研究报告，硝苯地平用于病窦患者可改善窦房结功能，尤对合并高血压患者适宜。每次 10~20mg，每日 3 次口服。

6. 溴丙胺太林

溴丙胺太林 15~30 mg，每日 3 次。

7. 麻黄碱

麻黄碱 25 mg，每日 3 次。

8. 间羟异丙肾上腺素

间羟异丙肾上腺素 10 mg，每日 3 次。

9. 氨茶碱

氨茶碱 25 mg 加入葡萄糖液 300 ml 内静滴，每日 1 次，平均 30 天为一疗程。多数患者心率增加，症状改善。

对出现快速心律失常，不宜使用奎尼丁、普鲁卡因胺、普萘洛尔、维拉帕米等心肌抑制药物，因可致严重心动过缓。必要时在保护性人工心脏起搏下用药物或电转复治疗。

（三）电击复律

①室性心动过速用药物治疗无效而危及生命时可应用。②阵发性室上性心动过速用药物治疗无效可考虑应用。③曾有窦性心动过缓或窦房阻滞的心房颤动患者。在安置心脏起搏器情况下可考虑应用，否则禁用电击复律，因有发生窦房阻滞、窦性停搏的危险。

（四）心脏起搏器治疗

1. 安装临时起搏器指征

1）急性心肌炎合并病窦综合征，合并有晕厥先兆或阿—斯综合征。

2）急性心肌梗死合并病窦综合征，临床上有症状。

3）药物中毒或电解质紊乱引起的窦房结暂时性的功能障碍。

以上三者均是在药物治疗不满意或用药有禁忌的情况下安装临时起搏器。

2. 安装永久起搏器指征

1）慢性病窦综合征合并阿—斯综合征发作或有明显晕厥先兆症状者。

2）病窦综合征因心动过缓伴心衰或心绞痛发作者。

3）慢快综合征伴有阿—斯综合征或晕厥先兆者。

4）慢性病窦综合征合并二度Ⅱ型以上房室传导阻滞伴有阿—斯综合征或有晕厥先兆者。

对安装起搏器后仍发作快速异位心律者，可用利多卡因、美西律等药物；对合并心衰者可用洋地黄治疗。近年来应用多功能程序控制式起搏器，可在体外进行多功能调整。亦可用程序自动扫描复律器，是目前治疗心动过缓—心动过速综合征最为理想的手段之一。

（五）防治并发症

1. 心力衰竭

宜首先试用利尿剂和（或）血管扩张剂，不可滥用洋地黄，如必须使用时，最好安置心脏起搏器。

2. 脑栓塞

病窦时快速型心律失常易造成心房血液淤滞，形成附壁血栓，血栓脱落后形成脑栓塞。此时可酌用抗凝疗法。

3. 心源性休克

在原发病及药物治疗的基础上进一步采取相应的抗休克治疗。

（弓洁）

第三节　房性心律失常

房性期前收缩

房性期前收缩是起源于窦房结以外任何部位的期前收缩，可见于正常人，且随年龄的增长而增加。正常人房性期前收缩发生率在 60% 以上。各种器质性心脏病是引起房性期前收缩的另一常见原因。

一、病因

房性期前收缩可发生在正常人、心脏或心外疾病患者。

1. 正常 24 小时长程心电图中检出率为 60%。烟酒、咖啡、情绪激动可作为诱因。

2. 心源性：各种器质性心脏病患者均可发生房性期前收缩。

3. 非心源性：心外感染，尤其是呼吸道疾患、甲状腺功能亢进以及拟交感药物亦可诱发。

二、护理评估

（一）临床表现

1. 症状

可无症状或主诉心悸、漏搏。

2. 体征

可发现在基本心律间夹有提前搏动，其后有一较长间歇。期前收缩的 S_1 可增强，S_2 减弱。期前收缩的脉搏减弱或消失，形成漏脉，这是由于心室充盈和搏出量减少的结果。

（二）心电图检查

①P 波提早出现，其形态不同于窦性 P 波；②PR 间期 >0.12 秒；③QRS 波群与基本心律的 QRS 波群形态相似；④若房性期前收缩发生太早，可出现 PR 间期延长，或 QRS 波群变形（室内差异传导），或房性 P 波后无 QRS 波群（阻滞型房性期前收缩）；⑤期前收缩后有较长间歇，但其前后两个窦性 P 波的距离常较两个正常窦性心动周期为短，形成不完全性代偿间歇。

三、治疗

房性期前收缩通常无须治疗。当有明显症状或因房性期前收缩触发室上性心动过速时，应给予治疗。吸烟、饮酒与咖啡均可诱发房性期前收缩，应劝导患者戒除或减量。治疗药物包括镇静药、β 受体阻滞剂等，亦可选用洋地黄或钙通道阻滞剂。

房 性 心 动 过 速

房性心动过速简称房速。根据发生机制与心电图表现的不同，可分为自律性房性心动过速、折返性房性心动过速与紊乱性房性心动过速三种。

一、病因

（一）自律性房性心动过速

大多数伴有房室传导阻滞的阵发性房性心动过速因自律性增高引起。心肌梗死、慢性肺部疾病、大量饮酒以及各种代谢障碍均为致病原因。洋地黄中毒在低血钾，甚至正常血钾情况下亦易发生这种心律失常。

（二）折返性房性心动过速

本型少见，折返发生于手术瘢痕、解剖缺陷的邻近部位。

（三）紊乱性房性心动过速

本型亦称多源性房性心动过速。常发生于患慢性阻塞性肺疾病或充血性心力衰竭的老年人，亦见于洋地黄中毒与低血钾患者。

二、护理评估

（一）心电图检查

房性心动过速相当于 3 个或 3 个以上的房性期前收缩。

1. 心率多在 160 ~ 220 次/分，PR 间期绝对规则。

2. 房性 P 波，可与前面的 T 波重叠，无法辨认。

3. QRS 波群形态与正常窦性心律相似。

4. ST 段可下移，T 波可低平或倒置。

（二）诊断

主要依靠常规心电图、24 小时动态心电图和（或）运动试验记录到自发或诱发的房性心动过速，即可确诊。既往发作病史、特点等可有助于本病的诊断。进一步体检、X 线、超声心动图等可作出有无器质性心脏病的诊断。

三、治疗

（一）自律性房性心动过速

心室率在 140 次/分以上、由洋地黄中毒所致、临床上有严重充血性心力衰竭或休克征象，应进行紧急治疗。其处理方法如下：

1. 洋地黄引起者

①立即停用洋地黄；②如血钾不升高，首选氯化钾口服（半小时内服完 5 g，如仍未恢复窦性心律，2 小时后再口服 2.5 g）或静脉滴注氯化钾（2 g 溶于 5% 葡萄糖液 500 ml 内，2 小时滴完），同时进行心电图监测，以避免出现高血钾（T 波高尖）；③已有高血钾或不能应用氯化钾者，可选用利多卡因、普萘洛尔、苯妥英钠（大仑丁）。心室率不快者，仅需停用洋地黄。

2. 非洋地黄引起者

①洋地黄、β 受体阻滞剂、钙通道阻滞剂可用于减慢心室率；②如未能转复窦性心律，可加用 I A、I C 或 Ⅲ 类抗心律失常药；③药物治疗无效时，亦可考虑做射频消融。

（二）折返性房性心动过速

参照阵发性室上性心动过速。

（三）紊乱性房性心动过速

治疗应针对原发疾病。肺部疾病患者应给予充足供氧、控制感染，停用氨茶碱、去甲肾上腺素、异丙肾上腺素、麻黄碱等药物。维拉帕米与胺碘酮可能有效。补充钾盐与镁盐可抑制心动过速发作。

心房扑动

心房扑动（AF）简称房扑。多为阵发性，每次发作历时数分钟至数小时，有不稳定的倾向，可恢复至窦性心律或发展为心房颤动。少数为持续性，可持续数月或数年。

一、病因

1. 阵发性房扑可发生于无器质性心脏病者。

2. 持续性房扑大多发生在各种器质性心脏病，其中最主要病因是风湿性心脏病（二尖瓣狭窄）与冠心病。心外病因包括甲状腺功能亢进、洋地黄等药物过量及乙醇中毒等。

二、护理评估

（一）临床表现

房扑往往有不稳定的倾向，可恢复窦性心律或进展为心房颤动，但亦可持续数月或数年。按摩颈动脉窦能突然成比例减慢房扑的心室率，停止按摩后又恢复至原先心室率水平。令患者运动、施行增加交感神经张力或降低迷走神经张力的方法，可促进房室传导，使房扑的心室率成倍数加速。

心房扑动的心室率不快时，患者可无症状。房扑伴有极快的心室率，可诱发心绞痛与充血性心力衰竭。体格检查可见快速的颈静脉扑动。当房室传导比率发生变动时，第一心音强度亦随之变化。有时能听到心房音。

（二）心电图表现

1. P波消失，代以形态、间距及振幅绝对整齐、呈锯齿样的房扑波（F波），频率250～350次/分。

2. 常见房室传导比例为2∶1，经治疗可呈3∶1或4∶1。房室传导比例不固定者心室率不规则。呈1∶1与2∶1传导者，注意与室上性心动过速相鉴别。

3. QRS形态与窦性相同，也可有室内差异性传导。

三、治疗

1. 心室率快时静注毛花苷C，首次0.4～0.6 mg，以后每间隔3小时可重复0.2 mg，第一天总量可达1.2 mg。在此过程中，心律可能转为窦性或先变为心房颤动再转为窦性。

2. 同步直流电复律效果良好。对预激综合征伴心房扑动，或伴明显血流动力学障碍者首选。所需能量较小，50～100 J即可。

3. 口服奎尼丁、胺碘酮有较好复律作用。复律后维持应用奎尼丁、胺碘酮等预防复发。

4. 心房扑动不能转复者，可长期口服地高辛或并用维拉帕米、β受体阻滞剂控制心室率。

5. Ⅰ型心房扑动可行导管射频消融术。

心房颤动

心房颤动（简称房颤），是心房各部分发生极快而细的乱颤，每分钟350～600次，心室仅能部分接受由心房传下的冲动，故心室率常在每分钟110～160次，且快而不规则。临床上也有阵发性和持久性两种之分。

一、病因

1. 多见于器质性心脏病，心脏瓣膜病（二尖瓣狭窄最多见）、冠心病、高血压性心脏病是常见的病因。此外，亦见于心肌病、心包疾病、预激综合征等。

2. 非心源性病因，如甲亢、肺部疾患、急性乙醇中毒、电解质紊乱等亦可为其潜在的病因。对于某些易感人群，自主神经系统通过迷走或交感张力的增加可触发房颤，称为神经源性房颤，按其发病特点分别称为迷走性或肾上腺素性房颤。

3. 临床上30%的房颤患者未能发现器质性病变基础，称为孤立性或特发性房颤，发生原因不明。

二、护理评估

（一）临床表现

常有心悸、气急、胸闷、自觉心跳不规则，可伴有心功能不全征象。原有窦性心律心脏病患者，突然发生房颤有时可诱发心力衰竭，而长期房颤者在心脏内易形成血栓，一旦血栓脱落可产生相应脏器栓塞现象。

心率一般在每分钟100～160次，心音强弱不一，心律绝对不规则，脉搏短绌。此外，可有原发性心脏病的相应症状及体征。

（二）心电图检查

心电图特征：

1. P波消失，代之以大小不等形态各异的颤动波（f波），每分钟350～600次，在Ⅱ、Ⅲ、V₁导联较明显。

2. QRS波群呈不规则，一般心室率常在每分钟90～130次。

三、治疗

（一）控制心室率

1. 紧急处理

初发房颤未经药物治疗心室率显著快者，或原有房颤心室率突然增快者，或重度二尖瓣狭窄合并快速房颤者，均需紧急处理。首选毛花苷C 0.4 mg加10%葡萄糖20 ml缓慢静脉注射，2小时后如效果不满意可再用0.2～0.4 mg，使心室率控制在100次/分以下，部分阵发性房颤患者有可能转复为窦性心律。无心功能不全时，亦可选用维拉帕米或β受体阻滞剂静脉注射。预激综合征合并快速房颤者禁用洋地黄。

2. 慢性房颤治疗

对慢性房颤不宜转复心律的患者，需长期服药控制房颤心室率。要求是安静时维持心室率在70次/分左右，轻度活动后不超过90次/分。常用地高辛0.25 mg，每日1次口服。无心功能不全者，亦可选用维拉帕米或β受体阻滞剂口服，或与地高辛合用。有报道，维拉帕米不仅能控制安静时心室率，而且也能满足控制活动时的心室率。应用地高辛不能控制活动后心室率者，可改用维拉帕米治疗。

（二）转复心律

及时使房颤转复为窦性心律，不但可增加心排血量，且可防止心房内血栓形成和栓塞现象。

1. 复律指征

1）房颤持续时间在1年以内且心脏扩大不显著，左房内径＜45 mm，无严重心脏病损者。

2）基本病因去除后房颤持续存在，如二尖瓣病变手术后、甲状腺功能亢进等。

3）有动脉栓塞史者。

4）房颤伴肥厚型心肌病。

2. 禁忌证

1）房颤伴有低血钾者。

2）房颤伴有完全性房室传导阻滞，心室率极慢。

3）肺源性心肺病由于缺氧、高碳酸血症及酸碱平衡紊乱而致的房颤。

3. 转复方法

转复方法包括药物转复与电转复。

1）药物复律：用于房颤复律的药物包括ⅠA（如奎尼丁）、ⅠC（如普罗帕酮）和Ⅲ类（如胺碘酮、索他洛尔）等抗心律失常药物，它们主要作用于心房，延长心房不应期或减慢心房内传导。无器质性心脏病的房颤患者，口服或静脉应用普罗帕酮比较安全和有效，但对有缺血性心脏病或充血性心衰患者应避免应用。如有心功能不全，首选Ⅲ类药物中的胺碘酮。

用药方法：

（1）普罗帕酮：口服 450~600 mg（10 mg/kg），首次给半量，1 小时后再给半量的 1/2，以后每天 10 mg/kg 分 3 次服用，共 4 天；静脉应用时 1.5~2.0 mg/kg，静脉推注 10 分钟，继之 0.007 mg/（kg·min）静脉滴注，不超过 2 小时。

（2）胺碘酮：口服 0.2 g，每日 3 次，5~7 天部分患者可转复，继之 0.2 g 每天 2 次，5 天后每天 0.2 g 维持；静脉应用时 5~7 mg/kg，持续 30~60 分钟，然后 15 mg/kg，1 天内静脉滴注。

2）直流电复律：适用于房颤伴血流动力学恶化以及药物复律无效者。体外电复律前后位复律成功率高于前侧位，起始能量 100~150 J 为宜，不成功时用 200 J 再次复律。心内电复律以右房为负极，冠状窦或左肺动脉为正极，能量不大于 20 J 为宜。

（三）抗凝治疗

房颤不论是否伴二尖瓣狭窄均易致动脉栓塞，尤为脑栓塞。常见于房颤发生初期数日至数周以及转复后，故应使用活血化瘀的药物减少血液黏滞度，如阿司匹林 50~300 mg，每日 1 次口服。如果发生了动脉栓塞，急性期可以滴注肝素，恢复期常用醋硝香豆素或华法林等药物口服，使凝血酶原时间延长至对照值的 2 倍。

（弓洁）

第四节　房室交界区性心律失常

房室交界区性期前收缩

房室交界区性期前收缩简称交界性期前收缩。临床较少见，冲动起源于房室交界区，因为房室结本身不具有自律性。其心电图特征是：①提前出现的 QRS 波群与窦性者相同或因室内差异性传导而变形。②逆行性 P'波（ Ⅱ、Ⅲ、aVF 倒置，aVR 直立）。心电图表现有三种可能：①位于 QRS 波群之前，但 P'R 间期 <0.12 秒。②位于 QRS 波群之后，但 RP'间期 <0.20 秒。③埋于 QRS 波群之中，而无逆行性 P'波。逆行性 P'波出现的部位，与期前收缩冲动的逆向传导速度有关。④多数为完全性代偿间歇。

房室交界区性期前收缩通常无须治疗。

阵发性室上性心动过速

阵发性室上性心动过速（PSVT）是指起源于希氏束分叉以上部位的心动过速和房室折返性心动过速的总称，简称室上速。它是短暂或持续发作的快速而基本规则的异位心律，其发作与终止大多突然。大部分室上速由折返机制引起，包括心房、房室交界区和由房室旁路逆行传导的房室折返性心动过速。其中房室结折返性心动过速和房室折返性心动过速占室上速的90％以上，以房室折返性心动过速最常见。

一、病因

（一）功能性原因

常见于无明显心脏病的青年人，发作常与情绪激动，过度疲劳，烟酒过量，喝浓茶、咖啡有关。

（二）器质性心脏病

如风湿性心脏病、冠心病、高血压心脏病、肺心病、心肌病、甲状腺功能亢进性心脏病等；还常并发于预激综合征。

（三）其他原因

如低钾血症、洋地黄中毒、心导管检查与心脏手术。

二、护理评估

（一）临床表现

1. 症状

1）绝大多数患者可有自觉突然发生快速心跳，出现心慌，并又可突然停止，心慌消失。

2）若有器质性心脏血管病或心功能不全者，可发生心衰、休克，甚至死亡。风湿性心脏病左房室瓣狭窄可引起急性肺水肿，冠心病可引起心绞痛甚至心肌梗死。

3）部分患者室上速发作时出现多尿，这与心房肽分泌过多有关。

2. 体征

1）心率快，150～250 次/分，心律整齐，第一心音强且固定不变。脉搏细速。

2）心率过快，心室舒张不充分，由于心搏出量减少可以使血压下降，心脏原有杂音可因心动过速而减弱或消失。

3）房室结折返性心动过速可以房室同时收缩，颈静脉可出现有规律的"炮波"，房性心动过速时心房可能在右房室瓣开放前收缩，也可出现"炮波"。

（二）心电图检查

1. 心率 150～250 次/分，节律规则。

2. QRS 波群形态与时限均正常，但发生室内差异性传导或原来存在束支传导阻滞时，QRS 波群形态异常。

3. P 波为逆行型（Ⅱ、Ⅲ、aVF 导联倒置），常埋藏于 QRS 波群内或位于其终末部分，P 波与 QRS 波群保持恒定关系。

4. 起始突然，通常由一个房性期前收缩触发，下传的 PR 间期显著延长，随之引起心动过速发作。

三、治疗

（一）一般治疗

症状轻者，仅需休息有时可自行恢复窦律，严重者卧床休息、吸氧、镇静及心电监护、去除病因、避免诱发因素。

（二）刺激迷走神经

1. 压迫舌根法

用压舌根刺激悬雍垂，诱发恶心、呕吐。

2. Valsalva 法

深吸气后屏气，再用力做呼气动作；或 Müller 法：深呼气后屏气，再用力做吸气动作。

3. 颈动脉窦按摩

如颈动脉听诊有杂音，不宜按摩。患者取仰卧位，先按摩右侧，无效再按摩左侧，不可两侧同时按摩。每次每侧按摩 10 秒钟，可同时做 Valsalva 动作。

4. 压迫眼球

患者取仰卧位，闭眼并向下看，用拇指在一侧眶下适度压迫眼球上部，每次 10 秒钟。有青光眼或高度近视者忌用。

5. 潜水反射

让患者取坐位，面前放一盆冷水（5℃以下），嘱患者深吸一口气，立即将面部浸入冷水盆中，持续 30 秒钟以上，无效可重复 1 次。有效率可达 80%。

6. 直肠按摩法

患者取膝胸卧位，用带有指套的手指插入肛门左右按摩至复律。

7. 腹部加压法

患者深吸气后屏气，双手交错压在下腹部主动脉搏动处，下肢微屈弯腰成 90° 以上，屏气 15～20 秒钟，一次未成功，可重复应用。终止本病成功率为 72%。

8. 心前区捶击法

嘱患者平卧位，术者左手掌紧贴患者心前区，右手握拳以尺侧用较强力捶击左手背，其终止本病成功率为 72.7%。

9. 清洁灌肠法

对阵发性室上性心动过速患者给予清洁灌肠，保留灌肠液 15 分钟，然后让患者胸膝蹬位，用腹肌收缩压力排出灌肠液，可终止本病。还可重复应用，成功率高，比较安全。

（三）药物疗法

1. 新斯的明

新斯的明为兴奋迷走神经剂，每次0.5～1 mg，皮下或肌内注射，必要时半小时后可重复 1 次，一般 20 分钟左右可起效。有休克、支气管哮喘者禁用。

2. 洋地黄

洋地黄对伴有心力衰竭者可首先应用，不伴心力衰竭者亦可使用。首次毛花苷 C0.4 mg 加入 50% 葡萄糖液 20 ml 内，缓慢静脉注射，1～2 小时仍无效，可重复使用 0.2～0.4 mg，多数患者用量到 1.2 mg 左右心动过速即告终止。

3. 升压药物

通过血压升高反射性兴奋迷走神经，使心动过速终止。如伴有低血压则更为适用。可选用新福林 0.5～1 mg 或甲氧明 10～20 mg，稀释后缓慢静注或快速滴注。用药过程中，连续观测血压的升幅及心脏情况，收缩压不超过 180 mmHg 为好；在升压过程中，一旦心动过速终止，即应停止注药，但仍要继续观察血压的升高，待血压升高达顶峰而开始回降后，方可放宽观察血压时间，以防止血压过高出现意外，有高血压及器质性心脏病者不宜使用。

4. β 受体阻滞剂

普萘洛尔 10～30 mg，每日 3～4 次，或 1～3 mg 加入 25% 葡萄糖液 40 ml 中，于 5～10分钟缓慢静注。也可用阿普洛尔 5 mg 加入 25% 葡萄糖液 20 ml 中，缓慢静注。但有支气管哮喘及心衰较严重者禁用。还可选用安他唑啉 5 mg 溶于 25% 葡萄糖液 20 ml 中，于 5 分钟内缓慢静注，同时听心率。选择性 β₁ 受体阻滞剂（美托洛尔、阿替洛尔等），具有选择性作用心脏，不引起支气管痉挛的良好效果。

5. 维拉帕米

心功能较好的室上速患者，常首选维拉帕米静注。开始以 5 mg 在 3 分钟内静脉推注，多在几分钟内见效。如无效还可在 10 分钟后重复给 5 mg，绝大多数室上速可被终止。

6. 胺碘酮

胺碘酮是终止房室结折返及旁路折返性室上速的较有效药物。一般 3 ~ 7 mg/kg 静滴给药。但以不超过 5 mg/kg，日量 150 ~ 300 mg 为宜；必要时分次静注。每次用量 ≤ 150 mg，稀释于生理盐水 20 ml 中，15 分钟内缓慢静注，15 分钟内不可重复给药。常有低血压、传导阻滞、休克等不良反应，剂量过大尤为显著。对心脏明显增大，严重心脏病变者禁用。

7. 普罗帕酮

普罗帕酮 70 mg 加入 5% 葡萄糖 40 ml 中缓慢静推（时间 > 5 分钟），如无效，20 分钟后可重复应用，总量不超过 350 mg。

8. ATP

ATP 具有强烈的迷走神经兴奋作用，作用时间极短暂，一般不超过 10 秒，但足以终止心动过速。适合于无窦房结功能障碍者。方法：10 ~ 15 mg 静注，首剂无效可 2 分钟后即刻注射第二剂，单次剂量不宜超过 30 mg。

9. 苯妥英钠和钾盐

苯妥英钠和钾盐对洋地黄毒性反应引起的室上性阵速有较高的疗效。苯妥英钠 100 ~ 250 mg 稀释于注射用水 20 ml 中，静脉注射，必要时 2 ~ 3 小时可重复 1 次，一般疗效迅速，见效后可用 100 mg 口服，每日 3 次维持。钾盐可用氯化钾稀释成 0.4% ~ 0.6% 溶液，静脉滴注，在心电图密切观察下，直至发作中止，一次量不应超过 2 g。

10. 其他药物

1）奎尼丁：0.2 ~ 0.4 g，每 2 小时 1 次共 5 次。

2）丙吡胺：2 mg/kg 缓慢静脉注射。

3）安他唑啉：100 mg，缓慢静脉注射。

4）阿义马林：50 mg，缓慢静脉注射。

5）氟卡尼：2 mg/kg，缓慢静脉注射。

6）难治性室上性心动过速可试用利多卡因、美西律、硫酸镁和甲巯咪唑等治疗。

（四）电复律

抗心律失常药物不能终止室上速时，也可考虑经静脉用心室临时起搏术或经食管心房调搏超速抑制的方法终止室上速。对于有严重血流动力学障碍的患者，还可采用直流电同步电复律。

（五）预防发作

首先应避免诱发本病的各种因素，积极治疗原发病。其次选用维拉帕米每日 120 ~ 480 mg，分 3 ~ 4 次口服；或口服胺碘酮 200 mg，每日 1 ~ 3 次。也可选用地高辛、普萘洛尔或普鲁卡因胺。

（弓洁）

第五节 室性心律失常

室性期前收缩

室性期前收缩，这是一种最常见的心律失常。

一、病因

正常人与各种心脏病患者均可发生室性期前收缩。正常人发生室性期前收缩的机会随年龄的增长而增加。心肌炎、缺血、缺氧、麻醉和手术等均可使心肌受到机械、电、化学性刺激而发生室性期前收缩。洋地黄、奎尼丁、三环类抗抑郁药中毒发生严重心律失常之前常先有室性期前收缩出现。电解质紊乱（低钾、低镁等）、精神不安以及过量烟、酒、咖啡亦能诱发室性期前收缩。

室性期前收缩常见于冠心病、心肌病、风湿性心脏病与二尖瓣脱垂患者。

二、护理评估

（一）临床表现

轻者可无症状，期前收缩多时，出现心悸。心脏听诊可闻及突然提前出现的搏动，期前收缩的第一心音较响，第二心音微弱或听不到。

（二）心电图检查

1. 提前出现的 QRS - T 波群，其形态宽大（≥0.12 秒）畸形。

2. 室性期前收缩之前无提前发生的 P 波。

3. 室性期前收缩之后常伴有完全性代偿间歇。

4. 可呈多源性、多形性或联律出现。

三、治疗

治疗原则：治疗及去除引起期前收缩的病因及诱因。对器质性心脏病、偶发或不影响心排血量的期前收缩一般不需特殊治疗。频发的、症状明显或伴有器质性心脏病，尤其是急性心肌缺血（心绞痛、急性心肌梗死）时出现频发的、多源性、成对的室性期前收缩、R - on - T 型室性期前收缩（室性期前收缩落在前一心动周期的 T 波上），必须积极治疗，以防导致室性心动过速、心室颤动而猝死。

（一）病因治疗

积极治疗原发病并去除病因，对治疗室性期前收缩，尤其是难治性室性期前收缩非常重要。如冠心病应改善冠状动脉供血；风湿性心肌炎应控制风湿活动；低钾或低镁时应补充钾镁；心衰应纠正。但是，病因治疗并不一定能完全控制室性期前收缩的发生，尚需酌情选用治疗室性期前收缩的药物。

（二）药物治疗

1. 紧急处理

各种原因引起的频发、多源或连发以及 R－on－T 现象的室性期前收缩均需紧急处理。

1）利多卡因：适用于频发室性期前收缩，包括发生于急性心肌梗死和洋地黄中毒时。用 50～100 mg 加入葡萄糖液 400 ml 内，于 1～2 分钟静脉注射完，一般于注射后半分钟见效，若 10 分钟无效，可再注射 50 mg，或直到室性期前收缩得以控制，总量不超过 300 mg，期前收缩控制后，以利多卡因 100 mg 加入 5% 葡萄糖液 100 ml 内静脉滴注，每分钟滴入 1～3 mg，以预防复发，必要时维持 2～3 天。

2）美西律：对室性期前收缩，经其他药物治疗无效时该药可以奏效，先静脉推注 100 mg，再以 200～400 mg 加入 5% 葡萄糖液 500 ml 中静滴，或口服 0.2 g，每日 3 次，以后改为维持量 0.1 g，每日 3 次。不良反应有颤抖、眼球震颤、复视头晕、构音障碍、感觉异常、共济失调、精神错乱、消化道症状等。

3）普罗帕酮：对各类期前收缩均有效，对冠心病、高血压并发的期前收缩有较好的疗效。70 mg 加入 50% 葡萄糖 20 ml 中，静脉缓慢注射，10 分钟注完，若无效 20 分钟后可重复 1 次，累计量不超过 350mg。

4）普鲁卡因胺：可用于频发室性期前收缩，但忌用于有心力衰竭、房室传导阻滞、严重肝肾功能损害患者。100 mg 加入 50% 葡萄糖液 20 ml 中，每 5～10 分钟静注 1 次，总量不超过 1 g；或 300～800 mg 加入 5%～10% 葡萄糖液 100 ml 中，以每分钟 10～15 mg 速度静滴，维持量每分钟 1～4 mg。

5）丙吡胺：50～100 mg 加入 50% 葡萄糖液 20 ml 中静脉缓注，5～10 分钟注完，或 100～200 mg 加入 5%～10% 葡萄糖液 500 ml 中静滴，速度为每小时 20～30 mg。但静脉用药不良反应大，多不提倡静脉用药。可 100～200 mg，每 6～8 小时 1 次口服。最大剂量不超过每日 800 mg。

6）阿普林定：对房性、室性期前收缩均有效。静脉推注 100 mg 后，再以 200 mg 加入 5% 葡萄糖 500 ml 中静滴，或口服 50 mg，每日 3 次，待期前收缩减少后，改为 50 mg，每日 1～2 次。服药期间密切注意神经副反应，必要时可同时口服地西泮及维生素 B_6 等。

7）其他药物：苯妥英钠对洋地黄中毒所致的亚急性室性期前收缩均能起到较好的疗效。硫酸镁静脉滴注对顽固性室性期前收缩也是重要手段之一。对心功能不全引起的室性期前收缩，而又未用过洋地黄者，用毛花苷 C 0.4 mg 加入 5% 葡萄糖液 20 ml 中静注，口服地高辛 0.25 mg，每日 1 次。

2. 非紧急处理

1）美西律：100～200 mg，每日 3 次口服。

2）普罗帕酮：100～200 mg，每日 3 次口服，病情稳定后可服维持量 100～150 mg，每日 2 次。

3）胺碘酮：口服 0.2 g，每日 3 次，待奏效后逐渐减至 0.2 g，每日 1 次维持。也可静脉使用，年老者始以小剂量口服。应经常复查心电图、注意 QT 间期，检查角膜有无微粒沉淀或甲状腺功能改变以及肝、肾、肺功能等。有显著心动过缓及房室传导阻滞（AVB）者慎用。

4）室安卡因：口服 0.4 g，每 8 小时 1 次，最大剂量为 0.8 g，每日 3 次。可有眩晕、震颤、头痛、视听觉改变、出汗、面部潮热、感觉异常、皮疹等不良反应。

5）常咯啉：适用于顽固性、难治性室性期前收缩。口服 0.2 g，每日 3 次。或以 500 mg 加入 5% 葡萄糖 500 ml 中静滴。不良反应有头晕、乏力、胃肠不适、皮疹、发热、视力改变、一过性谷丙转氨酶增高或白细胞减少等。

6）氟卡胺：每日 200 ~ 600 mg，分 3 次口服。

7）恩卡胺：每日 100 ~ 240 mg，分 3 次口服。

8）维拉帕米：冠状动脉痉挛引起的室性期前收缩可选用，40 ~ 80 mg，每日 3 次口服。也可用硫氮䓬酮 30 ~ 90 mg，每日 3 ~ 4 次口服。

9）丙吡胺：100 mg，每日 3 次口服。可增至每次 200 mg，每日最大量不超过 800 mg。

室性心动过速

室性心动过速（简称室速）是发生于希氏束分叉以下部位的心动过速。

一、病因

室速绝大多数发生于器质性心脏病，尤其是心肌病变广泛而严重的患者，如冠心病，特别是急性心肌梗死者、扩张型及肥厚型心肌病、严重心肌炎等。心瓣膜病、二尖瓣脱垂等，亦可发生。其他病因尚有药物中毒（如洋地黄中毒），QT 间期延长综合征，低温麻醉，心肺手术等，偶尔室速亦可发生在无器质性心脏病者，称为阵发性室速。

二、护理评估

（一）临床表现

1. 症状

室速症状轻重取决于两方面：①室速发作的频率和持续时间，是否引起血流动力学改变；②有无心脏病及心功能情况。非持续性室速（发作时间 <30 秒）或室速频率略快或无器质性心脏病者，可无症状或仅有心悸；持续性室速（发作时间 >30 秒）或室速频率过快或原有严重心脏病，由于可引起明显血流动力学障碍，患者可有心悸、乏力、眩晕或晕厥、心绞痛、低血压、休克或急性肺水肿。严重者可发展为心室扑动、颤动而猝死。

2. 体征

颈静脉搏动强弱不等，有时可见较强的颈静脉波（大炮波）；心尖第一心音分裂，心律轻度不齐，第一心音强度经常变化。

（二）心电图检查

室速的心电图特征为：①3 个或以上的室性期前收缩连续出现；②QRS 波群形态畸形，时限超过 0.12 秒；ST－T 波方向与 QRS 波群主波方向相反；③心室率通常为 100～250 次/分；心律规则，但亦可略不规则；④心房独立活动与 QRS 波群无固定关系，形成房室分离；偶尔个别或所有心室激动逆传夺获心房；⑤通常发作突然开始；⑥心室夺获与室性融合波，室速发作时少数室上性冲动可下传心室，产生心室夺获，表现为在 P 波之后，提前发生一次正常的 QRS 波群。室性融合波的 QRS 波群形态介乎窦性与异位心室搏动之间，其意义为部分夺获心室。心室夺获与室性融合波的存在是确立室性心动过速诊断的最重要依据。按室速发作时 QRS 波群的形态，可将室速区分为单形性室速（形态恒定不变）和多形性室速（形态多变）。QRS 波群方向呈交替变换者称双向性室速。

三、治疗

由于室速多发生于器质性心脏病者，故室速尤其是持续性室速往往导致血流动力学障碍，甚或发展为室颤，应严密观察，并予以紧急处理，终止发作。

（一）急性发作的治疗

争取尽快终止发作，如伴有休克，可先给予或同时给予升压药物，并做好同步直流电复律的准备。

1. 首选治疗

1）利多卡因：由于疗效确切，为首选药物，一般首次量可用 50～100 mg 加入葡萄糖液 20 ml 中静注，30～60 秒钟注完，5 分钟后可重复一剂量 50 mg，直至室速终止或总剂量达 400 mg。室速终止后，可用利多卡因每分钟 1～2 mg 静滴维持 24～72 小时，后改为口服其他抗心律失常药物。有效率可达 90%，对洋地黄中毒者有效，但不如苯妥英钠。对心功能不全和房室传导阻滞者慎用。

2）同步直流电复律：药物治疗无效或出现休克时，以及阿—斯综合征者应首选同步直流电复律。可立即采取心前区捶击法，因为捶击可产生 5～10 J 的电能或产生期前收缩，以求中断折返激动达到终止室速的目的。有条件者应采用同步直流电复律或人工心脏起搏超速抑制。洋地黄毒性反应引起者禁用。

3）苯妥英钠及钾盐：适用于洋地黄中毒引起的室速。苯妥英钠 125～250 mg 加入注射用水或生理盐水 20 ml 中，于 5～10 分钟静脉注入。必要时可隔 10 分钟后再注 100 mg，直至有效或总量≤1 000 mg 为止。氯化钾 3.0 g 加入 5%～10% 葡萄糖 500 ml 中静脉滴注。或用门冬氨酸钾镁 10～20 ml，以 10 倍量液体稀释后缓慢静脉滴注。

2. 次选治疗

1）美西律：用量为 100～200 mg 加入 5%～10% 葡萄糖 20 ml 中，5～10 分钟静脉注入，有效后以 1～2 mg/min 静滴维持，24 小时用量为 0.5～1.0 g。

2）普鲁卡因胺：可用 0.1 g 加入葡萄糖液 40 ml 中静注，2 分钟注完，也可用 0.5～1 g 加入 5% 葡萄糖液 100～200 ml 中静滴，每分钟 1～2 ml，24 小时不超过 2 g。用药期间心电图 QRS 增宽大于 30% 或血压下降应立即停药。

3）阿普林定：初量 0.1~0.2 g 加入 5% 葡萄糖液 100~200 ml 中静滴，滴速为 2~5 mg，以后每 6~8 小时滴入 50~100 mg，24 小时总量不超过 0.3 g，维持量 50 mg，每日 1~2 次。对扭转型室速无效。

4）溴苄胺：可用 125~250 mg 加入 40 ml 葡萄糖液中稀释，5~10 分钟内缓慢静注。也可 125~250 mg 肌注，每 6 小时 1 次。可有恶心、呕吐、低血压等不良反应。

5）普罗帕酮：35~70 mg 加入 50% 葡萄糖液 20 ml 中缓慢静注，5~10 分钟注完，若无效 15~20 分钟再注射 35 mg，直至复律或总量达 350 mg，必要时以每分钟 0.5~1 mg 速度静滴维持。严重心衰、低血压、完全性房室传导阻滞及肝肾功能不全者忌用。

6）丙吡胺：100 mg 加入 50% 葡萄糖液 20 ml 中缓慢静注，10 分钟注完，但一般不主张静脉给药。

7）维拉帕米：对无器质性心脏病、运动诱发的室速有效，用法见室上速治疗。

8）其他：也可选用氟卡胺、英卡胺及妥卡胺治疗。

9）心脏起搏：如病情允许，经药物治疗无效可经静脉导管快速起搏法起搏心室，以终止室速的发作。

10）消融术：包括经导管消融术和经冠状动脉灌注消融术。是近年来随着电生理学的研究开展起来的。前者通过直流电、射频、激光等产生的热凝固、气压伤或膜击穿等造成组织坏死、损伤、破坏维持心动过速所必需的折返环路或异位兴奋灶，从而消除室速。

11）手术治疗：外科多选择心功能降低、室速频率快、易发生室颤的高危患者做治疗。目前常采用心内膜切除和（或）冷冻凝固。

（二）预防发作

急性发作控制后，可口服普鲁卡因胺 0.5 g 或奎尼丁 0.2 g，每 6 小时 1 次以防复发。对冠心病、心肌梗死者如出现 Lown Ⅲ 级以上的室性期前收缩，应连用利多卡因数日。治疗反应不佳时要检查血钾、血镁给予补足。对心肌缺血及心力衰竭是否改善，酸碱平衡是否纠正，尤其注意抗心律失常药物所致的心律失常，并给予及时的处理，避免奎尼丁与洋地黄、氟卡胺与胺碘酮并用，以免导致扭转型室速的发生。

心室扑动与心室颤动

心室扑动与颤动常见于缺血性心脏病。此外，抗心律失常药物，特别是引起 QT 间期延长与尖端扭转的药物，严重缺氧、缺血、预激综合征合并房颤与极快的心室率、电击伤等亦可引起。心室扑动与颤动为致命性心律失常。

一、病因

单纯心室扑动少见，且很快即会转为心室颤动。心室颤动分为临终前和原发性两类。临终前心室颤动一般难于逆转。原发性心室颤动的常见病因为急性心肌梗死，严重低钾血症，药物如洋地黄、奎尼丁、普鲁卡因胺、氯喹等的毒性作用，QT 间期延长综合征，心脏手术，低温麻醉，电击等。

二、护理评估

（一）临床表现

常患有器质性心脏病，查及上述病因的证据。

1. 先兆症状

多数在发生室扑与室颤前有先兆征象，肢乏、寒冷、心前区不适、头晕及原发病表现，进一步发展为发绀、血压下降、呼吸急促、胸闷、心跳改变、意识障碍及烦躁不安。心电示波可见频发性、多源性或连续性的室性期前收缩，尤其是可见 R－on－T 现象、短阵室速、室速、QT 间期延长、传导阻滞等多种严重的心律失常。

2. 发生室扑或室颤

如不及时抢救，即可出现心脏骤停。由于血液循环中断，可引起意识丧失、抽搐、呼吸停止、四肢冰冷、发绀、无脉搏、无心音、无血压、瞳孔散大。

（二）心电图检查

心电图特征：心室扑动时，心电图 QRS 波与 ST－T 无法辨认，代以振幅相同、快慢规则的顶端与下端皆呈钝圆状的扑动波，频率为每分钟 180～250 次。室颤时，心电图特征是 QRS 波及 T 波完全消失，代以形态、频率及振幅完全不规则的波动，其频率为每分钟 150～500 次。

三、治疗

室扑和室颤为最严重的心律失常，一旦发生，应立即去除病因，及早进行心肺复苏及直流电非同步、电转复，使用能量 300～400 J。具体详见"心搏骤停"。

（弓洁）

第六节　心脏传导阻滞

传导阻滞，指激动传导的延迟或阻断。是由于心肌的不应期发生病理性延长，少数是由于传导系统的某一部位组织结构的中断或先天性畸形所致。传导阻滞可呈一过性、间歇性或持久性。前两者除器质性因素外，也可能由迷走神经张力增高或某些药物所引起。按阻滞的部位，传导阻滞可分为窦房阻滞、房内阻滞、房室阻滞和室内阻滞四类。根据阻滞的程度可分为三度。第一度传导阻滞的传导时间延长，全部冲动仍能传导。第二度传导阻滞分为两型：莫氏（Mobitz）Ⅰ型和Ⅱ型。Ⅰ型阻滞表现为传导时间进行性延长，直至一次冲动不能传导；Ⅱ型阻滞表现为间歇出现的传导阻滞，所有传导冲动的传导时间恒定不变。第三度又称完全性传导阻滞，此时全部冲动均不能被传导。

窦房传导阻滞

窦房结产生的冲动，部分或全部不能到达心房，引起心房和心室停搏一次或接连两次以上的，称为窦房传导阻滞。可为急性与慢性，是较少见心律失常之一。

一、病因和发病机制

（一）病因

1. 生理性

迷走神经张力过高。

2. 病理性

某些疾病导致窦房结供血不足或退行性病变均可导致窦房阻滞发生，如急性心肌梗死、急性心肌炎等可引起急性窦房阻滞；窦房结的长期缺血如冠心病或窦房结的退行性病变则可引起持久的慢性窦房阻滞。

3. 药物毒性作用

如洋地黄制剂、奎尼丁等。

4. 电解质紊乱

如高钾血症等。

（二）发病机制

由于病理、药理或生理的原因使窦房结产生的冲动向心房传导发生障碍，使冲动延缓或不能传入心房，引起窦房阻滞。

二、护理评估

（一）临床表现

1. 症状

短暂的窦房阻滞多无症状，而仅于心电图检查中无意发现。持续时间较长的窦房阻滞可有乏力、头晕、胸闷，甚至产生晕厥。持续性三度窦房阻滞如不伴有逸搏心律者可引起心脏静止，危及生命。窦房阻滞有 2/3 患者伴有快速性心律失常，常是病态窦房结综合征的一个表现。

2. 体征

①听诊可发现心律不齐，有长间歇；②原发病体征。

（二）心电图检查

心电图表现为显著延长的 PP 间期，其长度两倍或数倍于基本窦性心律中的 PP 间期。延长的 PP 间期间常可见房室交接处逸搏。二度窦房传导阻滞呈文氏现象时可见 PP 间期逐次缩短，继以显著延长，长间歇后 PP 间期相对延长，再逐次缩短，周而复始。三度窦房性传导阻滞时 P 波消失，出现逸搏心律。

（三）鉴别诊断

窦房传导阻滞与显著窦性心律不齐、窦房结暂停和窦性心动过缓的鉴别，在于心电图上 PP 间期的规律性。

三、治疗

参见病态窦房结综合征。洋地黄或奎尼丁类药物引起的窦房传导阻滞为毒性反应，应停药。房室传导阻滞是指冲动从心房传到心室的过程中，冲动传导的延迟或中断。根据病因不同，其阻滞部位可在房室结、房室束或束支系统内，常分为房室束分叉以上与房室束分叉以下阻滞两类。按阻滞程度可分为一、二、三度房室传导阻滞。

<h3 style="text-align:center">房室传导阻滞</h3>

一、病因

（一）器质性心脏病

器质性心脏病是引起 AVB 的主要原因。常见于各种心肌炎、冠心病（尤其是急性心肌梗死）、心肌病、风湿性心瓣膜病等。

（二）急性感染

如白喉、流行性感冒等。

（三）药物作用

洋地黄、奎尼丁、普鲁卡因胺等。

（四）电解质紊乱

如高血钾。

（五）损伤

心脏直视手术引起的传导系统损伤或周围组织水肿。

（六）功能性

如迷走神经张力过高。

二、护理评估

（一）临床表现

一度房室传导阻滞患者通常无症状。听诊时，因 PR 间期延长，第一心音强度减弱。二度房室传导阻滞患者可有心悸、脉搏脱落感，听诊有长间歇。三度房室传导阻滞的症状取决于心室率的快慢，患者可出现疲倦、乏力、眩晕、晕厥、心绞痛、心力衰竭等。突然发生的三度及二度 II 型房室传导阻滞，患者可出现晕厥与 Adams-Stokes 综合征，严重者甚至猝死。体格检查时，可听到心房音与异常响亮的第一心音（大炮音），颈静脉亦可见到巨大的 α 波。

（二）心电图检查

心电图特征：

1. 第一度 AVB

PR 间期延长在 0.20 秒以上，或按年龄及心率 PR 间期超过正常的最高值。

2. 第二度 AVB

可分两型：二度Ⅰ型（MobitzⅠ型或 Wenckbach 型）：PR 间期随每一心搏而逐渐延长，直至某些 P 波后不出现 QRS 波群，如此周而复始形成3:2、4:3、5:4不同程度的房室传导。二度Ⅱ型（MobitzⅡ型）：PR 间期固定，但部分 P 波后有 QRS 波群脱漏，P 波与 QRS 波群数目形成4:3、3:2、2:1、3:1等不同比例。脱漏较多，心率慢而规则，又称高度房室传导阻滞。如仅有个别的心房激动引起心室夺获或室性融合波则称为几乎完全性房室传导阻滞。

3. 第三度 AVB

也称完全性 AVB，是由房室结绝对不应期延长所致。P 波与 QRS 波群无关，心室率慢于心房率，PP 间期与 RR 间期各自相等，形成房室分离。QRS 波群大多增宽畸形，心室起搏在房室束分支以上者 QRS 波也可正常。

（三）诊断和鉴别诊断

1. 诊断

可根据：①临床有引起房室传导阻滞的病因；②临床症状及体征；③心电图检查可以确诊。间歇性出现房室传导阻滞者，动态心电图检查有重要价值。希氏束电图可确定阻滞部位。

2. 鉴别诊断

二度Ⅰ型房室性传导阻滞当 P 波不清楚时，应注意与心房颤动、窦性心律不齐相鉴别；二度Ⅱ型房室传导阻滞当 P 波与其前面 T 波重叠时，应与2:1窦房阻滞或窦性心动过缓相鉴别。仔细阅读心电图发现窦性 P 波，并根据其心电图特征可资鉴别。

三、治疗

（一）病因治疗

应首先积极治疗引起房室传导阻滞之原发疾病。如急性心肌梗死（AMI）或心肌炎所致者，可用肾上腺皮质激素。洋地黄中毒者应立即停药。迷走神经张力增高引起者，口服或注射阿托品等。

（二）对症治疗

1. 一度和二度 AVB

如心室率在每分钟50次以上，无明显症状者，一般无须特殊治疗，只需避免重体力活动适当用镇静剂。传导阻滞严重者，禁用奎尼丁、普鲁卡因胺和普萘洛尔，以免加重阻滞，无明显心功能不全者，不宜使用洋地黄类药物。

2. 二度Ⅱ型 AVB

心室率低于每分钟40次或症状明显者，以及三度 AVB，可选用异丙肾上腺素10 mg 舌下含化，每4~6小时1次，亦可用0.2 mg 皮下注射。必要时以1~2 mg 加入5%葡萄糖液250~500 ml 中静滴。滴速为每分钟0.1 mg，按心室率及血压等调节滴速及浓度，使血压维持在大致正常范围，心室率在每分钟60~70次，也可用阿托品0.3~0.6 mg 或麻黄碱25 mg，每日3~4次口服。使之提高心室率，以防阿—斯综合征发作。

3. 肾上腺皮质激素的应用

地塞米松 10~20 mg，或氢化可的松 200~300 mg，加入 5% 葡萄糖液 500 ml 中静脉滴注，以消除传导组织周围之水肿，并增强中枢神经系统对缺氧的耐受性，对治疗 AMI 及急性心肌炎引起者更为适宜。

4. 能量合剂

三磷酸腺苷（ATP）20~40 mg、辅酶 A100 U、胰岛素 4 U 等加入葡萄糖液中静滴，7~14 天为一疗程。

5. 氢氯噻嗪

氢氯噻嗪尤适用于高血钾者，25 mg，每日 3 次口服，维持血清钾在 3.5~3.9 mmol/L为妥。

6. 乳酸钠

乳酸钠（11.2%）适用于酸中毒和高血钾者，60~100 ml 静推或静滴。

7. 烟酰胺

600~800 mg 加入 5%~10% 葡萄糖液 500 ml 中静滴，7~10 天为一疗程。

（三）心脏起搏

心脏起搏治疗高度房室传导阻滞是最确实可靠的方法。凡是引起血流动力学障碍，并出现临床症状的高度房室传导阻滞，均为起搏治疗的适应证。二度Ⅱ型及三度房室传导阻滞患者，应行心脏起搏治疗，以防猝死等的发生。

（弓洁）

第七节　抗心律失常药物所致心律失常

抗心律失常药使原有心律失常加重或诱发新的心律失常现象，称为抗心律失常药物所致的心律失常。

一、病因

凡各种心脏病如冠心病、急性心肌梗死、心肌炎、心肌病、洋地黄中毒、严重低血钾、风湿性心脏病、严重感染等，尤其在使用抗心律失常药物时均可引起各类型心律失常发生。主要是由于心肌病变区和正常心肌区间存在传导和不应期的不均一，引起折返。若抗心律失常药使二者间的不均一扩大，就可促使折返发生。另外，到达缺血区的血流量，药物因素如药物浓度、代谢以及药物的结合和药物间相互作用等，均可影响这种情况的发生，也可因电解质失衡、pH 值改变或儿茶酚胺等因素进一步加重。

二、护理评估

（一）临床表现

常患有严重心肌病变及严重室性心律失常及严重感染史，还可见心功能不全（尤其心力衰竭）、心脏传导障碍（尤其室内传导迟缓）、电解质（钾、镁）紊乱、酸碱失衡及原有复极异常（如 QT 间期延长综合征）、抗心律失常药用量过大或伍用同类药物等。

1. 症状

常有基础心脏病的临床表现，常出现胸闷、心悸加重，甚至出现顽固性心肌缺血症状、严重心绞痛、发作性晕厥、心源性休克及肺水肿等表现。

2. 体征

心脏听诊心率可快慢不一，心音强弱不一，刺激颈动脉窦而不受影响，并可闻及第三心音、第四心音、室性期前收缩次数、持续时间或频率均增加。

（二）实验室及其他检查

1. 心电图检查

1）凡出现以往未发生的新的室速，又无其他原因可查者。

2）室速频率加快，平均每小时频率≥10 倍。

3）室速类型发生改变，如短阵变为持续、多形性室速或扭转型室速、室颤者。

4）室速的中止比通常更为困难。

5）早期次数、频度、恶性程度增加。

6）出现新的房性心动过速伴阻滞，或非阵发性房室交界性心动过速。

7）新的心动过缓如窦性静止、窦房传导阻滞、严重的窦缓或房室传导阻滞等。

2. 动态心电图检查

1）基础状态下平均室性期前收缩数每小时 50、50～100、101～130、>301 时，分别超过 10 倍、5 倍、4 倍、3 倍（Morganroth 标准）。

2）出现新的室上性、室性异位心律失常及传导异常。

3. 心电生理检查

采用心室程控刺激法，可在服药前、后各做一次，如服药前后发生下列情况，说明为该药所致的心律失常。

1）较用药前为小的程控电刺激就可诱发室速。

2）用与原先相同或较小的程控电刺激，使原有的非持续性室速变为多形或持续性室速、室颤。

3）诱发的室速率较对照期明显增快。

4）终止诱发出的室速较对照期更为困难。

三、几种特殊类型的心律失常

抗心律失常药物可引起各种类型的心律失常，但其中以室速最为重要，其特点比较顽固，难以治疗，重者危及生命。

（一）持续性室速

Ⅰa和Ⅰc（氟卡胺等）类抗心律失常药在血药浓度较高时可引起持续性室速。高浓度的奎尼丁和普鲁卡因胺也可使心脏正常者发生持续性室速。由于Ⅰc类抗心律失常药所致持续性室速的特点有：

1. 常在用药后或增加剂量时发生。

2. 室速的速率比用药前记录到的自发性室速要慢，QRS波形态显著增宽。

3. 不容易被程控电刺激终止，易复发。

（二）多形性室速

多形性室速常见于Ⅰ类抗心律失常药治疗者。多形性室速有两种形式，一种是QRS波交替出现方向改变；另一种与尖端扭转型室速（TDP）相似，但无显著QT延长。前者也见于洋地黄过量或其血药浓度虽正常，但伴有低血钾等促发因素。

（三）伴QT间期延长的尖端扭转型室速

伴QT间期延长的患者（包括先天性QT延长综合征），用普鲁卡因胺、奎尼丁或丙吡胺等药后，氟卡胺与胺碘酮并用均易发生尖端扭转型室速，前者也见于洋地黄过量或其血药浓度正常，但伴有低血钾等促发因素。

（四）室颤

各类抗心律失常药均可引起室颤，奎尼丁、普鲁卡因胺、丙吡胺等多见。

四、治疗

抗心律失常药物可导致各种心律失常的发生，根据室率快慢又可分快速型和缓慢型两类。快速型以阵发性室上速、快速房扑及房颤、室速、室扑和室颤较为重要。缓慢型主要有病窦、高度或三度AVB。以上各型心律失常多发生在用大剂量负荷或在达到稳态前迅速增加剂量时，但也有许多发生在治疗用量，甚至低于治疗用量范围时，这种致心律失常作用严重危及患者生命，为心源性猝死的重要原因。目前防治方法常有：

（一）一般治疗

除严重时应卧床休息，注意营养外，还应密切观察心电变化，有条件时做好心电监护。积极治疗原发病，控制心衰，纠正水、电解质失衡及酸中毒，及时停用所致心律失常的药物，合理选择或伍用抗心律失常药物。

（二）药物治疗

1. 对室上速的治疗

首先应采取电生理检查以区分室上速的类型，有助于正确决定治疗方法与选择药物。例如对不伴有旁路的室上速，应用增强心脏迷走神经张力的方法，或应用延长房室结内不应期的药物，均可以使室上速终止或使心室率减慢。对于预激综合征患者伴发房室折返性心动过速时，应选用可以延长旁路不应期的药物，尤其是合并房扑和房颤者，应用延长房室结不应期及缩短旁路不应期的药物，有引起室颤的危险。对于高危险性的预激综合征的患者，最好采取手术或射频消融等方法切断旁路。

2. 对多形性、反复发作性室速的治疗

目前，在不能开展非药物治疗的单位或对不适宜非药物治疗者，仍需抗心律失常药物治疗，对患者可采用药物负荷电生理试验指导用药，但有时电生理试验的药物与临床应用的效果并非一致，所以要严密监测和进一步地选择用药。

（三）心脏介入疗法

1. 经导管消融术

其机理是通过电极导管传递不同能源（直流电、射频、激光等）发放产生的热效应、高压冲击波效应和强电磁场效应等造成的组织坏死、损伤，破坏维持心动过速所必需的折返环路或异位兴奋灶，从而消除心动过速。常用能量在 150～250 J，不得连续超过 3 次，总能量≤800 J，以免引起传导阻滞、室颤及心脏破裂等并发症。

2. 经冠状动脉灌注消融

通过精细的导管技术，选择冠脉小支供血区将药物（如普鲁卡因胺、乙酰胆碱）或化学物质（乙醇、苯酚、冰盐水等）灌注，来阻断病灶心肌细胞供血或直接消融破坏，从而终止右心室性心动过速和致心律失常作用。

（四）埋藏式自动转复除颤器（AICD）

AICD 常用于药物治疗无效或药物引起新的心律失常，以及不能耐受药物治疗或不适于手术治疗者，对非急性心肌缺血所致的心脏骤停≥1 次者也适用。对基本原因可逆的室速、室率慢的室速、而无快速室速/室颤史者，多列为禁忌。

（五）手术治疗

外科治疗多选择顽固的室速、频率快、心功能差、易发生室颤的高危患者。以往曾用环状心内膜切开术，现多用心内膜切除和（或）冰冻凝固。

（弓洁）

第八节　心律失常的护理

一、护理

（一）一般护理

1. 患者宜安置在安静的单人房间，保持病房的安静，减少各种刺激。谢绝探视。一般患者可平卧，呼吸急促和血压不正常者可采用半卧位，休克者可采用仰卧中凹位。心律失常可因精神激动、烦躁而加重，护理人员应嘱患者安静勿躁，心情舒宽，并耐心听取患者诉说每次诱发的病因与处理经过，转告医生，以便做治疗参考。

2. 若患者清醒可给予高热量、高蛋白饮食。昏迷患者靠输入营养药物通常不能满足机体的需要，故一般需给予鼻饲。

3. 立即行心电监测，以明确心律失常的类型、发作频度，及时报告医生，争取早确定诊断，早定紧急抢救方案并协助处理。

4. 快速建立静脉通道，立即给予氧气吸入。

5. 急诊心律失常者，由于症状严重，病情凶险，患者多焦虑不安、惊恐、惧怕、有濒死感，加之原发病及血流动力学的影响，致使患者过度紧张。因此，应加强心理护理，耐心与患者交谈，并详细了解患者病情变化的原因，给患者讲明治疗方法和应该注意的事项，消除恐惧心理，使其积极配合治疗和护理，以利早日康复。

（二）病情观察与护理

1. 评估心律失常可能引起的临床症状，如心悸、胸闷、乏力、气短、头晕、昏厥等，注意观察和询问这些症状的程度、持续时间及给患者日常生活带来的影响。

2. 密切观察患者的意识状态、心率、呼吸、血压、皮肤黏膜状况等。一旦出现猝死的表现如意识丧失、抽搐、大动脉搏动消失、呼吸停止，立即进行抢救。

3. 严密监测心率、心律的变化。监测心律失常的类型、发作次数、持续时间、治疗效果等情况。当患者出现频发、多源室性期间收缩、R-on-T现象、室上速、二度Ⅱ型及三度房室传导阻滞时，应及时通知医生。

4. 抗心律失常的药物常有一定的不良反应，甚至是毒性作用。护士应熟悉各种抗心律失常药物的作用机制、用法及注意事项等，并严格执行医嘱，在用药过程中，严密观察疗效及可能发生的药物不良反应。如利多卡因是当前治疗快速的室性异位心律的首选药物，但需注意剂量和给药的速度，静脉一般为 1~4 mg/min，静脉注射时，一次为 50~150 mg，5 分钟后可重复，但一般一小时内总量不超过 300 mg。否则因短时间内用量过多，会出现神经系统毒性症状，嗜睡、抽搐、感觉异常等。老年患者使用时更需密切观察。奎尼丁及普鲁卡因胺有心肌抑制、血管扩张的不良反应，会导致血压下降。因此使用前后观察血压、心率。奎尼丁药物易发生过敏，因此第一次服用时必须使用试验剂量，观察有否皮疹、发热等。使用前后需测定血压，若血压低于 90/60 mmHg 或心率慢于 60 次/分应停药与医生联系。

5. 有些心律失常的发生常可能和电解质紊乱，尤其是钾或者酸碱失衡有关。因此，常需紧急采血做血钾和血气分析的测定，以利及时纠正，使心律失常得到迅速控制。

6. 应随时准备好有关药物、仪器、器械、吸引器等抢救物品和器材。对可能出现快速的威胁生命的心律失常，应备好除颤器。对可能出现高度或三度房室传导阻滞者，事先浸泡消毒临时起搏导管电极及附件，并备好临时起搏器。

二、康复

1. 向患者及家属讲解心律失常的常见病因、诱因及防治知识。

2. 嘱患者注意劳逸结合、生活规律，保证充足的休息和睡眠，保持乐观、稳定的情绪。戒烟酒，避免摄入刺激性食物如咖啡、浓茶等，避免饱餐和用力排便。避免劳累、情绪激动、感染，以防止诱发心律失常。

3. 嘱患者遵医嘱用药，严禁随意增减药物剂量、停药或擅用其他药物。教会患者观察药物疗效和不良反应，发现异常及时就诊。

4. 教会患者及家属监测脉搏的方法以利于自我监测病情，对反复发生严重心律失常危及生命者，教会家属心肺复苏术以备急用。

（弓洁）

第四章　心搏骤停

心搏骤停指的是心脏有效机械活动突然停止，从而心排血量为零，表现为无反应，大动脉搏动消失，呼吸停止（或仅有终末的、濒死的喘息样无效呼吸）的一个临床综合征。如果能在最短时间内，一般在 4 分钟内给予有效的心肺复苏，患者可能存活，否则患者将进入生物学不可逆死亡。如果这种死亡是由于心脏本身原因造成的，则属于心脏性猝死，一般从首发症状出现到死亡不足 1 小时。由其他原因引起的，如感染等可能在 24 小时内死亡。

一、病因

（一）心脏性猝死

心脏性猝死是指由心脏原因引起的，急性症状发作后 1 小时内发生的以意识骤然丧失为特征的自然死亡，其死亡的时间和形式是未能预料的，无论是否知道患者有无心脏病。其中以冠心病最常见，在西方国家占 80% 以上。其余有心肌病、急性心肌炎、主动脉瓣膜病变、二尖瓣脱垂、窦房结病变、预激综合征及先天性和获得性 QT 间期延长综合征、Brugada 综合征等。尤其既往有原发性室颤或室扑史；无脉性持续性室速史；频发性与复杂性室性快速心律失常史；左室射血分数低于 30% 或有明显心力衰竭；有 QT 间期延长伴晕厥史；心肌梗死后期的室性期前收缩等均是猝死的危险因素。

（二）非心源性心搏骤停

1. 呼吸停止

气道阻塞（如气管内异物、溺水或窒息）、头面部外伤、脑卒中、巴比妥类药物过量、意识丧失者的舌后坠等，可发生呼吸停止，随后导致心搏骤停。

2. 电解质和酸碱平衡失调

严重高血钾（ >6.5 mmol）及低血钾常见，严重高血钙、高血镁、低血镁、缺氧、酸中毒也可发生室颤或心室停顿。

3. 药物中毒或过敏反应

强心苷、氯喹等药物中毒；抗心律失常药物如普萘洛尔、利多卡因、奎尼丁、苯妥英钠、普罗帕酮、维拉帕米等；其他如氨茶碱、氯化钙、青霉素、链霉素及某些血清制品等的不良反应。

4. 手术、治疗操作或麻醉意外

如心导管检查、安置心内膜起搏电极、心血管造影、心血管的介入性治疗、支气管镜检、胸腔手术、麻醉意外和压迫颈动脉窦不当等。

5. 电击或雷击。

二、病理生理

心脏性猝死主要为致命性心律失常所致。导致心搏骤停的病理生理机制最常见为室性快速性心律失常（室颤和室速），其次为缓慢性心律失常或心室停顿，较少见的是无脉性电活动。非心律失常性心脏性猝死所占比例较少，常由心脏破裂、心脏流入和流出道的急性阻塞、急性心脏压塞等所致。

三、护理评估

心脏性猝死的临床经过可分为前驱期、终末事件期、心搏骤停与生物学死亡4个时期。不同患者各期表现有明显差异。

1. 前驱期

在猝死前数天至数月，有些患者可出现胸痛、气促、疲乏、心悸等非特异性症状。亦可无前驱表现。

2. 终末事件期

终末事件期指心血管状态出现急剧变化到心搏骤停发生前的一段时间，自瞬间至持续1小时不等。典型表现包括严重胸痛、急性呼吸困难、突发心悸或眩晕等。

3. 心搏骤停

患者突然意识丧失，伴有局部或全身性抽搐。呼吸断续，呈叹息样或短促痉挛性呼吸，随后呼吸停止。皮肤苍白或发绀，瞳孔散大。由于尿道括约肌和肛门括约肌松弛，可出现二便失禁。

4. 生物学死亡

从心搏骤停至发生生物学死亡时间的长短取决于原发病的性质以及心搏骤停至复苏开始的时间。心搏骤停发生后，大部分患者将在4～6分钟开始发生不可逆脑损害，随后经数分钟过渡到生物学死亡。

四、治疗

（一）基础生命支持

基础生命支持（BLS）是呼吸、循环骤停时的现场急救措施，一般都缺乏复苏设备和技术条件。主要任务是迅速有效地恢复生命器官（特别是心脏和脑）的血液灌流和供氧。初期复苏的任务和步骤可归纳为CAB：C（circulation）指建立有效的人工循环，A（airway）指保持呼吸道顺畅，B（breathing）指进行有效的人工呼吸，人工呼吸和心脏按压是初期复苏时的主要措施。

1. C

1）心前区叩击术：是发现心搏骤停后应立即采取的一种紧急措施。通过拳击心前区的机械震动可转变为3～5J的微弱电流来刺激心脏使其复跳。抢救者握拳用中等力量直接叩击心前区1～3次，或以一手覆于患者心前区，另一手握拳叩击手背数次。叩击后若无心音出现应行胸外心脏按压的同时行人工呼吸或吸氧和心内注射等。

2）人工心脏按压：胸外心脏按压可刺激心脏收缩，恢复冠状动脉循环，以复苏心搏，提高血压，维持有效血液循环，恢复中枢神经系统及内脏的基本功能。其作用机制：胸廓具有一定弹性，胸骨可因受压而下陷。按压胸骨时，对位于胸骨和脊柱之间的心脏产生直接压力，引起心室内压力增加，瓣膜关闭，促使血液流向肺动脉和主动脉；放松时，心室内压降低，血流回流。另外，按压胸骨使胸廓缩小，胸膜腔内压增高，促使动脉血由胸腔内向周围流动；放松时，胸内压力下降，静脉血回流至心脏。如此反复，建立有效的人工循环。

（1）操作方法

与人工呼吸同时进行。使患者仰卧于硬板床或地上，睡在软床上的患者，则将心脏按压板垫于其肩背下。头后仰 10° 左右，解开上衣。

操作者紧贴患者身体左侧，为确保按压力垂直作用于患者胸骨，救护者应根据个人身高及患者位置高低，采用脚踏凳式、跪式等不同体位。

确定按压部位的方法：救护者靠近患者足侧的手的示指和中指沿着患者肋弓下缘上移至胸骨下切迹，将另一手的示指靠在胸骨下切迹处，中指紧靠示指，靠近患者足侧的手的掌根紧靠另一手的中指放在患者胸骨上，该处为胸骨中、下 1/3 交界处，即正确的按压部位。

操作时，将靠近患者头侧的手平行重叠在已置于患者胸骨按压处的另一手之背上，手指并拢或互相握持，只以掌根部接触患者胸骨，操作者两臂位于患者胸骨正上方，双肘关节伸直，利用上身重量垂直下压，对中等体重的成人下压深度 5~6 cm，而后迅速放松，解除压力，让胸廓自行恢复。如此有节奏的反复进行，按压与放松时间大致相等，频率每分钟 100~120 次。

有效的按压可扪及大动脉如颈、股动脉的搏动，动脉血压可升至 50/80 mmHg，瞳孔缩小，发绀减轻。皮温回升，有尿液排出，昏迷浅或意识恢复，出现自主呼吸，心电图好转。按压时过轻、过重，下压与放松比例不当，两臂倾斜下压，类似揉面状，一轻一重，或拍打式按压等都是不正确的。

（2）胸外心脏按压并发症：胸外心脏按压法操作不正确，效果大为降低。按压的动作要迅速有力，有一定的冲击力，每次松压时需停顿瞬间，使心室较好充盈。但按压切忌用猛力，以避免造成以下并发症：①肋骨、胸骨骨折，肋软骨脱离，造成不稳定胸壁；②肺损伤和出血、气胸、血胸、皮下气肿；③内脏损伤，如肝、脾、肾或胰损伤，后腹膜血肿；④心血管损伤，发生心包填塞、心脏起搏器或人工瓣膜损坏或脱离、心律不齐、室颤；⑤栓塞症（血、脂肪、骨髓或气栓子）；⑥胃内容物反流，造成吸入或窒息。

有以下情况的患者不宜采用胸外心脏按压术，如大失血患者、老年人桶状胸、胸廓畸形、心包填塞症、肝脾过大、妊娠后期、胸部穿通伤等。

在多数情况下，胸外心脏按压为首选措施，但目前通用的胸外心脏按压法所产生的血流，远不能满足脑和心肌的需要，因此提出开胸心脏按压的应用指征应予放宽。当胸外挤压 5 分钟后仍无反应，或有胸廓畸形、张力气胸、纵隔心脏移位、心脏室壁瘤、左房黏液瘤、重度二尖瓣狭窄、心脏撕裂或穿破、心包积液时应果断开胸进行胸内心脏直接挤压。

心脏按压和口对口人工呼吸是心搏骤停抢救中最紧急的措施。两者必须同时进行，人工呼吸和心脏按压的比例为 30:2，如只有一人操作，则做 30 次心脏按压后接着做 2 次人工呼吸。

2. A

开放气道以保持呼吸道通畅，是进行人工呼吸前的首要步骤。患者应平卧在平地或硬板上，头部不能高于胸部平面，解松衣领及裤带，挖出口中污物、假牙及呕吐物等，然后按以下手法开放气道。

1）仰头抬颈法：一手抬举颈部，另一手下压前额，使头后仰 25°～45°。

2）仰头举颏法：一手下压前额，另一手示、中指抬举颏部，用拇指使嘴张开。

3）抬举下颏法：双手四指推举下颌，此法适用于颈部外伤的患者。

注意：对疑有头、颈部外伤者，不应抬颈，以免进一步损伤脊髓。

3. B

心脏骤停 20 秒后，呼吸亦随之停止，在胸外心脏按压的同时，需建立人工呼吸，否则心脏复跳很困难。

1）口对口人工呼吸

（1）单手抬颏法：开放气道后，一手抬起颏部使下颌前推、开口，另一手置于患者前额使患者头后倾，拇指与示指捏闭患者鼻孔或以颊部堵塞患者鼻孔，然后深吸一口气，用口部包含患者口部，用力吹入气体，同时观察胸廓起伏情况。

（2）双手托下颌法：用双手四指分别托起患者左右下颌角并使患者头后仰、下颌前推、开口，用双拇指分别捏闭左右鼻孔，然后深吸一口气，用口部包含患者口部，用力吹入气体。

2）口对鼻人工呼吸：对于牙关紧闭、下颌骨骨折或口腔严重撕裂伤等不适于口对口人工呼吸的患者应采用口对鼻人工呼吸。口对鼻人工通气时，应紧闭患者嘴唇，深吸气后，口含患者鼻孔，用力吹入气体。吹入气体量为患者潮气量的 2 倍，成人 800～1 000 ml。如果吹入气体量过大、流速过快，则可使咽部压大于食管开放压，空气进入胃，引起胃扩张，甚至胃内容物反流误吸。目前认为，应减慢吹气频率，吹气时间增至1.5～2 秒（以往标准为 1.0～1.5 秒），使吹入气流压力低，不超过食管开放压，从而降低反流误吸的机会。胸廓起伏运动表示吹气有效。

在有简易呼吸器的条件时可用面罩扣紧患者口鼻，托起下颌，挤压气囊，吹气入患者肺内，再松开气囊使气体呼出，这样胸廓起伏一次即呼吸一次，给患者吸入 100% 的氧气。如插入气管导管，可接呼吸器，经导管进行间断正压人工呼吸。

3）口对口鼻人工呼吸法：用于婴幼儿。与上法相似，用口包住婴幼儿口鼻吹气，同时观察胸廓有无抬起。

4）口对气管切开口人工呼吸法：与上两个方法相似，但向气管吹气时使患者口鼻关闭，患者呼气时使之开放。

5）口对辅助器具人工呼吸（使用空气或氧气）。

6）球囊面罩或球囊—插管人工呼吸（使用空气或氧气）。

7）手控式氧气动力人工呼吸器人工呼吸。

8）机械人工呼吸机。

注意：在心搏骤停刚发生时，最好不要立即进行气管插管（因要中断按压心脏，延误时间），而应先进行心脏按压及口对口呼吸。口对口呼吸效果不佳或是复苏时间过长以及有胃反流等才是气管插管的适应证。

（二）高级生命支持

高级生命支持（ALS）是初期复苏的继续，是借助于器械和设备、先进的复苏技术和知识以争取最佳疗效的复苏阶段。后期复苏的内容包括继续 BLS，借助专用设备和专门技术建立和维持有效的肺泡通气和循环功能，监测心电图，识别和治疗心律失常，建立和维持静脉输液，调整体液、电解质和酸碱平衡紊乱，采取一切必要措施（药物、电除颤等）维持患者的循环功能稳定。因此，承担后期复苏的单位必须具备足够的复苏专用仪器设备和受过专门训练的专业人员。接诊时应首先检查患者的自主呼吸和循环是否已经恢复，否则应继续进行心肺复苏。然后进行必要的生理功能监测。根据监测结果进行更具有针对性的处理，包括药物治疗、电除颤、输液输血以及其他特殊治疗。

1. 呼吸道管理

1）气管内插管：应尽早进行，插入通气管后，可立即连接非同步定容呼吸机或麻醉机。每分钟通气 12 ~ 15 次即可。一般通气时，暂停胸外按压 1 ~ 2 次。

2）环甲膜穿刺：遇有插管困难而严重窒息的患者，可用 16 号粗针头刺入环甲膜，接上"T"形管输氧，可立即缓解严重缺氧情况，为下一步气管插管或气管造口术赢得时间，为完全复苏奠定基础。

3）气管造口术：是为了保持较长期的呼吸道通畅。主要用于心肺复苏后仍然长期昏迷的患者。

2. 呼吸器的应用

利用器械或呼吸器进行人工呼吸，其效果较徒手人工呼吸更有效。凡便于携带于现场施行人工呼吸的呼吸器，都属简易呼吸器，或称便携式人工呼吸器。呼吸囊—活瓣—面罩装置为最简单且有效的人工呼吸器，已广泛应用于临床。应用时清除上呼吸道分泌物或呕吐物，使患者头向后仰，托起下颌，扣紧面罩，挤压呼吸囊，空气由气囊进入肺部。当松开呼吸囊时，胸廓和肺被动弹性回缩而将肺内气体"呼"出。由于单向活瓣的导向作用，呼出气体只能经活瓣排入大气。呼吸囊在未加压时能自动膨起，并从另一活瓣吸入新鲜空气，以备下次挤压所用。呼吸囊上还附有供氧的侧管，能与氧气源连接，借以提高吸入氧浓度。便携式呼吸器种类较多，有的以高压氧作为动力，也有以蓄电池作为动力驱动呼吸器进行自动机械通气。其供氧和通气效果较好，也可节省人力，尤其适用于有气管内插管者和患者的转运。多功能呼吸器是性能完善、结构精细的自动机械装置。可按要求调节多项呼吸参数，并有监测和报警系统。使用这种呼吸器可进行有效的机械通气，且能纠正患者的某些病理生理状态，起到呼吸治疗的作用。主要在 ICU 或手术室等固定场所使用。

3. 心肺复苏药物的应用

目前认为心脏复苏药以气管内或静脉内给药最为理想，但循环中断时宜做心内注射。切忌在心脏严重缺氧状态下，过早应用心脏复苏药物，通常在心脏按压下 2 分钟后，心脏仍未复跳时才考虑用药。常用的心脏复苏药物如下：

1）肾上腺素：为 α 受体和 β 受体激动剂，不仅使心率加快，而且能增加心肌收缩力，提高灌注压，增加心肌和脑组织血流量，可以使细颤变为粗颤，增加电除颤成功率，无论是室颤、心脏停搏或心电机械分离均可选用，是心脏复苏的首选药。用量为 0.1% 肾上腺素每次 0.5 ~ 1 mg 静脉注射，5 分钟后心跳未恢复可重复使用。

2）阿托品：能解除迷走神经兴奋对心脏的抑制作用，又能兴奋窦房结，增加心率，起药物起搏作用，减少腺体分泌，保持呼吸道通畅，有利于通气。用量 1～2 mg 静脉注射或气管内给药。

3）利多卡因：可起到心电稳定作用，常用量 50～100 mg 静脉注射，有时对多次电除颤不能消除的室颤，利多卡因可能有效。对复苏仍未成功或不稳定性电活动持续存在的患者，2 分钟后再重复此剂量，然后 1～4 mg/min 速度静脉滴注。

4）甲氧明：近年研究证明甲氧明在心脏复苏中效果良好，因其属单纯兴奋 α 受体的药物，可明显提高主动脉舒张压，改善冠状动脉灌注，提高复苏成功率，故近年主张首选。

5）5% 碳酸氢钠：传统观念认为因心搏骤停后导致代谢性乳酸中毒，而使 pH 值降低，室颤阈值降低影响除颤。故最近 10 年来的心肺脑复苏的实验研究证明：心搏骤停时的酸中毒，主要是呼吸性酸中毒而非代谢性酸中毒，故反复应用大量的 5% 碳酸氢钠有严重的潜在性危害，其机制是能抑制心肌收缩力，增加脑血管阻力，大脑阻抑，影响意识恢复，且大剂量应用可致高钠血症，血液黏度升高，血栓形成。1985 年由美国心脏病学会、红十字会、心脏病学院和"国立心、肺、血液研究院"主持召开的美国第三届心肺复苏（CPR）、心脏急救（ECC）会议，制定了 CPR - ECC 的标准和指南规定指出，碳酸氢钠在成人进一步生命支持初期不主张应用。因为它不改善患者后果，只在除颤、心脏按压、支持通气和药物治疗后，才考虑应用。用法：一般可静脉注射或快速静脉滴注，首剂为 0.5～1 mmol/kg（5% 碳酸氢钠 100 ml＝60 mmol），以后最好根据血气分析及 pH 值决定用量。如无条件，可每 10 分钟重复首次剂量的 1/2，连用 2～3 次。一般总量不超过 300 ml，同时保证充分通气，以免加重心脏和大脑功能损害。

6）氯化钙：本品可使心肌收缩力加强，使心脏的收缩期延长，并使心肌的激惹性提高。如果使用肾上腺素和碳酸氢钠之后仍未能使心搏恢复时，给本品静脉注射可能有一定疗效。但目前观点认为，当机体缺血、缺氧时 Ca^{2+} 通道开放，大量 Ca^{2+} 离子流入细胞内，细胞内线粒体与内质网的 Ca^{2+} 释放，使细胞内 Ca^{2+} 浓度增加 200 倍，形成 Ca^{2+} "过载"，导致蛋白质和脂肪酸被破坏，激活蛋白酶和磷酸酶 A_2，破坏细胞膜，并释放出有破坏性的游离酸进入细胞内，使线粒体功能丧失和细胞损伤，导致脑细胞不可逆性损害，心肌纤维受损，致复苏成功率降低。美国第三届心肺复苏、心脏急救会议制定的标准指出：在心肺复苏时不宜用钙剂，用了反可增加死亡率。因此，除非有高血钾、低血钙或钙通道阻滞中毒存在外，一般均不宜用钙剂。

7）呼吸兴奋剂：使用呼吸兴奋剂的目的在于加强或完善自主呼吸功能。常用的有二甲弗林、尼可刹米、戊四氮、洛贝林等。新近认为，在呼吸复苏早期，由于脑组织内氧合血液的灌注尚未完全建立，细胞仍处于缺氧状态，此时不宜使用呼吸兴奋剂，用了反可刺激细胞的新陈代谢而加重细胞损害，致其功能恢复困难，甚至导致细胞死亡，常在复苏成功 20～30 分钟，脑组织才逐渐脱离缺氧状态，60 分钟后脑组织有氧代谢恢复。因此，呼吸兴奋剂（包括中枢神经兴奋剂）在复苏成功 1 小时后才考虑应用，最好的适应证为自主呼吸恢复，但有呼吸过浅、过慢、不规则等呼吸功能不全者慎用。

8）其他用药：有指征时酌情应用升压药、强心剂、抗酸剂及抗心律失常药。

4. 电除颤

救护车内配备有心电监测和除颤器。一旦明确为室颤，应尽速用除颤器除颤，它是室颤最有效的治疗方法。目前强调除颤越早越好。用一定能量的电流使全部或绝大部分心肌细胞在瞬间同时发生除极化，并均匀一致地进行复极，然后由窦房结或房室结发放冲动，从而恢复有规律的、协助一致的收缩。室颤发生早期一般为粗颤，此时除颤易于成功，故应争取在 2 分钟内进行，否则心肌因缺氧由粗颤转为细颤则除颤不易成功。在除颤器准备好之前，应持续心脏按压。一次除颤未成功，应创造条件重复除颤。

1）在准备电击除颤同时，做好心电监护以确诊室颤。

2）有交流电源时，接上电源线和地线，并将电源开关转至"交流"位置，若无交流电源，则用机内镍铬电池，将电源开关转至"直流"位置。近年来以直流电击除颤为常用。

3）按下胸外除颤按钮和非同步按钮，准备除颤。

4）按下充电按钮，注视电功率数的增值，当增加至所需数值时，即松开按钮，停止充电。

5）电功率的选择。成人首次电击，可选用 200 J，若失败，可重复电击，并可提高电击能量，但最大不超过 360 J。

6）将电极板涂好导电膏或包上浇有生理盐水的纱布。将一电极板放于左乳头下（腋下线心尖部），另一电极板放于胸骨右缘第 2 肋间（心底部）。或者将一电极板放于胸骨右缘第 2 肋间，另一电极板放在背部左肩胛下。电极板需全部与皮肤紧贴。

7）嘱其他人离开患者床边。操作者两臂伸直固定电极板，使自己的身体离开床缘，然后双手同时按下放电按钮，进行除颤。

8）放电后立即观察心电示波，了解除颤效果。如除颤未成功，可加大功率，再次除颤，同时寻找失败原因并采取相应措施。

注意事项如下：

1）除颤前应详细检查器械和设备，做好一切抢救准备。

2）电极板放的位置要准确，并应与患者皮肤密切接触，保证导电良好。

3）电击时，任何人不得接触患者及病床，以免触电。

4）对于细颤型室颤者，应先进行心脏按压、氧疗及药物等处理后，使之变为粗颤，再进行电击，以提高成功率。

5）电击部位皮肤可有轻度红斑、疼痛，也可出现肌肉痛，3~5 天可自行缓解。

6）开胸除颤时，电极直接放在心脏前后壁。除颤能量一般为 5~10 J。

5. 体外无创临时起搏

心搏骤停在心肺复苏的基础上，应考虑立即进行无创体外起搏，心率严重缓慢的心律失常，如心率小于 60 次/分，有严重症状者，可按次应用阿托品 0.5~1.0 mg 静脉滴注，每分钟静脉滴注异丙肾上腺素 2~10 mg，再行体外无创临时起搏。如二度Ⅱ型或三度房室传导阻滞，应准备经静脉起搏，并先用体外无创临时起搏过渡。

（三）持续生命支持

持续生命支持（PLS）的重点是脑保护、脑复苏及复苏后疾病的防治。

心跳、呼吸骤停患者经抢救后，虽然心脏已复跳，呼吸已恢复，患者的紧急病情已得到改善，但这并不意味着患者已经脱离了危险。由于严重的缺氧和代谢障碍，使脑、心、肾等重要脏器受到不同程度的损害，仍然严重地威胁着患者的生命。所以，复苏后的处理是否得当，对患者的预后具有非常重要的意义。复苏后患者应给予重点监护，密切观察患者的生理功能。复苏后应根据病情，持续或间断观察血压、心电图、中心静脉压以及电解质、酸碱平衡和血液气体分析等。

1. 维持循环功能

心跳恢复后，心血管功能处于不稳定状态，主要表现为低血压和组织器官灌注不足。此时应进一步通过监测，了解有无休克、心律失常、血容量不足、酸碱失衡和电解质紊乱，判断有无心包填塞（可由心内注射引起）、肺水肿、张力性气胸等。

1）纠正低血压：通常造成血压不稳定或持续低血压状态的原因主要是①有效循环血量不足；②心肌收缩无力；③酸碱失衡及电解质紊乱；④心肺复苏中的并发症。

因此纠正低血压的主要措施是保持充足的血容量、改善心肌收缩力和纠正酸碱平衡失调与电解质紊乱。

2）处理高血压：心肺复苏后，也可突然出现高血压。通常是由于心肺复苏时注入的肾上腺素或其他儿茶酚胺类药物的持续作用，表现为一过性血压增高。可用硝普钠或硝酸甘油降压。

3）处理心律失常：心搏恢复后亦可发生心律失常，对于频发的室性心律失常，可用利多卡因静脉输注；若为严重的心律失常或房室传导阻滞，则可应用阿托品或异丙肾上腺素。

4）应常规留置导尿管观察尿量，进行尿液分析以了解肾功能。

2. 维持呼吸功能

心搏恢复后，自主呼吸未必恢复，或即使恢复但不正常，故仍需加强呼吸管理，继续进行有效的人工通气，及时行血气监测，促进自主呼吸尽快恢复正常。自主呼吸出现的早晚，提示脑功能的损害程度，若长时间不恢复，应设法查出危及生命的潜在因素，给予相应的治疗，如解除脑水肿、改善脑缺氧等。

注意防治肺部并发症，如肺炎、肺水肿导致的急性呼吸衰竭，除了加强抗感染治疗外，用机械通气，对通气参数和通气模式要选择合适，在氧合良好的前提下，务使平均气道压尽可能低，以免阻碍静脉回流，加重脑水肿或因胸膜腔内压增高而导致的心排血量减少等不良影响。

3. 纠正酸中毒及电解质紊乱

根据二氧化碳结合力、血 pH 值及剩余碱等检测结果补充碳酸氢钠，一般复苏后头 2~3 日仍需每日给予 5% 碳酸氢钠 200~300 ml，以保持酸碱平衡。根据血钾、钠、氯结果做相应处理。

4. 防治急性肾衰竭

在心肺复苏后早期出现的肾衰竭多为缺血再灌注损伤所致，其防治在于维持心脏和循环功能，避免使用对肾脏有损害的药物（如氨基糖苷类抗生素）及大剂量收缩血管药物（特别是去甲肾上腺素）等。心脏复跳后，宜留置导尿管，记录每小时尿量，如每小时尿量少于 30 ml，则需鉴别肾性或肾前性少尿（由于有效循环血量的不足），可试用 20% 甘露醇 100 ~ 200 ml 在 30 分钟内快速静脉输入，若输入后 1 小时尿量仍在 30 ml 以下，可再试用呋塞米静脉注射，若注射后尿量仍未增加，则提示肾脏急性缺氧性损害，出现急性肾衰竭。肾前性少尿一般经上述处理后，尿量即增加。如为急性肾衰竭，则应严格限制入水量，防治高血钾，必要时考虑透析治疗。待恢复排水量需及时补充水和钠。

5. 脑复苏

为了防治心脏停搏后缺氧性脑损伤所采取的措施称为脑复苏。

1）缺氧性脑损害的病理生理：心搏停止后 2 ~ 3 分钟，脑血管内红细胞沉积，5 ~ 10 分钟形成血栓，10 ~ 15 分钟血浆析出毛细血管，脑血流停止 15 分钟以上，即使脑循环恢复，95% 脑组织可出现"无血流"现象，主要由于血管周围胶质细胞、血管内皮细胞肿胀和血管内疱疹的形成堵塞微循环，故有人提出立即于颈动脉内进行脑灌注（脑灌注疗法）。

脑组织在人体器官中最容易受缺血伤害，这是由于脑组织的高代谢率、高氧耗和对高血流量的需求。整个脑组织重量只占体重的 2%，但静息时，它需要的氧供却占人体总摄取量的 20%，血流量占心排血量的 15%。

正常脑血流为每 100 g 脑组织 45 ~ 60 ml/min，低于 20 ml/min 即有脑功能损害，低于 8 ml/min 即可导致不可逆损害，前者称为神经功能临界值，后者为脑衰竭临界值。

脑内的能量储备很少，所储备的 ATP 和糖原，在心跳停止后 10 分钟内即完全耗竭，故脑血流中断 5 ~ 10 秒就发生昏厥，继而抽搐，如超过 4 分钟，就有生命危险。研究认为，心搏停止后的能量代谢障碍易于纠正，而重建循环后发生或发展的病理生理变化，即上述所谓"无血流"现象给脑组织以第二次打击，可能是脑细胞死亡的主要原因。心搏停止和重建循环后低血压的时间越长，无血流现象越明显。此外，脑生化方面的紊乱，在缺血期间活性自由基等的形成，可损伤细胞膜，甚至导致细胞死亡，因而有主张用自由基清除剂。缺氧后导致组织损害的另一重要激活因素是细胞内钙离子增加，认为细胞质中钙离子浓度增加是引起缺血、缺氧后脑细胞死亡的因素之一。

因缺血、缺氧，脑组织内的毛细血管因超过氧化物自由基蓄积和局部酸中毒的作用而使通透性增加，加之静水压升高，血管内液体与蛋白质进入细胞外间隙而形成脑水肿。脑水肿的防治与提高脑复苏成功率有很大关系。低温、脱水疗法的疗效已被公认。

2）脑复苏措施：脑复苏主要针对 4 个方面，包括降低脑细胞代谢率，加强氧和能量供给，促进脑循环再流通及纠正可能引起继发性脑损害的全身和颅内病理因素。

（1）调节平均动脉压：要求立即恢复并维持正常或稍高于正常的平均动脉压（90 ~ 100 mmHg），要防止突然发生高血压，尤其不宜超过自动调节崩溃点（平均动脉压 130 ~ 150 mmHg）。若血压过高，可用血管扩张剂如阿福那特、氯丙嗪和硝普钠等。预防低血压，可用血浆或血浆代用品提高血容积，或用药物如多巴胺等支持平均动脉压。多数心搏停止患者可耐受增加 10% 左右的血容积（1% 体重），有时可用胶体代用品如右旋糖酐 -40 或低分子右旋糖酐，最好根据肺动脉楔压监测进行补容。

（2）呼吸管理：为预防完全主动过度换气引起颅内压升高，对神志不清的患者应使用机械呼吸器。应用呼吸器过度通气，使动脉血氧分压和脑微循环血氧分压明显提高，使缺氧性损伤恢复。保证脑组织充分供氧是非常必需的。

（3）低温疗法：低温可降低脑代谢，减少脑耗氧，减慢缺氧时 ATP 的消耗率和乳酸血症的发展，有利于保护脑细胞，减轻缺氧性脑损害。此外，低温尚可降低大脑脑脊液压力，减小脑容积，有利于改善脑水肿。

降温开始时间：产生脑细胞损害和脑水肿的关键性时刻，是循环停止后的最初 10 分钟。因此降温时间越早越好，1 小时内降温效果最好，2 小时后效果较差，心脏按压的同时即可在头部用冰帽降温。

降温深度：低温能减少脑组织耗氧量。一般认为 33~34℃ 低温对脑有较大的作用，降至 28℃ 以下，脑电活动明显呈保护性抑制状态。但体温降至 28℃ 易诱发室颤等严重心律失常，故宜采用头部重点降温法。

降温持续时间：一般需 2~3 天，严重者可能要 1 周以上。为了防止复温后脑水肿反复和脑耗氧量增加而加重脑损害，故降温持续至中枢神经系统皮质功能开始恢复，即以听觉恢复为指标，然后逐步停止降温，让体温自动缓慢上升，绝不能复温过快。

（4）脱水疗法：可提高血浆胶体渗透压，形成血液、脑脊液、组织细胞之间渗透压差，使脑细胞内的水分进入血液而排出体外，从而使脑体积缩小，脑压降低。心肺复苏成功后，应给 20% 甘露醇 125~250 ml，快速静脉滴入，或呋塞米、依他尼酸钠 40~100 mg 静脉注射。也可用地塞米松 5 mg 静脉注射，每 6 小时 1 次，一般连用 3~5 天。

（5）巴比妥酸盐疗法：巴比妥类能增加神经系统对缺氧的耐受力，可以抑制脑灌流复苏后脑氧代谢率的异常增加，具有稳定脑细胞膜的作用。巴比妥还可减轻脑水肿，改善局部血流的分布异常，缩小梗死面积。此外，巴比妥还可防治抽搐发作，强化降温对脑代谢率的抑制能力，提高低温疗法的效果。一般强调在心脏复跳后 30~60 分钟开始应用，迟于 24 小时则疗效显著降低。可选用 2% 硫喷妥钠 5 mg/kg 即刻静脉注射，每小时 2 mg/kg（维持血浓度 2~4 mg），以达到安静脑电图为宜，总量不超过 30 mg/kg。或苯妥英钠 7 mg/kg 静脉注射，必要时重复给药。硫喷妥钠多用于昏迷患者，属于深度麻醉药，应在麻醉医生指导下进行。下列情况暂停给药：①维持正常动脉压所需血管收缩药物剂量过大时；②心电图出现致命性心律失常时；③中心静脉压及肺动脉楔压升至相当高度或出现肺水肿。

（6）促进脑细胞代谢：ATP 可供应脑细胞能量，恢复钠泵的功能，有利于减轻脑水肿。葡萄糖为脑获得能量的主要来源。此外辅酶 A、细胞色素 C、多种维生素等与脑代谢有关的药物均可应用。

（7）高压氧的应用：高压氧可提高脑组织的氧分压，降低氧耗及颅内压，促进脑功能的恢复。尤其对心肺复苏后脑损害严重，脑复苏比较困难，反复抽搐，持续呈昏迷状态且病情逐渐恶化者可行高压氧治疗。

（8）肾上腺皮质激素的应用：肾上腺皮质激素在心肺脑复苏过程中具有多方面的良好作用。一般来讲，单独应用肾上腺皮质激素仅适于轻度脑损害者，多数情况下，常与脱水剂、低温疗法同时应用。其用量要大，如地塞米松每次 5~10 mg，静脉注射，每 4~6 小时 1 次，一般情况下应连用 3~5 天。

（9）钙通道阻滞剂的应用和关于应用钙剂的问题：脑缺血后脑内 Ca^{2+} 的移行，关系到细胞内代谢、细胞内释放游离脂肪酸、产生氧自由基的异常以及脑微血管无复流现象，这些异常均会导致神经元的损害，钙通道阻滞剂可改变这些过程。脑完全缺血后血流恢复，可有短暂（10~20分钟）的高灌流合并血管运动麻痹而血脑屏障破坏，形成水肿，以后有长时间（6~18小时）的低灌流。钙通道阻滞剂为强的脑血管扩张剂，可降低此种缺血后的低灌流状态。

脑缺血缺氧后进行复苏，再灌流不足和神经细胞死亡部分起因于 Ca^{2+} 进入血管平滑肌和神经元。

关于心搏骤停后钙剂的应用，近年来的文献指出：①休克、缺氧或缺血时，有迅速而大量的 Ca^{2+} 内流进入细胞；②细胞质内钙升高可减低腺苷酸环化酶的活性，引起类似肾上腺素能阻滞剂的应用；③细胞质内 Ca^{2+} 增多，可使线性体氧化磷酸化失耦联，抑制 ATP 的合成；④细胞质内 Ca^{2+} 升高导致心肌纤维过度收缩，抑制合适的左室充盈，减低最大收缩力。因此说明 Ca^{2+} 内流入细胞质有代谢和机械两方面毒性作用。故复苏时禁忌常规应用钙剂治疗，并必须仔细地重新评价。

（10）抗自由基药物的应用：该类药物有阻断自由基作用的超氧化物歧化酶、过氧化氢酶、谷胱甘肽过氧化物酶和自由基清除剂。如甘露醇、维生素 C、维生素 E、辅酶 Q_{10}、丹参、莨菪碱等。

五、复苏后护理

（一）维持循环功能

心电监护，及时处理突发情况。根据患者情况选用强心、抗心律失常及血管活性药，适当输血补液，对血流动力学不稳定、心动过缓的患者应使用临时心脏起搏器，尽最大努力确保循环功能的相对稳定，以维持心、肾、脑等重要组织器官的灌注。

（二）维持呼吸功能

检测动脉血气，根据结果调整有效通气指标及吸氧浓度，以保证组织的氧供。对疑有吸入性肺炎、气胸、肺水肿或 ARDS 的患者应进行 X 线或 CT 检查，并采取相应措施。

（三）维持水、电解质及酸碱平衡

心肺复苏成功后继续检测水、电解质紊乱及酸碱平衡的变化，纠正失衡。

（四）监测肾功能

监测尿及肾功能的变化，以防止心搏骤停后继发急性肾衰竭，根据肾功能调整用药。

（五）检测颅内压

为保证中枢神经系统的恢复，应随时检测颅内压变化，使其保持在 15 mmHg 以下，可滴注甘露醇、呋塞米、清蛋白，必要时可应用糖皮质激素减轻细胞水肿。

（六）消化道系统

病情允许尽早恢复胃肠营养，不能进食的可予胃肠外营养，注意消化道出血等并发症。

（七）营养支持

补充足够的能量，注意维生素及微量元素的补充。

（八）神经内分泌的变化

检测心房钠尿肽、甲状腺素、皮质醇、神经特异性烯醇酶等水平可提示预后。

（白欣桐　李红艳）

第五章　动脉粥样硬化

动脉粥样硬化（AS）是指大、中型动脉由内膜开始发生了脂质积聚、出血和血栓形成、纤维组织增生及中层退行性和平滑肌细胞增生性病变导致动脉管壁增厚变硬、失去弹性和管腔狭小。由于在动脉内膜积聚的脂质外观呈黄色粥样，因此称为动脉粥样硬化。

一、病因和发病机制

迄今病因尚未完全阐明。现代医学对最常见的一种动脉粥样硬化——冠状动脉粥样硬化所进行的广泛而深入的研究表明，本病为多种因素作用于不同的环节而致，这些因素称之为易患因素或危险因素。这些因素包括：

（一）年龄、性别

本病临床上多见于40岁以上的中、老年人，49岁以后进展较快，但在一些青壮年人甚至儿童的尸检中，也曾发现他们的动脉有早期的粥样硬化病变，提示这时病变已开始。男性与女性相比，女性发病率较低，但在更年期后发病率增加。年龄和性别属于不可改变的危险因素。

（二）职业

从事体力活动少、脑力活动紧张、经常有紧迫感的工作较易患本病。

（三）饮食

常进食动物性脂肪、胆固醇、糖和盐者易患本病。

（四）血脂异常

高脂蛋白血症易患本病。

（五）血压

高血压患者的冠状动脉粥样硬化患病率较血压正常者高4倍。

（六）吸烟

吸烟增加冠状动脉粥样硬化的发病率和病死率。

（七）肥胖

标准体重的肥胖者易患本病。

（八）遗传因素

家族中有在同年龄时患本病者，其近亲得病的机会也较高。

（九）糖尿病

有糖尿病患者较无糖尿病者发病率高。

（十）其他

如微量元素铬、锰、锌、钒、硒的摄入量减少等。

近年发现的危险因素还有：①饮食中缺少抗氧化剂；②体内铁贮存增多；③存在胰岛素抵抗；④血管紧张素转换酶基因过度表达；⑤血中一些凝血因子增高；⑥血中同型半胱氨酸增高等。

半个世纪以来，本病在欧美国家发病率逐渐增高。至20世纪60年代后期成为流行性常见病，且在有些国家和地区，由冠状动脉粥样硬化引起的心脏病已成为人群中首位的死亡原因。自70年代以来，由于注意采取防治措施，其死亡率在有些国家中已呈下降趋势。

该病的发病机制尚未完全阐明，有多种学说从不同角度解释。脂肪浸润学说认为，脂质代谢失常与本病的发生关系密切，其本质是动脉壁对侵入脂质的反应。证据是动脉粥样斑块的主要成分为胆固醇和胆固醇酯。内膜损伤学说认为高血压、细菌、病毒、免疫因子及血管活性物质如儿茶酚胺、血管紧张素等长期反复作用，使动脉内膜损伤，胆固醇沉积和血小板黏附聚集，形成粥样硬化。也有认为内膜损伤后血小板黏附聚集，发生纤维蛋白沉积，形成微血栓，之后被内皮细胞覆盖，其中血小板和血细胞崩解，释出脂质逐渐形成粥样斑块。此外血小板聚集释放出血栓烷 A_2，血小板生长因子等许多物质都有利于粥样硬化形成。克隆学说则认为本病是平滑肌细胞增生并吞噬脂质所致，其每个病灶均源于单一的平滑肌细胞，该细胞在某些物质如血小板源生长因子、内皮细胞源生长因子等作用下不断增殖，最终形成粥样斑块。其他机制还可能与神经、内分泌有关。

二、病理

动脉粥样硬化的病变主要发生于大、中型动脉的内膜，以冠状动脉和脑动脉最多受累，肾动脉及肠系膜动脉次之，肺循环动脉最少罹患。根据其发展过程分为以下几种。

（一）早期病变

早期病变以突起于内膜的黄色条纹，即脂纹，内含轻度增生的平滑肌细胞和吞噬细胞，细胞内有胆固醇为主的脂质沉积为特征。

（二）纤维斑块病变

病变进行性发展，平滑肌细胞进一步增生，并有纤维组织沉积，并将聚集的脂质包围，动脉内膜发生局灶性增厚，形成向管腔突出的灰黄色斑块，即粥样硬化斑块，引起不同程度的狭窄。可因斑块纤维组织增多和脂质的部分吸收而变为灰白色硬块；也可因深层供血不足和营养障碍而发生坏死、崩解、自溶、软化形成粥样物。

（三）复合病变

病变晚期斑块内部组织坏死与崩解扩大，常并发出血或钙化。波及内膜表面时，引起内皮破溃或斑块破裂及内膜溃疡。若破溃后粥样物进入血流，则形成栓子，仅有表面溃疡时，因血小板聚集可发生血栓。血栓机化或溃疡愈合，也使粥样斑块增大。

动脉粥样硬化发展的结局是使受累动脉弹性降低，脆性增加，易于破裂；斑块增大使管腔逐渐变窄，严重时可完全闭塞。因血供障碍而影响重要器官功能和结构。

三、分期和分类

本病发展过程可分为 4 期。

（一）无症状期或称隐匿期

其过程长短不一，包括从较早的病理变化开始，直到动脉粥样硬化已经形成，但尚无器官或组织受累的临床表现。

（二）缺血期

症状由于血管狭窄、器官缺血而产生。

（三）坏死期

由于血管内血栓形成或管腔闭塞而产生器官组织坏死的症状。

（四）纤维化期

长期缺血，器官组织纤维化萎缩而引起症状。

不少患者不经过坏死期而进入纤维化期，而在纤维化期的患者也可重新发生缺血期的表现。

按受累动脉部位的不同，本病有主动脉及其主要分支、冠状动脉、脑动脉、肾动脉、肠系膜动脉和四肢动脉粥样硬化等类别。

四、护理评估

（一）临床表现

为受累器官的相关病症。

1. 一般表现

脑力和体力均衰退。触诊可及浅表动脉增粗、迂曲和变硬。

2. 主动脉粥样硬化

主动脉粥样硬化大多数无特异性症状。叩诊时可发现胸骨柄后主动脉浊音区增宽；主动脉瓣区第二心音亢进而带金属音调，并有收缩期杂音。收缩期血压升高，脉压增宽，桡动脉触诊可类似促脉。X线检查可见主动脉结向左上方凸出，主动脉扩张与扭曲，有时可见片状或弧状的斑块内钙质沉着影。

3. 冠状动脉粥样硬化

冠状动脉粥样硬化可引起心绞痛、心肌梗死以及心肌纤维化等。

4. 脑动脉粥样硬化

脑缺血可引起眩晕、头痛与晕厥等症状。脑动脉血栓形成或破裂出血时引起脑血管意外，有头痛、眩晕、呕吐、意识突然丧失、肢体瘫痪、偏盲或失语等表现。脑萎缩时引起痴呆，有精神变态、行动失常、智力及记忆力减退以至性格完全变化等症状。

5. 肾动脉粥样硬化

肾动脉粥样硬化临床上并不多见，可引起肾脏萎缩或顽固性高血压，年龄在55岁以上而突然发生高血压者，应考虑本病的可能。如有肾动脉血栓形成，可引起肾区疼痛、尿闭以及发热等。

6. 肠系膜动脉粥样硬化

肠系膜动脉粥样硬化可能引起消化不良、肠道张力减低、便秘与腹痛等症状。血栓形成时，有剧烈腹痛、腹胀和发热。肠壁坏死时，可引起便血、麻痹性肠梗阻以及休克等症状。

7. 四肢动脉粥样硬化

四肢动脉粥样硬化以下肢较为多见，尤其是腿部动脉，由于血供障碍而引起下肢发凉、麻木和间歇性跛行，即行走时发生腓肠肌麻木、疼痛以至痉挛，休息后消失，再走时又出现；严重者可有持续性疼痛，下肢动脉尤其是足背动脉搏动减弱或消失。动脉管腔如果完全闭塞时可产生坏疽。

（二）实验室及其他检查

1. 实验室检查

动脉粥样硬化尚缺乏敏感而又特异性的早期实验室诊断方法。患者多有脂质代谢紊乱，主要表现为总胆固醇（TC）增高、低密度脂蛋白胆固醇（LDL－C）增高、高密度脂蛋白胆固醇（HDL－C）降低、甘油三酯（TG）增高、血 β－脂蛋白增高、载脂蛋白 B（ApoB）增高、载脂蛋白 A（ApoA）降低、脂蛋白（α）［LP（α）］增高，脂蛋白电泳图形异常，90% 以上患者表现为 Ⅱ 型或 Ⅳ 型高脂蛋白血症。血液流变学检查血黏滞度增高，血小板活性可增高。

2. X 线检查

X 线平片检查示病变动脉相应部位扩大、扭曲，有时可见片状或弧状的斑块内钙质沉着影等动脉粥样硬化表现。选择性或电子计算机数字减影动脉造影可显示相应动脉粥样硬化所造成的管腔狭窄或动脉瘤病变以及病变所在部位、范围和程度。

3. 其他

心电图、血流阻抗图、同位素、超声等检查也有助于不同部位的动脉粥样硬化症的诊断。

（三）诊断和鉴别诊断

本病发展到相当程度，尤其是有器官明显病变时，诊断并不困难，但早期诊断很不容易。年长患者如检查发展血脂异常，动脉造影发现血管狭窄性病变，应首先考虑诊断本病。

主动脉粥样硬化引起的主动脉变化和主动脉瘤，需与梅毒性主动脉炎和主动脉瘤以及纵隔肿瘤相鉴别；冠状动脉粥样硬化引起的心绞痛和心肌梗死，需与其他冠状动脉病变所引起者相鉴别；心肌纤维化需与其他心脏病特别是心肌病相鉴别；脑动脉粥样硬化所引起的脑血管意外，需与其他原因引起的脑血管意外相鉴别；肾动脉粥样硬化所引起的高血压，需与其他原因的高血压相鉴别；肾动脉血栓形成须与肾结石相鉴别；四肢动脉粥样硬化所产生的症状，需与其他病因的动脉病变所引起者相鉴别。

五、预后

本病预后随病变部位、程度、血管狭窄发展速度、受累器官受损情况和有无并发症而不同。脑、心、肾的动脉病变发生了脑血管意外、心肌梗死或肾功能衰竭者，预后不佳。

六、治疗与护理

（一）一般防护措施

1. 发挥患者的主观能动性，配合治疗。

2. 合理的膳食

1）膳食总热量勿过高，维持正常体重为度，40 岁以上应预防发胖。

2）超过正常标准体重时，每日应减少进食总热量，食用低脂（脂肪摄入量不超过总热量的 30%，其中动物脂肪不超过 10%），低胆固醇（每日不超过 500 mg）膳食，并限制蔗糖和含糖食物的摄入。

3）年过 40 岁者即使血脂不高，也应避免食用过多动物脂肪及含饱和脂肪酸的植物油。

4）确诊有冠状动脉粥样硬化者，应严禁暴饮暴食，以免诱发心绞痛及心肌梗死。

5）提倡饮食清淡，富含维生素及植物蛋白食物。

3. 适当的体力劳动和体育活动

参加一定的体力劳动和体育活动，对预防肥胖，锻炼循环系统的功能和调整血脂代谢均有裨益，是预防本病的一项积极措施。体力活动量应根据原来身体情况、体力活动习惯和心脏功能状态而定，以不过多增加心脏负担和不引起不适感觉为原则。体育活动要循序渐进，不宜勉强做剧烈活动，对老年人提倡散步（每日 1 小时，可分次进行），做保健体操，打太极拳等。

4. 合理安排工作和生活

生活要有规律、保持乐观、愉快的情绪，避免过度劳累和情绪激动，注意劳逸结合，保证充分睡眠。

5. 提倡不吸烟，不饮烈性酒

虽然少量低浓度酒能提高血 HDL－C、红葡萄酒有抗氧化的作用，但长期饮用会引起其他问题，因此不宜提倡。

6. 积极治疗与本病有关的一些疾病

包括高血压、糖尿病、高脂血症、肥胖症等。

不少学者认为，本病的预防措施应从儿童期开始，即儿童也不宜进食高胆固醇、高动物性脂肪的饮食，亦宜避免摄食过量，防止发胖。

（二）药物治疗

1. 扩张血管药物

解除血管运动障碍，可用血管扩张剂（见心绞痛）。

2. 调整血脂药物

可酌情选用下列药物：如胆酸螯合树脂、普罗布可、新霉素、洛伐他汀、普伐他汀、氟伐他汀、辛伐他汀、弹性酶、氯贝丁酯、非诺贝特、益多脂、吉非贝齐、苯扎贝特、环丙贝特、烟酸肌醇、阿昔莫司、谷固醇、藻酸双酯钠、维生素 C、维生素 B_6、多烯康、亚油酸丸等。

3. 抗血小板药物

抑制血小板的黏附、聚集和释放功能，防止血栓形成。

1）环氧酶抑制剂：抑制花生四烯酸转化为前列腺素 G_2 和 H_2，从而使血小板合成血栓素 A_2（TXA_2）减少。常用小剂量阿司匹林 50～300 mg/d，一般用 75～100 mg/d；同类制剂磺吡酮用量为 0.2 g，3～4 次/日。不良反应有胃部不适、恶心、呕吐、消化不良和便秘等，可引起出血。

2）TXA_2 合成酶抑制剂：抑制 TXA_2 的合成，增加前列环素的产生，可用芬氟咪唑 50 mg，2 次/日，作用不比阿司匹林优越。

3）增加血小板内环磷酸腺苷药物：可延长血小板的寿命，抑制其形态变化。黏附性和聚集，常用双嘧达莫，50 mg，3 次/日；西洛他唑是磷酸二酯酶抑制剂，50 ~ 100 mg，2 次/日。

4）抑制腺苷二磷酸活化血小板作用的药物：降低血小板黏附性，延长出血时间，稍降低血液黏稠度。常用噻氯匹定 0.25 g，1 ~ 2 次/日，不良反应有皮肤潮红、出血、腹泻、粒细胞减少、肝功能损害等。同类制剂氯吡格雷用量为 75 mg/d，起效快而不良反应小。

5）血小板糖蛋白 IIb/IIIa（GP IIb/IIIa）受体阻滞剂：该类药物阻断血小板聚集的最终环节，即阻断纤维蛋白原与 GP IIb/IIIa 受体的结合，血小板的聚集和其他功能受抑制，出血时间延长。临床最早应用的静脉制剂是阿昔单抗，用法为先注射 0.25 mg/kg，然后静脉滴注 10 μg/（kg·h）共 12 小时，作用可维持 3 日。其他静脉制剂还有埃替巴肽、替罗非班和拉米非班，该类药物主要用于冠心病介入治疗前，埃替巴肽和替罗非班尚可用于不稳定心绞痛或非 ST 段抬高的急性心肌梗死。不良反应主要为出血。口服制剂如塞米非班、奥波非班、西拉非班等的疗效差且出血发生率高。

4. 溶血栓和抗凝血药物

对动脉内形成血栓导致管腔狭窄或阻塞者，可用溶解血栓制剂继而用抗凝血药物治疗。

5. 其他药物

治疗高同型半胱氨酸血症主要是补充叶酸（1 mg/d），同时适当补充维生素 B_6 和 B_{12}。一些蛋白多糖制剂如硫酸软骨素 A 和 C 1.5 g，3 次/日；冠心舒（动物十二指肠提取物）20 mg，3 次/日等，通过调整动脉壁的蛋白多糖结构而起治疗作用。

（三）手术治疗

包括对狭窄或闭塞血管，特别是冠状动脉、主动脉、肾动脉和四肢动脉施行再通、重建或旁路移植，也可用带气夹心导管进行的经腔血管改形术、经腔激光再通、经腔粥样硬化斑块旋切或旋磨、经腔血管改形术后放置支架等介入性治疗。

（赵婷　陈梅）

第六章　冠状动脉粥样硬化性心脏病

第一节 概 述

冠状动脉粥样硬化性心脏病简称冠心病,是由于冠状动脉粥样硬化使管腔狭窄或阻塞导致心肌缺血、缺氧而引起的心脏病。冠心病的基础是动脉粥样硬化。动脉粥样硬化是发生在动脉的慢性免疫炎性、内含脂质的纤维增生性疾病,是一个长期的慢性过程。动脉粥样硬化的共同特点是动脉管壁增厚变硬,失去弹性,管腔狭窄缩小。动脉粥样硬化由多因素引起,其易患因素又称危险因素,包括:血脂异常、高血压、吸烟、糖尿病和胰岛素抵抗、高同型半胱氨酸血症、肥胖、年龄和性别、遗传因素等。有关动脉粥样硬化的发生机制的学说较多,包括脂源性学说、致突变学说、受体缺失学说、病毒感染学说、癌基因学说和炎症学说,这些学说从不同的侧面解释了动脉粥样硬化形成的机制。动脉粥样硬化包括内皮细胞损伤和功能失调、脂质条纹的形成、纤维斑块的形成。

冠心病多发生在 40 岁以后,男性多于女性,以脑力劳动者多见,是工业发达国家的非传染性流行病。冠心病的发病率一般以心肌梗死发病率为代表,存在明显的地区和性别差异。1978 年,WHO 公布欧洲 12 国心肌梗死发病率,北欧的芬兰男性和女性最高,男性 730/10 万,女性 160/10 万,男性最低为东欧的罗马尼亚 105/10 万,女性最低为保加利亚是 20/10 万。20 世纪 90 年代的随访表明,欧洲的冠心病心肌梗死的发病率呈下降趋势。与发达国家相比,我国冠心病流行率仍属较低水平,但我国冠心病发病率和死亡率在增加。

一、病因

本病病因是动脉粥样硬化,但动脉硬化的发生原因目前尚未完全明了。经过多年流行病学研究提示,本病易患因素包括如下几种。

（一）性别与年龄

冠心病的发病率与性别和年龄有明显关系。国外一项尸检资料发现在死于各种原因的 60 岁以上的男性中,50% 有冠心病。冠心病随着年龄的增长而进展。且男性患者比女性多见。

（二）高脂血症

资料表明无论是中青年还是 60~70 岁的老年人,总胆固醇增加 1%,冠心病的发病率就增加 2%。老年女性甘油三酯升高可肯定是一个独立的冠心病易患因素。

（三）高血压

收缩压和舒张压的升高都可促使冠状动脉粥样硬化的发生。

（四）糖尿病

据报道,糖尿病患者冠心病的发病率是非糖尿病者的 2 倍。

（五）吸烟

65 岁以上男女吸烟者，冠心病的死亡率是非吸烟者的 4～8 倍。

（六）脑力劳动

长期静坐，缺少体力活动也会加速动脉粥样硬化的发展。

（七）遗传因素

双亲或兄弟姊妹 55 岁以前有冠心病发作史者易患冠心病。

（八）其他

如肥胖、性情急躁、缺乏耐心、进取心及竞争性强、过度精神紧张等都是易患因素。

冠状动脉易于发生粥样硬化的原因可能为：①冠状动脉内膜及大部分中层的血液供应是由血管腔直接供给，血中的氧和营养物质直接送入内膜和中层，故脂蛋白易透入；②冠状动脉与主动脉的交角几乎成直角，其近端与主要分支的近段受到的血流冲击力大，故易受损伤。

二、病理

冠状动脉有左、右两支，分别开口于左、右主动脉窦。左冠状动脉有 1～3 cm 长的主干。然后分为前降支和回旋支。上述三支冠状动脉之间有许多细小分支互相吻合。目前常将冠状动脉分为四支，即左冠状动脉主干、左前降支、左回旋支和右冠状动脉。其中以左前降支受累最为多见，亦较重，依次为右冠状动脉、左回旋支及左冠状动脉主干。血管近端病变较远端为重。粥样斑块常分布在血管分支开口处，且常偏于血管的一侧，呈新月形，逐渐引起冠状动脉的狭窄甚至闭塞。

心肌的需血和冠状动脉的供血，是对立统一的两个方面，在正常情况下，通过神经和体液的调节，两者保持着动态平衡。当冠状动脉粥样硬化的早期，管腔轻度狭窄，心肌供血未受明显影响，患者无症状，心电图运动负荷试验也未显出心肌缺血的表现。此时虽有冠状动脉粥样硬化，还不能认为已有冠心病。当血管腔重度狭窄时，心肌供血受到影响，心肌发生缺血的表现，此时可认为是冠心病。冠状动脉供血不足范围的大小，取决于病变动脉支的大小和多少，其程度取决于管腔狭窄的程度及病变发展的速度。发展缓慢者，细小动脉吻合支由于代偿性血流量增大而逐渐增粗，增加了侧支循环，可改善心肌供血。此时即使动脉病变严重，心肌损伤有时却不重。发展较快者，管腔迅速堵塞，局部心肌出现急性缺血而损伤、坏死。冠状动脉除发生病理解剖学改变外，发生痉挛也是引起心肌供血不足的一个重要因素。

由于冠状动脉病变部位、范围、程度及心肌供血不足的发展速度等不同，可将本病分为五型，即隐匿性冠心病、心绞痛、心肌梗死、心力衰竭及心律失常、猝死，下面分别叙述。

三、临床分型

（一）急性冠状动脉综合征

急性冠状动脉综合征（ACS）是一组综合征，包括了不稳定型心绞痛（UA），非

ST 段抬高型心肌梗死（NSTEMI）和 ST 段抬高型心肌梗死（STEMI）。它们有共同的病理基础，是不稳定的粥样斑块发生变化：斑块内出血使之迅速增大，斑块破裂或表面破损，局部血小板聚集继而形成血栓，血管发生痉挛等，引起冠状动脉不完全或完全性阻塞所致。易损斑块为不稳定斑块或称软斑块，其覆盖的纤维帽中平滑肌细胞少，胶原含量少，因而较薄；而脂质核心较大，所含脂质较多，因而较软；其外形不规则呈偏心性分布。此时如有循环系统或斑块内部血流动力学改变、冠状动脉痉挛、涡流、应切力的波动或狭窄远端血流不稳定等外在因素的作用，可使纤维帽与正常内膜交界处破裂。纤维帽钙化时，其顺应性降低也易破裂。破裂后如血栓形成未完全阻塞冠状动脉则引起UA，最终可能发展到完全阻塞而发生 NSTEMI 或 STEMI。患者迅速出现胸痛等表现，需紧急处理。

（二）慢性心肌缺血综合征

与急性冠状动脉综合征相对应，隐匿型冠心病、稳定型心绞痛和缺血性心肌病等病则被列入慢性心肌缺血综合征的范畴。

将 UA、NSTEMI 和 STEMI 合在一起称之为急性冠状动脉综合征的这种分类，有利于提高对这些发生急性胸痛患者的重视，进行密切的观察和危险分层，及时作出正确的判断和采取适当的治疗措施，降低死亡率。

四、防治

首先应积极治疗高血压、高脂血症、糖尿病等有关疾病，预防动脉粥样硬化。饮食宜清淡，多食富含维生素 C 的新鲜蔬菜、瓜果。大量维生素 C 对防治粥样硬化有好处。严禁暴饮暴食，暴饮暴食可诱发心绞痛和心肌梗死。适当参加体育活动，如散步、保健体操、打太极拳等。冬季天气寒冷，户外活动要注意保暖，寒冷刺激易诱发心绞痛。要劳逸结合，避免过度紧张。肥胖者应逐渐减轻体重，戒除烟酒。

在冠心病治疗方面，近年来全国多数医院建立了冠心病监护病房，使患者的心律、血压与一般病情得到监测与及时的处理，并合理使用了许多新的治疗措施，如电除颤与复律、起搏、新型抗心律失常药物的应用，如静脉内硝普钠与硝酸甘油和其他血管扩张剂、溶血栓以及各类益气活血中药等，从而使住院期病死率明显下降。

四、护理

（一）一般护理

1. 心理护理

及时了解患者的需求并给予关心与帮助，对其提出的问题进行耐心解答，帮助患者缓解焦虑情绪，树立战胜疾病的信心。向患者详细说明病情，讲解治疗的可行性和护理计划，使患者积极主动地配合治疗。

2. 疼痛护理

胸痛是冠心病的典型症状，应嘱患者活动时随身携带急救药物，如出现不适，要立即停止活动并服药，待症状缓解后方可继续活动。如服药休息后不能缓解，应立即到医院救治。

3. 用药护理

护理人员要充分了解患者的并发症情况和用药禁忌情况，并叮嘱患者要遵医嘱服药，不可擅自增减药物、停药、换药。用药后如有不良反应发生，应立即就诊。患者要随时备好急救药物，以备不时之需。

4. 饮食护理

1）冠心病患者应少食多餐、定时定量，每天进餐 3~5 次，每餐控制在六七成饱，严禁暴饮、暴食。

2）多吃蔬菜、水果等富含维生素和纤维的食物。

3）不吃油炸、辛辣等刺激性食物，减少盐分的摄入。

4）适当增加饮水量，降低血液的黏稠度。

5）对于肥胖患者，应多食用植物蛋白，控制体重。

6）忌烈性酒，忌浓茶、咖啡等刺激性饮料。

5. 休息与活动

心绞痛发作时应立刻停止活动，不稳定型心绞痛需卧床休息，必要时吸氧 2~3 L/min。

（二）健康教育

1. 养成健康的饮食习惯。

2. 正确使用硝酸甘油，掌握心绞痛发作时应急处理。如含服硝酸甘油 3 片仍无效或疼痛持续 15 分钟以上应立刻就诊。

3. 制订活动与休息计划，坚持适量的有氧运动，如慢走、打太极拳等。

4. 保持良好的心理状态，适量听轻音乐，减轻心理压力。

5. 保持排便通畅，避免用力排便。

6. 戒烟，避免被动吸烟。

7. 避免诱因：如过劳、情绪激动、寒冷、饱餐等。

（邵泽花）

第二节　慢性心肌缺血综合征

一、稳定型心绞痛

稳定型心绞痛也称劳力性心绞痛。其特点为阵发性的前胸压榨性疼痛或憋闷感觉，主要位于胸骨后部，可放射至心前区和左上肢尺侧，常发生于劳力负荷增加时，持续数分钟，休息或用硝酸酯制剂后疼痛消失。疼痛发作的程度、频度、持续时间、性质及诱发因素等在数个月内无明显变化。

（一）发病机制

当冠脉狭窄或部分闭塞时，其血流量减少，对心肌的供血量相对比较固定。在休息时尚能维持供需平衡，可无症状。在劳力、情绪激动、饱食、受寒等情况下，心脏负荷突然增加，使心率增快、心肌张力和心肌收缩力增加等而致心肌耗氧量增加，而存在狭窄冠状动脉的供血却不能相应地增加以满足心肌对血液的需求时，即可引起心绞痛。

（二）护理评估

1. 临床表现

1）病史：发病前多有劳累、情绪波动、饱食、受寒等病史。

2）症状和体征

（1）症状：心绞痛以发作性胸痛为主要临床表现，典型心绞痛具有以下特点：

部位：主要在胸骨上、中段的后方，也可波及心前区，常放射到左肩、左臂内侧达小指与无名指，或至颈、咽、下颌部。

性质：胸痛带有压迫、紧缩、发闷感或烧灼感，偶伴濒死的恐惧感。但不尖锐，不似针刺或刀割样痛。发作时，患者往往不自觉地停止原来的活动，直至症状缓解。

持续时间：胸痛出现后常逐步加重，在 3～5 分钟又渐消失。疼痛很少超过 15 分钟，心绞痛可 1 日内多次发作，也可数天或数周发作 1 次。

诱发因素：最常见的是体力劳动，其次是情绪激动。疼痛发生在劳力或激动的当时，而不是在劳动之后。吸烟、饱餐、受寒、上楼、顶风行走、心动过速、休克等均可诱发。典型的心绞痛常在相似的条件下发生。

缓解的方法：停止诱发活动，原地休息即能迅速缓解；舌下含化硝酸甘油能在 2～3 分钟终止疼痛。

（2）体征：平时无异常特征。心绞痛发作时血压和心率一般是升高。偶有血压下降者，其原因可能为对疼痛的血管迷走反应或广泛心肌缺血促发左室功能不良。心绞痛发作时，可出现第四心音奔马律、暂时性第二心音分裂、由于乳头肌功能不良而致的收缩期杂音、第三心音奔马律或交替脉。重者可出现一过性肺淤血的表现。

2. 实验室与其他检查

1）实验室检查：常有血清 TC、TG、低密度脂蛋白（LDL）增高，而高密度脂蛋白（HDL）往往降低。有些患者空腹血糖升高或糖耐量减退，对冠心病的诊断仅有参考价值。

2）心电图及其负荷试验：有半数左右的病例在休息状态下出现 ST 段下降及 T 波倒置。若给予一定的运动负荷，或在日常生活条件下连续记录 24 小时动态心电图，则 90% 以上的患者可呈现具有特征性的缺血性图形，即在 R 波为主的导联中 ST 段水平下移或 T 波倒置，可大大提高检出率。常用的运动负荷试验有活动平板和脚踏车试验。

3）放射性核素扫描：^{201}Tl（^{201}铊）进入冠状血流很快被正常心肌摄取，且摄取量与心肌血流量成正比。缺血或坏死部位的心肌则表现为放射性稀疏或缺损区。

4）冠状动脉造影：具有诊断价值，但为创伤性检查。

5）超声波检查：二维超声显示左主冠状动脉及分支管腔可能变窄，管壁不规则增厚及回声增强。心绞痛发作时或运动后局部心肌运动幅度减低或无运动及心功能减低。

超声多普勒于二尖瓣上取样，可测出舒张早期血液速度减低，舒张末期流速增加，表示舒张早期心肌顺应性减低。

6）X线检查：冠心病患者在合并有高血压病或心功能不全时，可有心影扩大、主动脉弓屈曲延长；心衰重时，可合并肺充血改变；有陈旧心肌梗死合并室壁瘤时，X线下可见心室反向搏动。

3. 诊断

具有典型心绞痛发作病史者，一般不难诊断。症状不典型者，应结合年龄、其他冠心病易患因素、实验室及其他检查等，综合考虑，如有心肌缺血的客观证据，则诊断更加明确。心电图目前仍是发现心肌缺血最常用而又有一定价值的无创性检查手段，并可结合心电图负荷试验或连续记录24小时动态心电图，有条件者可选用[201]Tl同位素扫描或冠状动脉造影。

（三）预后

心绞痛患者大多数能生存很多年，但有发生急性心肌梗死或猝死的危险，在不稳定型心绞痛中更容易发生，血清C反应蛋白（CRP）和白介素-6（IL-6）持续增高者心肌梗死的发生率明显增加。有室性心律失常或传导阻滞者预后较差，但决定预后的主要因素为冠状动脉病变范围和心功能。左冠状动脉主干病变最为严重，据外统计，年死亡率可高达30%，依次为三支、二支与一支病变。左前降支病变一般较其他两大支严重。左心室造影、超声心动图检查或放射性核素心室腔显影所示射血分数降低和室壁运动障碍也有预后意义。

（四）治疗

主要在于预防动脉粥样硬化的发生和发展。治疗原则是改善冠状动脉的血供和减轻心肌的耗氧，同时治疗动脉粥样硬化，稳定斑块，解除狭窄。

1. 一般措施

1）休息：根据不同病情作相应安排，其中包括身心两方面的休息。应让患者适当地了解疾病的性质以便正确对待。使患者了解本病乐观的一面，消除患者不必要的误解、焦虑与恐惧心理，培养乐观情绪。对于初发而过度紧张或休息不佳者，可酌用镇静剂等药物治疗。

2）控制易患因素：如高血压、高血脂、肥胖、糖尿病、吸烟等。

3）消除不利因素：如劳累、情绪激动、饱餐、寒冷、甲亢、心律失常等。

2. 药物治疗

1）发作期治疗

（1）硝酸甘油：发作时可取本品0.3～0.6 mg置于舌下含化，1～2分钟起作用，约半小时作用消失。症状重者可用硝酸甘油10～20 mg溶于5%葡萄糖250～500 ml内静滴，开始滴速为每分钟20～40 μg，可逐渐加至每分钟100～200 μg。不良反应有头昏、头痛、头部跳痛、心悸、血压下降，用药时宜平卧位。

（2）硝酸异山梨酯（消心痛）：5～10 mg舌下含化，2～5分钟见效，作用维持2～3小时，或用喷雾剂喷入口腔，每次1.25 mg，1分钟见效。

（3）亚硝酸异戊酯：每安瓿0.2 ml。用时用手帕包裹捏碎，立即盖于鼻部吸入，

10～15 秒见效，几分钟作用消失。

（4）吗多明：舌下吸收迅速，可于 2～4 分钟见效，能维持 6～7 小时。

以上制剂主要用于劳累性心绞痛发作期的治疗。对于变异型心绞痛可立即舌下含服 5～10 mg 硝苯地平，也可与硝酸甘油合用。

此外，各种口服中药制剂如活心丹、冠心苏合丸、心宝、苏冰滴丸和苏合香丸等，对缓解心绞痛也有一定作用。个别患者可酌情给予镇静剂，严重患者还可给予氧气吸入。

2）缓解期的治疗：注意休息，调整生活和工作，减轻精神负担，避免诱发因素，调节饮食，防止心绞痛发作。

（1）长效硝酸酯制剂

硝酸异山梨酯：5～10 mg，每日 3 次口服，服后半小时起作用，持续 3～5 小时，与普萘洛尔合用，效果更好。

戊四硝酯：10～30 mg，每日 3～4 次口服，40 分钟后始起作用，持续 4～5 小时。

2% 硝酸甘油油膏或含 5～10 mg 硝酸甘油的橡皮膏：涂或贴在胸前或上臂皮肤，缓慢吸收，可预防卧位心绞痛发作。

（2）β 受体阻滞剂：可减慢心率，降低血压，减弱心肌收缩力，从而降低心肌耗氧量，缓解心绞痛。但因 β 受体阻滞剂不能对抗 α 受体活性，反可加重冠状动脉痉挛，故此类药对变异型心绞痛应十分慎重。心功能不全，心率低于每分钟 60 次，支气管哮喘，慢性肺部疾患及低血压应列为禁忌。

常用者有：普萘洛尔，非选择性 β 受体阻滞，10 mg，每日 3～4 次，可渐加至每日 100～200 mg；氧烯洛尔，非选择性 β 受体阻滞，20～40 mg，每日 3～4 次，可渐加至每日 240 mg；阿替洛尔，心脏选择性 β 受体阻滞，适于慢性肺部疾患、哮喘、长期吸烟、周围血管病变和胰岛素依赖型糖尿病患者，25 mg，每日 2 次；美托洛尔，心脏选择性 β 受体阻滞，25～50 mg，每日 3 次。

本药可与硝酸酯制剂合用，但要注意：①本药与硝酸酯制剂有协同作用，因而剂量应偏小，开始剂量尤其要注意减少，以免引起体位性低血压等不良反应；②停用本药时应逐步减量，如突然停用有诱发心肌梗死的可能；③心功能不全、支气管哮喘以及心动过缓者不用为宜；④我国多数患者对本药比较敏感，难以耐受大剂量。

（3）钙通道阻滞剂：本类药物抑制钙离子进入细胞内，也抑制心肌细胞兴奋—收缩耦联中钙离子的利用。因而抑制心肌收缩，减少心肌氧耗；扩张冠状动脉，解除冠状动脉痉挛，改善心内膜下心肌的供血；扩张周围血管，降低动脉压，减轻心脏负荷；还降低血黏度，抗血小板聚集，改善心肌的微循环。常用制剂有：硝苯地平，10～20 mg，每日 3 次口服，亦可舌下含化，迅速降压及缓解心绞痛；维拉帕米：40～80 mg，每日 3 次；硫氮䓬酮：30～90 mg，每日 3 次。β 受体阻滞剂与硝酸酯类合用有协同作用，但易引起低血压，宜从小量开始。钙通道阻滞剂可与 β 受体阻滞剂使用，但与维拉帕米和硫氮䓬酮合用时则有过度抑制心脏的危险。β 受体阻滞剂、钙通道阻滞剂停药时宜逐渐减量然后停药。

（4）抗血小板及抗凝药物治疗

阿司匹林：小剂量阿司匹林可减少稳定性心绞痛患者发生心肌梗死的可能性，对其他类型心绞痛的作用也是肯定的。Ridker 等报告隔日口服阿司匹林 325 mg，观察 60 个月，结果治疗组心肌梗死发生率明显低于对照组。

肝素：主要用于治疗不稳定性心绞痛。目前尚不作为常规用药，对心绞痛发作重、时间长、不易控制者，应用肝素可能有所裨益。

（5）其他药物

曲美他嗪：别名心康宁。双盲试验证明，本品对心绞痛有较好疗效；能减少发作次数，减轻发作程度，减少硝酸甘油用量，改善心电图缺血性变化。但各家报道的有效率颇不一致。主要用于预防心绞痛发作，亦可用于陈旧性心肌梗死。2 ~ 6 mg，每日 3 次，饭后服。维持量为每日 1 ~ 3 mg。

盐酸奥昔非君：又名安蒙痛，是一种治疗冠心病的新型药物。文献报道对 25 例冠心病心绞痛患者应用本品治疗，一组给安慰剂，另一组口服本品 8 mg，每日 3 次。结果，总有效率服药组 88%，安慰剂组 36%（$P < 0.01$），说明本药有一定的抗心绞痛作用，且不良反应小、安全、有效。

东莨菪碱：能扩张冠状动脉，增加冠状动脉血流量，改善心肌缺血缺氧状态和降低心肌耗氧量。有人用东莨菪碱等药治疗冠心病心绞痛 30 例，总有效率 83.2%。

精制蝮蛇抗栓酶：文献报道对不稳定性心绞痛有较好疗效。方法：第 1 天给本品 2.5 U（10 支）加 25% 葡萄糖 20 ml 静注 10 分钟，然后 2.0 U 加 5% 葡萄糖 250 ml 静滴，3 小时内滴完。第 2 天开始 2.0 U 加 5% 葡萄糖 250 ml 静滴，每日 1 次，连用 1 周，第 2 ~ 3 周改用 1.5 U 加 5% 葡萄糖 250 ml 静滴，每日 1 次，整个疗程 3 周。可配伍硝酸异山梨酯、硝酸甘油等药。

克冠莨（扩冠嗪）：用药期间特别是用药早期如有心绞痛发作，应加用硝酸甘油。用法：30 mg，每日 3 次口服，1 ~ 2 个月为一疗程。静注每次 0.2 mg/kg。

卡托普利：适用于高血压患者有心绞痛发作者，对一般心绞痛不宜作为首选药。应用时可以和其他抗心绞痛药合用，推荐剂量 6.25 ~ 25 mg，每日 3 次口服，效果不佳时，可以在观察下逐渐加大剂量。

地奥心血康：100 mg，每日 3 次。临床观察地奥心血康起效时间比硝酸异山梨酯迅速。

文献报道培他司汀、辅酶 Q_{10}、胺碘酮、福康乐、粉防己碱、乙氧黄酮、川芎嗪、灯盏细辛注射液、环常绿黄杨碱片、羟乙基淀粉代血浆或低分子右旋糖酐等对冠心病心绞痛均有一定疗效。临床可酌情选用。

（6）中医中药：根据祖国医学辨证论治采用治标和治本两法。治标，主要在疼痛期应用，以"通"为主，有活血、化瘀、理气、通阳、化痰等法；治本，一般在缓解期应用，以调整阴阳、脏腑、气血为主，有补阳、滋阴、补气血、调整脏腑等法。

常用中药制剂：

冠心苏合香丸，每日 1 ~ 3 次，每次 1 丸。

复方丹参片，每日 3 次口服，每次 2 ~ 3 片；或复方丹参注射液 2 ml 肌内注射，每日 2 次；或 8 ~ 16 ml 加入 5% 葡萄糖液 500 ml 内静脉滴注，每日 1 次，疗程 2 ~ 4 周。毛冬青注射液，2 ml 肌内注射，每日 2 次。或用其片剂 4 ~ 5 片，每日 3 次口服。

3. 体外反搏和高压氧

体外反搏可增加冠状动脉血流量；高压氧治疗可改善全身及冠状动脉氧供。

4. 经皮穿刺腔内冠状动脉成形术

以导管的方法，采用球囊、支架及其他装置解除冠状动脉狭窄，恢复血流。目前已经成为心绞痛，特别是不稳定型心绞痛的主要治疗方法之一。其指征早年掌握较紧，近年放宽，临床上已广泛应用。术后半年内 15% ~ 35% 患者再狭窄，用冠状动脉内支架植入术有助于降低再狭窄。施行本手术如不成功，则需行急诊主动脉—冠状动脉旁路移植手术。

5. 外科手术治疗

主要是施行主动脉—冠状动脉旁路移植手术，取患者自身的大隐静脉作为旁路移植材料，一端吻合在主动脉，另一端吻合在有病变的冠状动脉段的远端，或游离内乳动脉与冠状动脉远端吻合，改善该冠状动脉所供血心肌的血流供应。本手术目前在冠心病发病率高的国家中已成为最普通的择期性心脏外科手术，对缓解心绞痛有较好效果。

本手术适应证：①左冠状动脉主干病变；②冠状动脉 3 支病变；③稳定型心绞痛对内科治疗反应不佳，影响工作和生活；④恶化型心绞痛；⑤变异型心绞痛冠状动脉有固定狭窄者；⑥梗死后心绞痛。患者冠状动脉狭窄的程度应在管腔阻塞 70% 以上，狭窄段的远端管腔畅通，心室功能较好，此三点在考虑手术时应予注意。此外，需施行心脏瓣膜替换术、室壁瘤切除术的患者，有手术适应证者可同时施行本手术。

6. 运动锻炼疗法

动物实验显示运动锻炼有助于促进侧支循环的发展，但在人类尚未得到证实。然而，适宜的运动锻炼确能提高体力活动的耐受量而改善症状。运动强度以不产生缺血性 ST – T 改变或心绞痛为原则。

二、隐匿型冠心病

隐匿型冠心病是无临床症状，但客观检查有心肌缺血表现的冠心病，亦称无症状性冠心病。患者有冠状动脉粥样硬化，但病变较轻或有较好的侧支循环，或患者痛阈较高故而无疼痛症状。其心肌缺血的心电图表现可见于静息时，或仅在增加心脏负荷时才出现，常为动态心电图记录所发现，又被称为无症状性心肌缺血。

（一）病因

冠状动脉有左、右两支，开口分别在左、右主动脉窦。左冠状动脉有 1 ~ 3 cm 长的总干，然后分为前降支和回旋支。前降支供血给左心室前壁中下部、心室间隔的前 2/3 及心尖瓣前外乳头肌和左心房；回旋支供血给左心房、左心室前臂上部、左心室外侧壁及心脏膈面的左半部或全部和二尖瓣后内乳头肌；右冠状动脉供血给右心室、心室间隔的后 1/3 和心脏膈面的右侧或全部。这三支冠状动脉之间有许多小分支互相吻合，连同左冠状动脉的主干，合称为冠状动脉的四支。

粥样硬化可累及四支中的一、二或三支，亦可四支冠状动脉同时受累。其中以左前降支受累最为多见，病变也最重，然后依次为右冠状动脉，左回旋支和左冠状动脉主干。病变在血管近端较远端重，主支病变较边缘分支重。粥样斑块多分布在血管分支的开口处，且常偏于血管的一侧，呈新月形，其足以逐渐引起管腔狭窄或闭塞的病理变化已在"动脉粥样硬化"中阐述。

冠状动脉粥样硬化发展到一定程度，将影响心肌的供血。心肌的需血和冠状动脉的供血是矛盾对立统一的两个方面。在正常情况下，通过神经和体液的调节，两者保持着动态的平衡，当血管腔轻度狭窄时（＜50%），心肌的血供未受影响，患者无症状，各种心脏负荷试验也未显示出心肌缺血的表现，故虽有冠状动脉粥样硬化，还不能认为已有冠心病。当血管腔重度狭窄时（50%~75%），其对心肌供血的能力大减，心肌发生缺血，是为冠心病。冠状动脉供血不足范围的大小，取决于病变动脉支的大小和多少，其程度取决于管腔狭窄程度及病变发展速度。发展缓慢者，细小动脉吻合支由于代偿性的血流量增大而逐渐增粗，增进了侧支循环，改善心肌血供，此时即使动脉病变较为严重，心肌损伤也不重；发展较快者，管腔迅速堵塞，心肌出现损伤、坏死；心肌长期血供不足，引起心肌萎缩、变性、纤维组织增生，心脏扩大。

此外，粥样硬化斑块的出血或破裂，粥样硬化的冠状动脉（亦可无粥样硬化病变）发生痉挛或病变动脉内血栓形成，均可使动脉腔迅速严重地狭窄或堵塞，引起心肌急性缺血或坏死。

（二）护理评估

1. 临床表现

患者多属中年以上，无心肌缺血的症状，在体格检查时发现心电图（静息、动态或负荷试验）有 ST 段压低、T 波倒置等变化，放射性核素心肌显影（静息或负荷试验），或超声心动图示有心肌缺血表现。

本病患者与其他类型冠心病患者的不同在于并无临床症状，但它又不是单纯的冠状动脉粥样硬化，因为已有心肌缺血的客观表现，即心电图、放射性核素心肌显影，或超声心动图显示心脏已受到冠状动脉供血不足的影响。可以认为是早期的冠心病（但已不一定是早期的冠状动脉粥样硬化），它可能突然转为心绞痛或心肌梗死，亦可能逐渐演变为心肌纤维化出现心脏增大，发生心力衰竭或心律失常，个别患者亦可能猝死。诊断出这类患者，可为他们提供较早期治疗的机会。

2. 辅助检查

1）心电图：心电图是冠心病诊断中最早、最常用和最基本的诊断方法。与其他诊断方法相比，心电图使用方便，易于普及，当患者病情变化时便可及时捕捉其变化情况，并能连续动态观察和进行各种负荷试验，以提高其诊断敏感性。无论是心绞痛或心肌梗死，都有其典型的心电图变化，特别是对心律失常的诊断更有其临床价值，当然也存在着一定的局限性。

2）心电图负荷试验：主要包括运动负荷试验和药物试验（如双嘧达莫、异丙肾上腺素试验等）。心电图是临床观察心肌缺血最常用的简易方法。当心绞痛发作时，心电图可以记录到心肌缺血的心电图异常表现。但许多冠心病患者尽管冠状动脉扩张的最大储备能力已经下降，通常静息状态下冠状动脉血流量仍可维持正常，无心肌缺血表现，心电图可以完全正常。为揭示减少或相对固定的血流量，可通过运动或其他方法，给心脏以负荷，诱发心肌缺血，进而证实心绞痛的存在。运动试验对于缺血性心律失常及心肌梗死后的心功能评价也是必不可少的。

3）动态心电图：是一种可以长时间连续记录并编集分析心脏在活动和安静状态下心电图变化的方法。此技术于 1947 年由 Holter 首先运用于监测电活动的研究，所以又称 Holter 监测。常规心电图只能记录静息状态短暂仅数十次心动周期的波形，而动态心电图于 24 小时内可连续记录多达 10 万次左右的心电信号，可提高对非持续性异位心律，尤其是对一过性心律失常及短暂的心肌缺血发作的检出率，因此扩大了心电图临床运用的范围，并且出现时间可与患者的活动与症状相对应。

4）核素心肌显像：根据病史，心电图检查不能排除心绞痛时可做此项检查。核素心肌显像可以显示缺血区、明确缺血的部位和范围大小。结合运动试验再显像，则可提高检出率。

5）冠状动脉造影：是目前冠心病诊断的"金标准"。可以明确冠状动脉有无狭窄及狭窄的部位、程度、范围等，并可据此指导进一步治疗所应采取的措施。同时，进行左心室造影，可以对心功能进行评价。冠状动脉造影的主要指征为：①对内科治疗下心绞痛仍较重者，明确动脉病变情况以考虑旁路移植手术；②胸痛似心绞痛而不能确诊者。

6）超声和血管内超声：心脏超声可以对心脏形态、室壁运动以及左心室功能进行检查，是目前最常用的检查手段之一。对室壁瘤、心腔内血栓、心脏破裂、乳头肌功能等有重要的诊断价值。血管内超声可以明确冠状动脉内的管壁形态及狭窄程度，是一项很有发展前景的新技术。

7）心肌酶学检查：是急性心肌梗死的诊断和鉴别诊断的重要手段之一。临床上根据血清酶浓度的序列变化和特异性同工酶的升高等肯定性酶学改变便可明确诊断为急性心肌梗死。

8）心血池显像：可用于观察心室壁收缩和舒张的动态影像，对于确定室壁运动及心功能有重要参考价值。

3. 诊断

诊断主要根据静息、动态或负荷试验的心电图检查，放射性核素心肌显影和（或）超声心动图发现患者有心肌缺血的改变，而无其他原因解释，又伴有动脉粥样硬化的易患因素。进行选择性冠状动脉造影检查可确立诊断。

4. 鉴别诊断

1）自主神经功能失调：本病有肾上腺素能 β 受体兴奋性增高的类型中，患者心肌耗氧量增加，心电图可出现 ST 段压低和 T 波倒置等改变，患者多表现为精神紧张和心率增快。服普萘洛尔 10～20 mg 后 2 小时，心率减慢后再行心电图检查，可见 ST 段和 T 波恢复正常，有助于鉴别。

2）心肌炎、心肌病、心包病、其他心脏病、电解质失调、内分泌病和药物作用等情况都可引起 ST 段和 T 波改变，诊断时要注意排除，但根据其各自的临床表现不难作出鉴别。

（三）治疗

采用防治动脉粥样硬化的各种措施（参见"动脉粥样硬化"），以防止粥样斑块加重，争取粥样斑块消退和促进冠状动脉侧支循环的建立。静息时心电图、放射性核素心肌显影或超声心动图已有明显心肌缺血改变者，宜适当减轻工作，或选用硝酸酯类药物、β受体阻滞剂、钙通道阻滞剂治疗（参见"心绞痛"），定期体检。

三、缺血性心肌病

缺血性心肌病（ICM）属于冠心病的一种特殊类型或晚期阶段，是指由冠状动脉粥样硬化引起长期心肌缺血，导致心肌弥漫性纤维化，产生与原发性扩张型心肌病类似的临床综合征。随着冠心病发病率的不断增加，ICM 对人类健康所造成的危害也日渐严重。WHO/ISFC 对缺血性心肌病的定义为：表现为扩张型心肌病，伴收缩功能损害，是由于心肌长期缺血引起的，故其发病与冠心病有着密切联系。

（一）病因

该病基本病因是冠状动脉动力性和（或）阻力性因素引起的冠状动脉狭窄或闭塞性病变。心脏不同于人体内其他器官，它在基础状态下氧的摄取率大约已占冠状动脉血流输送量的75%，当心肌耗氧量增加时就只能通过增加冠状动脉血流来满足氧耗需求，当各种原因导致冠状动脉管腔出现长期的严重狭窄引起局部血流明显减少时就会引起心肌缺血。能引起心肌缺血的病因有以下几个方面：①冠状动脉粥样硬化；②血栓形成；③血管炎；④其他能引起慢性心肌缺血的因素还有冠状动脉微血管病变（X 综合征）以及冠状动脉结构异常。

（二）护理评估

1. 临床表现

根据患者的不同临床表现，可将缺血性心肌病划分为两大类，即充血型缺血性心肌病和限制型缺血性心肌病。根据该病的不同类型分述其相应临床表现。

1）充血型缺血性心肌病

（1）心绞痛：明确的冠心病病史，并且绝大多数有 1 次以上心肌梗死的病史。但心绞痛并不是心肌缺血患者必备的症状，有些患者也可以仅表现为无症状性心肌缺血，始终无心绞痛或心肌梗死的表现。可是在这类患者中，无症状性心肌缺血持续存在，对心肌的损害也持续存在，直至出现充血性心力衰竭。出现心绞痛的患者心绞痛症状可能随着病情的进展，充血性心力衰竭的逐渐恶化，心绞痛发作逐渐减轻甚至消失，仅表现为胸闷、乏力、眩晕或呼吸困难等症状。

（2）心力衰竭：往往是缺血性心肌病发展到一定阶段必然出现的表现，早期进展缓慢，一旦发生心力衰竭进展迅速。多数患者在胸痛发作或心肌梗死早期即有心力衰竭表现，这是由于急性心肌缺血引起心肌舒张和收缩功能障碍所致。常表现为劳力性呼吸困难，严重时可发展为端坐呼吸和夜间阵发性呼吸困难等左心室功能不全表现，伴有疲乏、虚弱症状。心脏听诊第一心音减弱，可闻及舒张中晚期奔马律。两肺底可闻及散在湿啰音。晚期如果合并有右心室功能衰竭，出现食欲缺乏、周围性水肿和右上腹闷胀感等症状。体检可见颈静脉充盈或怒张，心界扩大，肝脏肿大、压痛，肝颈静脉回流征阳性。

（3）心律失常：长期、慢性的心肌缺血导致心肌坏死、心肌顿抑、心肌冬眠以及局灶性或弥漫性纤维化直至瘢痕形成，导致心肌电活动障碍，包括冲动的形成、发放及传导均可产生异常。在充血型缺血性心肌病的病程中可以出现各种类型的心律失常，尤以室性期前收缩、房颤和束支传导阻滞多见。

（4）血栓和栓塞：心脏腔室内形成血栓和栓塞的病例多见于①心脏腔室明显扩大者；②房颤而未抗凝治疗者；③心排血量明显降低者。长期卧床而未进行肢体活动的患者易并发下肢静脉血栓形成，脱落后发生肺栓塞。

2）限制型缺血性心肌病：尽管大多数缺血性心肌病患者表现类似于扩张性心肌病，少数患者的临床表现却主要以左心室舒张功能异常为主，而心肌收缩功能正常或仅轻度异常，类似于限制性心肌病的症状和体征，故被称为限制型缺血性心肌病或者硬心综合征。患者常有劳力性呼吸困难和（或）心绞痛，因此活动受限。往往因反复发生肺水肿而就诊。

2. 实验室及其他检查

1）实验室检查：并发急性心肌梗死，白细胞计数可升高。

2）辅助检查

（1）充血型缺血性心肌病：①心电图多有异常，可表现为各种类型的心律失常，以窦性心动过速、频发多源性室性期前收缩和房颤及左束支传导阻滞最为常见。同时常有 ST－T 异常和陈旧性心肌梗死的病理性 Q 波。②X 线检查可显示心脏全心扩大或左室扩大征象，可有肺淤血、肺间质水肿、肺泡水肿和胸腔积液等。有时可见冠状动脉和主动脉钙化。③超声心动图可见心脏普遍性扩大，常以左室扩大为主，并有舒张末期和收缩末期心室腔内径增大，收缩末期和舒张末期容量增加，左室射血分数下降，室壁呈多节段性运动减弱、消失或僵硬。有时可见到心腔内附壁血栓形成。④心室核素造影显示心腔扩大、室壁运动障碍及射血分数下降。心肌显像可见多节段心肌放射性核素灌注异常区域。⑤心导管检查左室舒张末压、左房压和肺动脉楔压增高，心室造影可见局部或弥漫性多节段多区域性室壁运动异常，左室射血分数显著降低，二尖瓣反流等。⑥冠状动脉造影患者常有多支血管病变狭窄在 70% 以上。

（2）限制型缺血性心肌病：①X 线胸片有肺间质水肿、肺淤血及胸腔积液，心脏多不大，也无心腔扩张。有时可见冠状动脉和主动脉钙化。②心电图可表现为各种心律失常、窦性心动过速、房早、房颤、室性心律失常及传导阻滞等。③超声心动图常表现为舒张受限，心室肌呈普遍性轻度收缩力减弱，无室壁瘤，局部室壁运动障碍。无二尖瓣反流。④心导管即使在肺水肿消退后，仍表现为左室舒张末压轻度增高、舒张末期容量增加和左室射血分数轻度减少。⑤冠状动脉造影常有 2 支以上的弥漫性血管病变。

3. 诊断

1）有明确冠心病史，至少有 1 次或以上心肌梗死（有 Q 波或无 Q 波心肌梗死。

2）心脏明显扩大。

3）心功能不全征象和（或）实验室依据，2 个否定条件为：

（1）排除冠心病的某些并发症如室间隔穿孔、心室壁瘤和乳头肌功能不全所致二尖瓣关闭不全等。

（2）除外其他心脏病或其他原因引起的心脏扩大和心衰。

（三）治疗

1. 减轻或消除冠心病危险因素

冠心病危险因素包括吸烟、血压升高、糖尿病、高胆固醇血症、超重、有患冠心病的家族史以及男性，其中除家族史和性别外，其他危险因素都可以治疗或预防。

1）降低血压，控制舒张期或收缩期血压升高，降低左心室射血阻力，可以预防心力衰竭的恶化，阻止左心室功能的进行性损害。

2）降低血清胆固醇，冠心病危险因素的下降直接与血清胆固醇水平降低幅度的大小和持续时间的长短有关。对血清 TC 和（或）LDL 升高者，应通过合理膳食进行防治，必要时合并应用调脂药物。

3）治疗糖尿病应积极治疗糖尿病，将血糖水平控制在合理范围内。

4）控制或减轻体重肥胖与超重和血浆中 TC、TG、LDL、VLDL、血浆胰岛素、葡萄糖水平和血压之间呈正相关；与 HDL 水平呈负相关。可以通过减少热量摄人和增加运动量来达到目标。

5）戒烟研究表明吸烟为冠心病发病的一个独立危险因素，如与其他危险因素同时存在，则起协同作用。

2. 改善心肌缺血

对于有心绞痛发作或心电图有缺血改变而血压无明显降低者，可考虑应用血管扩张药改善心肌缺血。

3. 治疗充血性心力衰竭

缺血性心肌病一旦发生心力衰竭，应重点纠正呼吸困难、外周水肿和防治原发病，防止心功能的进一步恶化，改善活动耐受性，提高生活质量和存活率。

1）一般治疗：应给予易消化的清淡食物，以流质或半流质为宜，少食多餐，以减轻心脏的负担，有利于心力衰竭的恢复。有明显劳力性呼吸困难的患者应卧床休息，间断吸氧，并给予镇静药物。

2）水、电解质紊乱：应掌握好适应证，避免滥用利尿药，尤其是快速强效利尿药，以免发生严重的电解质紊乱、低血容量或休克等严重后果。在应用利尿药过程中，要严密观察临床症状、血压、液体出入量、电解质及酸碱平衡以及肾功能等变化。

3）血管紧张素转换酶抑制药（ACEI）：能阻断肾素—血管紧张素—醛固酮系统（RAAS），使得血管紧张素 Ⅱ 与醛固酮生成减少，可使周围动脉扩张，对静脉亦有扩张作用，使外周阻力降低，钠、水潴留减少，从而降低心脏前后负荷，心排血量增加。

4）洋地黄以及其他正性肌力药物。

5）β 受体阻滞剂：对于心力衰竭经洋地黄控制不理想有交感神经活性增高者，均可用 β 受体阻滞剂治疗。故 β 受体阻滞剂应从小剂量开始，逐步调整至有效剂量。

4. 限制型缺血性心肌病的处理

限制型缺血性心肌病主要病理改变为心肌缺血引起的纤维化和灶性瘢痕，表现为心室舒张功能不全性心力衰竭。故要着重应用改善舒张功能的药物，以硝酸酯类、β 受体阻滞剂、钙通道阻滞剂为主进行治疗。该类型患者不宜使用洋地黄和拟交感胺类正性肌力药物。

5. 并发症的防治

1）心律失常：在缺血性心肌病的患者中，各种心律失常非常常见，心律失常会加重原有心功能不全的症状和体征，应注意防治。在应用抗心律失常药物时，应考虑到有些抗心律失常药物对心肌的负性肌力作用可影响心脏功能。

2）血栓与栓塞：有心腔扩张并伴房颤者，特别是过去有血栓栓塞病史者，易发生附壁血栓以及其他脏器的栓塞。抗凝和抗血小板治疗可以防止血栓栓塞。

6. 经皮冠状动脉腔内成形术

经皮冠状动脉腔内成形术是采用经皮穿刺股动脉法将球囊导管逆行送入冠状动脉的病变部位，加压充盈球囊以扩张狭窄处，使血管管腔增大，从而改善心肌血供、缓解症状。

7. 心脏移植术。

（程明丽　郭颖）

第三节　急性冠状动脉综合征

急性冠状动脉综合征（ACS）包括不稳定型心绞痛（UA）、非 ST 段抬高型心肌梗死（NSTEMI）和 ST 段抬高型心肌梗死（STEMI）。它们的共同病理基础是冠状动脉内粥样斑块破裂、表面破损或出现裂纹，局部血小板聚集继而引发不同程度的血栓形成和远端血管栓塞，引起冠状动脉不完全或完全性阻塞。

在轻度狭窄基础上，发生的冠状动脉痉挛可引起心绞痛、心肌梗死甚至猝死。冠状动脉的其他病变（炎症、梅毒、栓塞、结缔组织病、先天性畸形等）也可导致冠状血管狭窄或阻塞而引起心绞痛或心肌梗死，但较少见。

ACS 患者心电图可表现为 ST 段抬高或不抬高。大多数 ST 段抬高的患者最终发生 Q 波型心肌梗死；无 ST 段抬高的患者发生不稳定型心绞痛或无 Q 波心肌梗死，两者的鉴别取决于急性期是否可以检测到心肌损伤标志物。

一、不稳定型心绞痛和非 ST 段抬高型心肌梗死

UA 是介于劳力性稳定型心绞痛与急性心肌梗死和猝死之间的临床综合征，系冠状动脉内粥样斑块不稳定而致破裂，继以血栓形成及血管收缩或痉挛，引起心肌严重缺血所致。NSTEMI 与 UA 在发病机制与临床表现等方面具有很多相似之处，所以统称为非 ST 段抬高的 ACS。

（一）病因和发病机制

目前认为，ACS 最主要的原因是易损斑块，即指那些不稳定和有血栓形成倾向的

斑块。ACS 是由于斑块破裂、糜烂和继发血栓形成、血管痉挛及微血管阻塞等多因素作用下导致的急性和亚急性心肌缺血缺氧。

（二）护理评估

1. 临床表现

1）不稳定型心绞痛：心绞痛发作持续时间一般都达到或超过 15 分钟，有以下 5 种类型。

（1）初发劳力型心绞痛：指心绞痛发作病程在 1 个月以内，过去未发生过心绞痛或心肌梗死者。

（2）恶化劳力型心绞痛：指原有劳力型心绞痛在短期内心绞痛发作次数、严重程度及持续时间突然加重，硝酸甘油不能缓解。常有多支病变且病变有所发展。

（3）卧位性心绞痛：属劳力型心绞痛晚期表现，多伴有左室功能不全。比一般心绞痛更剧烈，持续时间更长。发作时必须坐位，甚至需要站立才可缓解的特点，含服硝酸甘油亦可缓解，有的仅发生于夜间平卧睡眠时，多在午夜前，即平卧后 1 ~ 3 小时发作。

（4）变异型心绞痛：疼痛一般较剧烈，持续可达 30 分钟。多发生于后半夜或凌晨欲醒或醒来时，几乎均在每天同一时刻发作。发作时，心电图呈现短暂的 ST 段抬高，对应的 ST 段降低，或原倒置的 T 波变成直立，出现"假改善"。

（5）梗死后心绞痛：急性心肌梗死后 1 个月内开始出现的反复发作心绞痛。提示除已梗死的心肌外尚存在有缺血的心肌；或与梗死无关的其他冠状动脉也有严重狭窄病变，本型常易于使心肌梗死延展或近期出现再次急性心肌梗死。

不稳定性心绞痛患者血肌钙蛋白 T（cTnT）及肌钙蛋白 I（cTnI）不升高。

2）非 ST 段抬高型心肌梗死：临床有不稳定型心绞痛表现，cTnT、cTnI 升高，应考虑有心肌梗死可能。

2. 实验室及其他检查

1）心电图：静息 12 导联心电图是可疑 NSTE – ACS 患者的首要检查手段。

ST – T 动态变化是 NSTE – ACS 最可靠的心电图表现，UA 时静息心电图可出现 2 个或更多的相邻导联 ST 段下移 ≥0.1 mV。静息状态下症状发作时记录到一过性 ST 段改变，症状缓解后 ST 段缺血改变改善，或者发作时倒置 T 波呈伪性改善（假性正常化），发作后恢复原倒置状态更具有诊断价值，提示急性心肌缺血，并高度提示可能是严重冠状动脉疾病。变异型心绞痛 ST 段常呈一过性抬高，但是心电图正常并不能排除 ACS 的可能性。

NSTEMI 的心电图 ST 段压低和 T 波倒置比 UA 更明显和持久，并有系列演变过程，如 T 波倒置逐渐加深，再逐渐变浅，部分还会出现异常 Q 波。两者鉴别除了心电图外，还要根据胸痛症状以及是否检测到血中心肌损伤标志物。高达 25% 的 NSTEMI 可演变为 Q 波心肌梗死，其余 75% 则为无 Q 波心肌梗死。

没有 ST 段抬高，则没有证据表明这些患者可以从溶栓治疗中获益。有资料提示溶栓治疗对只有 ST 段压低的患者有害。

2）心肌损伤标志物：主要用于心肌缺血坏死的诊断及临床预后的判断。常用磷酸肌酸激酶同工酶（CK－MB）、肌钙蛋白。根据 CK－MB 诊断标准，若 CK－MB≥正常上限的 2 倍，即为 NSTEMI，反之则为 UA；若以肌钙蛋白为诊断标准，肌钙蛋白阳性支持 NSTEMI，肌钙蛋白阴性支持 UA，至于对部分出现 CK－MB 并不升高，而肌钙蛋白超过正常上限的 ACS 患者，称为微小心肌损伤。

3）连续心电监护：连续监测患者心律，及早识别心律失常，并在必要时监测血流动力学。连续的心电监测可发现无症状或心绞痛发作时的 ST 段变化。

4）其他非创伤性检查：在患者病情允许的情况下可行其他非创伤性检查，其目的是为了判断患者病情的严重性及近、远期预后，包括活动平板、运动放射性核素心肌灌注扫描、超声心动图及药物负荷试验等。

5）冠状动脉造影：仍是诊断冠心病的金指标，可以直接显示冠状动脉狭窄程度，并对决定治疗策略有重要意义。

6）电子束 CT 检查：可对冠状动脉钙化程度和范围行无创性检查和评价。研究发现，UA 患者钙化检出率及集约化钙化计分均较稳定型心绞痛为低，提示其病变斑块的钙化程度不高，稳定性较差，而易于破裂。

7）其他检查：还应从冠心病的二级预防着手，对患者行血糖、血脂、肝功能、肾功能等常规检查，以加强控制危险因素和并发症，进行全面综合治疗。

3. 诊断

1）UA 的诊断标准：①相对稳定的心绞痛，近 2 个月逐渐加重；②近 2 个月新出现的心绞痛，日常轻度活动即引起心绞痛；③近 2 个月静息状态下出现的心绞痛；④梗死后心绞痛（AMI 24 小时至 1 个月出现心绞痛）。

2）NSTEMI 的诊断标准：①典型缺血性胸痛 >60 分钟；②心电图仅有 ST 段压低或 T 波倒置，无 ST 段抬高或病理性 Q 波；③反映心肌坏死的特异标志物 CK－MB，cTnT，cTnI 水平升高（大于高限 2 倍）。

4. 鉴别诊断

1）主动脉夹层：主动脉夹层的胸痛时间长、程度重，胸痛一开始即达高峰，呈撕裂状并不能缓解，常放射到背、肋、腹、腰和下肢，但一般无 ST－T 改变、无血清心肌坏死标志物异常升高可资鉴别。两上肢的血压和脉搏可有明显差异，可有下肢暂时性瘫痪、偏瘫和主动脉关闭不全的表现。二维超声心动图检查、X 线、CT 血管成像（CTA）或 MRI 有助于诊断。

2）急性心包炎：尤其是急性非特异性心包炎可有较剧烈而持久的心前区疼痛。有发热和呼吸系统疾病提示急性心包炎可能。其胸痛是典型的胸膜性疼痛，随呼吸、咳嗽、吞咽和体位改变而改变，仰卧位时胸痛加重。心包摩擦音对心包炎有诊断意义，但持续时间短，在心包腔出现渗液时消失。心电图除 aVR 外，其余导联均有 ST 段弓背向下的抬高，T 波倒置，无异常 Q 波出现。

3）严重肺动脉高压：可有劳累性胸痛。严重肺动脉高压的胸痛是由于劳累引起右心室心肌缺血所致。其他伴随症状包括劳累时呼吸困难、头晕和晕厥。体检时可发现胸骨旁抬举感和肺动脉瓣第二心音亢进，心电图可见右心室肥大的表现。

4）急性肺栓塞：急性大面积肺栓塞可引起胸痛、呼吸困难、晕厥、休克等表现，患者可伴有冷汗、发绀或濒死感。但患者的查体、心电图和X线胸片常常有急性肺动脉高压或急性右心功能不全的表现，如心电图出现肺性P波、右束支传导阻滞或较特异的$S_1Q_{III}T_{III}$等。X线胸片：上腔静脉影增宽，右下肺动脉增宽或肺动脉段突出、中外肺野纹理减少。超声心动图可发现右室搏动减弱，室间隔左移，根据三尖瓣反流还可估计肺动脉压力。漂浮导管如中心静脉压力、肺动脉压力增高，同时肺动脉嵌压正常可资鉴别。必要时行肺动脉加冠状动脉造影检查。

5）胸部外伤：应询问病史，有触痛，疼痛与咳嗽、深呼吸、姿势或者某些活动有关。

6）肋软骨炎和肋间神经痛：为刺痛或灼痛，可与活动有关，有明确的压痛点，有时伴有神经症的表现，心电图无变化，心肌酶不高。其他胸壁痛可由肋间肌肉劳损、病毒感染引起，胸痛特点为锐痛，有触痛，咳嗽、深呼吸可使其加重。

7）胸部带状疱疹：在出现疱疹前可与心肌缺血性疼痛混淆。受累区域表现为皮肤过度敏感、有触痛，可有头痛、发热和全身不适等。

8）肺炎：心电图可出现类似心肌梗死或心肌缺血的表现，但不符合心肌梗死或心肌缺血的演变，有发热、咳嗽或者咳痰等症状，系列心肌酶学、X线胸片可鉴别。

9）自发性气胸：突然的胸痛和呼吸困难，胸痛在气胸的发生侧，胸部叩诊呈鼓音，X线胸片可确诊。

10）纵隔气肿：胸痛和纵隔捻发音是典型的表现，颈或胸上部可出现皮下气肿，X线胸片可以确诊。

11）胸出口综合征：胸出口综合征涉及从胸腔上缘出来的或通过的神经和血管结构被压迫所致。与骨或肌肉异常有关系，症状多在20～40岁出现，可与职业活动、不良的体位或者颈外伤等有关系，多数患者表现为上肢痛，尤其尺侧，也可放射至颈、肩部、肩胛区或腋下，极少数疼痛位于胸壁。应在仔细体检的同时，对胸痛者检查心电图、心肌酶学。

12）胃肠道原因引起的疼痛：急性胰腺炎、消化性溃疡穿孔、急性胆囊炎、胆石症等，均可引起UA/NSTEMI相似的临床表现，可伴休克。通过仔细询问病史、体格检查、心电图检查、血清心肌标志物测定可协助鉴别。值得注意的是部分急腹症也可产生类似急性心肌缺血的心电图改变。

（三）治疗

1. 一般处理

1）休息：患者应卧床休息，特别是心绞痛严重且频繁发作者应绝对卧床休息，晚间可酌用镇静剂和地西泮等药物治疗。

2）吸氧：给予吸氧，对改善心肌缺氧状态、缓解疼痛、精神安慰有一定作用。

3）去除诱发因素：对诱发冠状动脉病变的危险因素，应予去除。如吸烟者给予戒烟，控制高脂血症，伴有高血压、心律失常及心功能不全者应采取相应措施。

2. 硝酸盐类药物的应用

这类药物扩张冠状动脉，降低其阻力，增加其血流量外，还通过对周围血管的扩张作用，减少静脉回血量，降低心室容量、心腔内压、心排血量和血压，减少心脏前后负荷和心肌的需氧，从而缓解心绞痛。

1）硝酸甘油：$0.3 \sim 0.6$ mg 舌下含服，可于 $1 \sim 2$ 分钟止痛，作用时间较短，可重复使用。仍不能控制发作者，可静脉滴注硝酸甘油 $10 \sim 30$ mg（溶于 $250 \sim 500$ ml 5% 葡萄糖液中），开始滴速每分钟 $20 \sim 40$ μg，可逐渐加至每分钟 $100 \sim 200$ μg，作用迅速、效果明显，对胸痛严重而频繁或难以控制的心绞痛发作有良效。主要不良反应有头昏、头胀痛、头部跳动感、面红、心悸等，偶有血压下降，一般患者能坚持用药。

2）硝酸异山梨酯：$5 \sim 10$ mg 舌下含化，每 2 小时 1 次，必要时可加大剂量，$3 \sim 5$ 分钟见效，或用喷雾剂喷入口腔，每次 1.25 mg，1 分钟见效。

3）亚硝酸异戊酯：每安瓿 0.2 ml，用时以手帕包后敲碎，立即盖于鼻部吸入。作用快而短，约 10 秒见效，几分钟即消失。本药降低血压作用较硝酸甘油明显，血压低者可慎用。

3. 止痛剂

不稳定型心绞痛一旦诊断明确，且疼痛严重，可即刻静脉注射吗啡 $3 \sim 5$ mg 加生理盐水 5 ml，常可达到满意的止痛效果。也可用罂粟碱 $30 \sim 60$ mg 加入 250 ml 液体内静脉滴注，每日 1 次，连用 $5 \sim 7$ 天多能缓解心绞痛发作。

4. β 受体阻滞剂

单纯血管痉挛引起的心绞痛单用 β 受体阻滞剂治疗，可引起心绞痛加重。但大部分冠状动脉痉挛的患者尚合并器质性病变（狭窄），这类患者联合应用 β 受体阻滞剂与硝苯地平等药物，可明显增强抗心绞痛效果。口服美托洛尔，自小剂量开始 $12 \sim 25$ mg，每天 2 次。紧急需要时可选用美托洛尔静脉注射。应用时应对心率及血压进行监测，心率控制在 $60 \sim 90$ 次/分为宜，剂量为 5 mg 静脉缓注，5 分钟 1 次，直至最大量 15 mg 或心率得到控制。已有心功能不全特别是射血分数 <40% 者及有心力衰竭、哮喘及传导阻滞者忌用。

5. 钙通道阻滞剂

患者常有冠状动脉收缩与痉挛因素参与发病机制，故应用钙通道阻滞剂是合理的。单纯使用硝苯地平的效果不及 β 受体阻滞剂或硝酸酯类。有报道，单用硝苯地平后使心绞痛发作加剧者，而单用地尔硫䓬则未见此种现象。目前倾向于同时应用三类不同的抗心绞痛药物。在同时使用两种负性肌力药物（β 受体阻滞剂与钙通道阻滞剂如维拉帕米）时，应根据心功能等情况，权衡利弊，慎重选择，严密观察。

6. 抗凝及溶栓剂

不稳定型心绞痛（除自发性心绞痛外）与血栓形成有密切关系。目前多主张静脉或冠状动脉内给予肝素、尿激酶、链激酶或重组组织型纤溶酶原激活剂，溶解非闭塞性血栓，具体用法见"急性心肌梗死"。

7. 抗血小板聚集药物的应用

TXA_2 有强烈的缩血管及促使血小板聚集的作用，前列环素（PGI_2）则正相反，有扩张血管及抑制血小板聚集的作用，阿司匹林小剂量抑制 TXA_2，大剂量抑制 PGI_2。一般每日用 $40 \sim 50$ mg 即可生效。也可使用双嘧达莫（梗死后心绞痛不主张使用双嘧达莫）、低分子右旋糖酐等抑制血小板聚集的药物。

8. 放射性核素碘

有报道指出，对发作频繁而顽固的心绞痛，可考虑采用放射性核素碘治疗，以抑制甲状腺功能，降低基础代谢和心脏的氧需要量，从而减轻与减少心绞痛的发作。

9. 冠状动脉激光成形术斑块旋切术

冠状动脉激光成形术斑块旋切术通过心导管内的光导纤维将激光引入冠状动脉，使阻塞动脉的粥样硬化病变气化而再通；或引入旋转的刀片，将斑块切下并吸出。

10. 经皮冠状动脉腔内成形术（PTCA）

PTCA 其指征为：心绞痛病程 < 1 年，估计粥样硬化斑块无钙化；冠脉近端病变；有心肌缺血的客观证据；估计有较好的侧支循环和左室功能者。

11. 冠状动脉搭桥术（CABG）

CABG 用于药物积极治疗不能控制的患者，指征为：左冠状动脉主干病变；三支病变或包括左前降支的二支病变；冠脉狭窄在70% 以上。

12. 其他

国内应用体外反搏治疗心绞痛，取得比药物疗效更好的效果。高压氧治疗能增加全身的氧供应，可使顽固的心绞痛得到改善，但疗效不易巩固。

13. 抗高血脂药

羟甲基戊二酸单酰辅酶 A 还原酶抑制药（他汀类）的应用，是 ACS 治疗学上的一大进展，备受重视，他汀类不但显著降低 LDL - C 与 TC，更有一系列调血脂之外的特殊治疗作用。所以，应用他汀类强化治疗已成为当今防治 ACS 不可或缺的主要措施之一。

14. 康复治疗

大多数 UA 或 NSTEMI 患者有慢性稳定型心绞痛，而且病情还可能反复，因此其二级预防十分重要。常用的康复治疗包括：①无禁忌证时应长期坚持服用阿司匹林75 ~ 325 mg/d，国人一般推荐 100 mg/d 为合适。②由于过敏或胃肠道不适，不能耐受阿司匹林，最好口服氯吡格雷 75 mg/d（有禁忌证者除外）。③凡已做经皮冠脉介入术（PCI）安放支架的患者，联合服用阿司匹林和氯吡格雷9 个月。④无禁忌证时建议服用 β 受体阻滞药。⑤控制血脂，凡血 LDL - C > 3. 36 mmol/L 时，应坚持服用他汀类，并保持血脂处于达标水平，同时严格控制饮食。充血性心力衰竭、左室功能障碍（LVEF < 40%）、原发性高血压与糖尿病患者应口服 ACEI。⑥如胸痛持续 2 ~ 3 分钟，而休息不能终止发作时，可含服硝酸甘油片，必要时重复用药，但最多不超过 3 次，前后 2 次服药间隔 5 分钟。⑦如果心绞痛表现为不稳定状态，如发生频率增加，疼痛程度加重，发作时间延长，硝酸甘油效果不佳等，应及时就医检查，确诊病变性质，采取更积极的处理措施，包括有创性治疗等。⑧坚持有效地控制各种危险因素，推荐综合处理的方法，包括改善生活方式的治疗和药物治疗，药物治疗也宜联合用药，如阿司匹林、ACEI 与抗高血脂药合用。

（四）护理

1. 一般监护

1）患者应卧床休息，嘱患者避免突然用力的动作，饭后不宜进行体力活动，防止精神紧张、情绪激动、受寒、饱餐及吸烟酗酒，宜少量多餐，用清淡饮食，不宜进含动物脂肪及高胆固醇的食物。对有恐惧和焦虑心理的患者，应向患者解释冠心病的性质，只要注意生活保健，坚持治疗，可以防止病情的发展；对情绪不稳者，可适当应用镇静剂。

2）保持大小便通畅，做好皮肤及口腔的护理。

2. 病情观察与监护

1）不稳定型心绞痛患者应放监护室予以监护，密切观察病情和心电图变化，观察胸痛持续的时间、次数，并注意观察硝酸盐类等药物的不良反应。发现异常，及时报告医生，并协助相应的处理。

2）患者心绞痛发作时，嘱其安静卧床休息，做心电图检查观察其 ST – T 的改变，并给予舌下含化硝酸甘油 0.6 mg，吸氧。对有频繁发作的心绞痛或属自发型心绞痛的患者，需提高警惕，用心电监护观察有无发展为心肌梗死。如有上述变化，应及时报告医生。

3. 健康教育

1）向患者及家属讲解有关疾病的病因及诱发因素，防止过度脑力劳动，适当参加体力活动；合理搭配饮食结构；肥胖者需限制饮食；戒烟、酒。积极防治高血压、高脂血症和糖尿病。有上述疾病家族史的青年，应早期注意血压及血脂变化，争取早期发现，及时治疗。

2）心绞痛症状控制后，应坚持服药治疗。避免导致心绞痛发作的诱因。对不经常发作者，需鼓励做适当的体育锻炼如散步、打太极拳等，这样有利于冠状动脉侧支循环的建立。随身携带硝酸甘油片或亚硝酸异戊酯等药物，以备心绞痛发作时自用。

3）出院时指导患者根据病情调整饮食结构，坚持医生、护士建议的合理化饮食。教会家属正确测量血压、脉搏、体温的方法。教会患者及家属识别与自身有关的诱发因素，如吸烟、情绪激动等。

4）出院带药，给患者提供有关的书面材料，指导患者正确用药。

5）教给患者门诊随访知识。

二、急性 ST 段抬高型心肌梗死

心肌梗死（MI）是冠状动脉急性闭塞导致血流中断，心肌因严重而持久的缺血而发生局部坏死。据心电图有无 ST 段持续抬高，将急性心肌梗死分为 STEMI 和 NSTEMI。

NSTEMI 与 UA 具有相似的病理生理基础，即动脉粥样硬化斑块破裂，临床表现和治疗措施相似，只是病变程度不同而已，因而统称为非 ST 段抬高型 ACS，已在前一节中进行了统一阐述。而 STEMI 的病理生理基础为动脉粥样硬化斑块破裂、血栓形成、血管急性闭塞，临床症状更重，治疗关键是强调尽早开通阻塞的血管。下面主要阐述此型心肌梗死。STEMI 在发达国家较常见，美国每年大约有 50 万该类患者，近年来，发展中国家的发病率有所增加。尽管如此，在过去的几十年中，该类患者的死亡率已明显下降。

（一）病因

基本病因为冠状动脉粥样硬化。诱因以剧烈体力活动、精神紧张或情绪激动最为多见，其次为饱餐、上呼吸道感染或其他感染、用力排便或心动过速，少数为手术大出血或其他原因的低血压、休克等。气候寒冷、气温变化大亦可诱发。

（二）病理

急性心肌梗死（AMI）时，冠状动脉内常有粥样斑块破溃、出血和继发性血栓形成。急性期心肌呈大片灶性凝固性坏死、心肌间质充血、水肿，伴有大量炎性细胞浸润，以后坏死的心肌纤维逐渐溶解吸收形成肌溶灶，随后逐渐出现肉芽组织形成。坏死组织在梗死后 1~2 周开始吸收，并逐渐纤维化，在 6~8 周形成瘢痕而愈合，称为陈旧性心肌梗死。

（三）病理生理

主要出现左心室舒张和收缩功能障碍的一些血流动力学变化，其严重程度和持续时间取决于梗死的部位、程度和范围。心脏收缩力减弱、顺应性减低，以及收缩不协调，左心室压力曲线上升速度减低，左心室舒张末期压增高和收缩末期容量增多。射血分数减低，心搏量下降，心率增快或有心律失常，血压下降，静脉血氧含量降低。心室重构出现心壁厚度改变、心脏扩大和心力衰竭，可发生心源性休克。右心室梗死在 AMI 患者中少见，其主要病理生理改变是右心衰竭的血流动力学变化，右心房压力增高，心排血量减少，血压下降。

AMI 引起的心力衰竭称为泵衰竭，按 Killip 分级法可分为：Ⅰ级，尚无明显心力衰竭；Ⅱ级，有轻度左心衰竭；Ⅲ级，有急性肺水肿；Ⅳ级，有心源性休克等不同程度或阶段的血流动力学变化。心源性休克是泵衰竭的严重阶段。但如兼有肺水肿和心源性休克则情况最严重。

（四）护理评估

1. 临床表现

1）病史：发病前常有明显诱因，如精神紧张、情绪激动、过度体力活动、饱餐、高脂饮食、糖尿病未控制、感染、手术、大出血、休克等。少数在睡眠中发病。有半数以上的患者过去有高血压及心绞痛史。部分患者则无明确病史及先兆表现，首次发展即是急性心肌梗死。

2）先兆症状：急性心肌梗死多突然发病，少数患者起病症状轻微。1/2~2/3 的患者起病前 1~2 日至 1~2 周或更长时间有先兆症状，其中最常见的是稳定性心绞痛转变为不稳定型；或既往无心绞痛，突然出现心绞痛，且发作频繁，程度较重，用硝酸甘油难以缓解，持续时间较长。伴恶心、呕吐、血压剧烈波动。心电图显示 ST 段一时性明显上升或降低，T 波倒置或增高。这些先兆症状如诊断及时，治疗得当，约半数以上患者可免于发生心肌梗死；即使发生，症状也较轻，预后较好。

3）胸痛：为最早出现而突出的症状。其性质和部位多与心绞痛相似，但程度更为剧烈，呈难以忍受的压榨、窒息，甚至"濒死感"，伴有大汗淋漓及烦躁不安。持续时间可长达 1~2 小时甚至 10 小时以上，或时重时轻达数天之久。用硝酸甘油无效，需用麻醉性镇痛药才能减轻。疼痛部位多在胸骨后，但范围较为广泛，常波及整个心前区，约 10% 的病例波及剑突下及上腹部或颈、背部，偶尔到下颌、咽部及牙齿处。约 25% 病例无明显的疼痛，多见于老年、糖尿病（由于感觉迟钝）或神志不清患者，或有急性循环衰竭者，疼痛被其他严重症状所掩盖。15%~20% 的病例在急性期无症状。

4）心律失常：见于 75%~95% 的患者，多发生于起病后 1~2 周，而以 24 小时内最多见。经心电图观察可出现各种心律失常，可伴乏力、头晕、晕厥等症状，且为急性期引起死亡的主要原因之一。其中最严重的心律失常是室性异位心律（包括频发性期前收缩、阵发性心动过速和颤动）。频发（>5 次/分），多源，成对出现，或 R 波落在 T 波上的室性期前收缩可能为室颤的先兆。房室传导阻滞和束支传导阻滞也较多见，严重者可出现完全性房室传导阻滞。室上性心律失常则较少见，多发生于心力衰竭患者。前壁心肌梗死易发生室性心律失常。下壁（膈面）梗死易发生房室传导阻滞。

5）心力衰竭：主要是急性左心衰竭，为心肌梗死后收缩力减弱或不协调所致，可出现呼吸困难、咳嗽、烦躁及发绀等症状。严重时两肺满布湿啰音，形成肺水肿，进一步导致右心衰竭。右心室心肌梗死者可一开始就出现右心衰竭。

6）低血压和休克：仅于疼痛剧烈时血压下降，未必是休克。但如疼痛缓解而收缩压仍低于 80 mmHg，伴有烦躁不安、大汗淋漓、脉搏细快、尿量减少（<20 ml/h）、神志恍惚甚至晕厥时，则为休克，主要为心源性，由于心肌广泛坏死、心排血量急剧下降所致。而神经反射引起的血管扩张尚属次要，有些患者还有血容量不足的因素参与。

7）胃肠道症状：疼痛剧烈时，伴有频繁的恶心、呕吐、上腹胀痛、肠胀气等，与迷走神经张力增高有关。

8）坏死物质吸收引起的症状：主要是发热，一般在发病后 1~3 天出现，体温 38℃左右，持续约 1 周。

9）体征：①约半数患者心浊音界轻度至中度增大，有心力衰竭时较显著；②心率多增快，少数可减慢；③心尖区第一心音减弱，有时伴有奔马律；④10%~20% 的患者在病后 2~3 天出现心包摩擦音，多数在几天内又消失，是坏死波及心包面引起的反应性纤维蛋白性心包炎所致；⑤心尖区可出现粗糙的收缩期杂音或收缩中晚期喀喇音，为二尖瓣乳头肌功能失调或断裂所致；⑥可听到各种心律失常的心音改变；⑦常见到血压下降到正常以下（病前高血压者血压可降至正常），且可能不再恢复到起病前水平；⑧还可有休克、心力衰竭的相应体征。

10）并发症：心肌梗死除可并发心力衰竭及心律失常外，还可有下列并发症。

（1）动脉栓塞：主要为左室壁血栓脱落所引起。根据栓塞的部位，可能产生脑部或其他部位的相应症状，常在起病后 1~2 周发生。

（2）心室膨胀瘤：梗死部位在心脏内压的作用下显著膨出。心电图常显示持久的 ST 段抬高。

（3）心肌破裂：少见。可在发病 1 周内出现，患者常突然休克甚至造成死亡。

（4）乳头肌功能不全：乳头肌功能不全的病变可分为坏死性与纤维性 2 种，在发生心肌梗死后，心尖区突然出现响亮的全收缩期杂音，第一心音减弱。

（5）心肌梗死后综合征：发生率约10%，于心肌梗死后数周至数月内出现，可反复发生，表现为发热、胸痛、心包炎、胸膜炎或肺炎等症状、体征，可能为机体对坏死物质的过敏反应。

2. 实验室及其他检查

1）心电图检查：STEMI有特征性心电图改变，其肯定性改变是出现异常、持久的Q波或QS波，以及持续1日以上的演进性损伤电位，以后T波逐渐倒置。如为下壁梗死，应描记右胸导联即$V_{4R} \sim V_{6R}$，以免漏掉右室心肌梗死。

有5%~15%病例心电图改变不典型。如梗死图形可始终不出现或延后出现，常规心电图导联不显示梗死Q波而仅有ST-T改变，以及其他一些非特异性的QRS改变等。

2）血清肌酸磷酸激酶（CK或CPK）和CK-MB于发病6小时内升高，12~24小时达高峰，48~72小时消失。天冬氨酸转氨酶（AST或GOT）发病后6~12小时升高。24~48小时达高峰，3~6日恢复正常。乳酸脱氢酶（LDH）发病后8~12小时升高，2~3日达高峰，1~2周才恢复正常。LDH_2在AMI后数小时总LDH尚未升高前就已出现，可持续10日。

3）血cTn测定：cTnT和cTnI测定是诊断心肌梗死最敏感指标，可反映微型梗死。正常情况下，周围血液中无cTnT或cTnI（亦有报道其正常值为cTnT≤0.2 ng/ml，cTnI<7 ng/ml），发生AMI时，两者均在3小时后升高，其中cTnT持续10~14日，cTnI持续7~10日。

4）其他实验室检查：发病1周内白细胞计数可增至（10~20）×10^9/L，中性粒细胞比例多在0.70~0.90，嗜酸性粒细胞减少或消失，血沉增快，可持续1~3周。尿肌红蛋白在梗死后5~40小时开始排泄，平均持续83小时。血清肌红蛋白升高在4小时左右，多数24小时即恢复正常。

5）超声心动图（包括二维和多普勒技术）：是影像检查中最便宜、最实用的一种技术。它能提供室壁活动度分析，瓣膜受影响的情况，心功能的评判。该技术由于经济、无创，很容易为患者所接受，可以作为心肌梗死的常规检查项目。近年来，高分辨率的仪器应用于临床，有文献报道，二维超声心动图可以直接分辨左右冠状动脉的近、中、远段。食管超声使冠状动脉成像更清晰。血管内超声是无创与有创技术的结合，提供了冠状动脉横截面的图形，可分辨冠状动脉内膜及中层的病变及硬化。由于探头微型化，可使其与经皮冠状动脉腔内成形术球囊或旋切刀相接合，这样可以边治疗边观察，但是费用昂贵，使该技术远未普及。

二维超声心动图观察心肌梗死的主要表现为阶段性室壁活动异常，急性期可见到室壁阶段性活动度消失、室壁变薄，可用公式计算出梗死面积，目前定量的办法有以下几种：目测阶段性室壁活动异常（半定量），计算机辅助定量阶段性室壁活动异常，心内膜标测法。出现室壁瘤时，可见到阶段性室壁膨出。另外可提供心功能计算，乳头肌功能判定。

6）放射性核素检查：利用坏死心肌细胞中的钙离子能结合放射性锝焦磷酸盐或坏死心肌细胞的肌凝蛋白可与其特异抗体结合的特点，静脉注射^{99m}Tc-焦磷酸盐或^{111}In-抗肌凝蛋白单克隆抗体，进行"热点"扫描或照相；利用坏死心肌血供断绝和瘢痕组织

中无血管以致 ^{201}Tl 或 ^{99m}Tc – MIBI 不能进入细胞的特点，静脉注射这种放射性核素进行"冷点"扫描或照相。两者均可显示心肌梗死的部位和范围。前者主要用于急性期，后者用于慢性期。用门电路 γ 闪烁照相法进行放射性核素心腔造影（常用 ^{99m}Tc – 标记的红细胞或清蛋白），可观察心室壁的运动和左心室的射血分数，有助于判断心室功能、诊断梗死后造成的室壁运动失调和心室壁瘤。目前多用单光子发射计算机体层摄影（SPECT）来检查，新的方法——正电子发射体层摄影（PET）可观察心肌的代谢变化，判断心肌的死活可能效果更好。

3. 诊断

1）诊断标准：诊断 STEMI 必须至少具备以下标准中的两条：

（1）缺血性胸痛的临床病史，疼痛常持续 30 分钟以上。

（2）心电图的特征性改变和动态演变。

（3）心肌坏死的血清心肌标记物浓度升高和动态变化。

2）诊断步骤：对疑为 STEMI 的患者，应争取在 10 分钟内完成。

（1）临床检查（问清缺血性胸痛病史，如疼痛性质、部位、持续时间、缓解方式、伴随症状；查明心、肺、血管等的体征）。

（2）描记 18 导联心电图（常规 12 导联加 $V_7 \sim V_9$，$V_{3R} \sim V_{5R}$），并立即进行分析、判断。

（3）迅速进行简明的临床鉴别诊断后作出初步诊断（老年人突发原因不明的休克、心力衰竭、上腹部疼痛伴胃肠道症状、严重心律失常或较重而持续性胸痛或胸闷，应慎重考虑有无本病的可能）。

（4）对病情作出基本评价并确定即刻处理方案。

（5）继之尽快进行相关的诊断性检查和监测，如血清心肌标志物浓度的检测，结合缺血性胸痛的临床病史、心电图的特征性改变，作出 STEMI 的最终诊断。此外，尚应进行血常规、血脂、血糖、凝血时间、电解质等检测，二维超声心动图检查，床旁心电监护等。

3）危险性评估

（1）伴下列任一项者，如高龄（＞70 岁）、既往有 STEMI 史、房颤、前壁心肌梗死、心源性休克、急性肺水肿或持续低血压等可确定为高危患者。

（2）病死率随心电图 ST 段抬高的导联数的增加而增加。

（3）血清心肌标志物浓度与心肌损害范围呈正相关，可帮助估计梗死面积和患者预后。

4. 鉴别诊断

1）心绞痛：心绞痛的疼痛性质与 STEMI 相同，但发作较频繁，每次发作历时短，一般不超过 15 分钟，发作前常有诱发因素，不伴有发热、白细胞增加、红细胞沉降率增快或血清肌钙蛋白、心肌酶增高，心电图无变化或有 ST 段暂时性压低或抬高，很少发生心律失常、休克和心力衰竭，含用硝酸甘油片疗效好等，可资鉴别。应注意不稳定型心绞痛可在短期内演变为 STEMI。

2）主动脉夹层：该病也具有剧烈的胸痛，有时出现休克，其疼痛常为撕裂样，一开始即达高峰，多放射至背部、腹部、腰部及下肢。两上肢的血压和脉搏常不一致是本病的重要体征。可出现主动脉瓣关闭不全的体征，心电图和血清心肌酶学检查无 STEMI 时的变化。X 线和超声检查可出现主动脉明显增宽。

3）急腹症：急性胆囊炎、胆石症、急性坏死性胰腺炎、溃疡病穿孔等常出现上腹痛及休克的表现，但应有相应的腹部体征，心电图及酶学检查有助于鉴别。

4）急性心包炎：特别是急性非特异性心包炎亦可有严重而持久的胸痛及 ST 段抬高。但胸痛与发热同时出现，呼吸和咳嗽时加重。早期可听到心包摩擦音。心电图改变常为普遍导联 ST 段弓背向上抬高，无 STEMI 心电图的演变过程，亦无血清酶学改变。

5）肺动脉栓塞：可引起胸痛、咯血、呼吸困难、休克等表现。但有右心负荷急剧增加表现，如发绀、肺动脉瓣区第二心音亢进、颈静脉充盈、肝大、下肢水肿等。心电图示电轴右偏，Ⅰ导联 S 波加重，Ⅲ导联出现 Q 波和 T 波倒置，胸导联过渡区左移，右胸导联 T 波倒置等改变。与 STEMI 心电图的演变迥然不同，可资鉴别。

（五）治疗

处理原则是改善冠状动脉血液供给，减少心肌耗氧，保护心脏功能，挽救因缺血而濒死的心肌，防止梗死面积扩大，缩小心肌缺血范围，及时发现、处理、防治严重心律失常、泵衰竭和各种并发症，防止猝死。

流行病学调查发现，50% 的患者发病后 1 小时在院外猝死，死因主要是可救治的心律失常。因此，院前急救的重点是尽可能缩短患者就诊延误的时间和院前检查、处理、转运所用的时间；尽量帮助患者安全、迅速地转送到医院；尽可能及时给予相关急救措施，如嘱患者停止任何主动性活动和运动，舌下含化硝酸甘油，高流量吸氧，镇静止痛（吗啡或哌替啶），必要时静脉注射或滴注利多卡因，或给予除颤治疗和心肺复苏；缓慢性心律失常给予阿托品肌内注射或静脉注射；及时将患者情况通知急救中心或医院，在严密观察及治疗下迅速将患者送至医院。

急诊室医生应力争在 10～20 分钟内完成病史、临床检查、记录 18 导联心电图，尽快明确诊断。对 ST 段抬高者应在 30 分钟内收住冠心病监护病房（CCU）并开始溶栓，或在 90 分钟内开始行急诊 PTCA 治疗。

1. 监护和一般治疗

1）休息：患者应卧床休息，保持环境安静，减少探视，防止不良刺激。

2）监测：在 CCU 进行心电图、血压和呼吸的监测 5～7 日，必要时进行床旁血流动力学监测，以便于观察病情和指导治疗。

3）护理：第 1 周完全卧床，加强护理，对进食、漱洗、大小便、翻身等都需要别人帮助。第 2 周可在床上坐起，第 3～4 周可逐步离床和室内缓步走动。但病重或有并发症者，卧床时间宜适当延长。食物以易消化的流质或半流质为主，病情稳定后逐渐改为软食。便秘 3 日者可服轻泻剂或用甘油栓等，必须防止用力大便造成病情突变。焦虑、不安患者可用地西泮等镇静剂。禁止吸烟。

4）吸氧：急性心肌梗死患者常有不同程度的动脉血氧张力降低，在休克和左心室功能衰竭时尤为明显。吸氧对有休克或左心室功能衰竭的患者特别有用，对一般患者也有利于防止心律失常，并改善心肌缺血缺氧，可有助于减轻疼痛。通常在发病早期用鼻导管或面罩吸氧 2～3 天，3～5 L/min，并发心力衰竭、休克或肺部疾患者则根据氧分压处理。

5）补充血容量：心肌梗死患者，由于发病后出汗，呕吐或进食少，以及应用利尿药等因素，引起血容量不足和血液浓缩，从而加重缺血和血栓形成，有导致心肌梗死面积扩大的危险。因此，如每日摄入量不足，应适当补液，以保持出入量的平衡。一般可用极化液。

6）缓解疼痛：AMI 时，剧烈胸痛使患者交感神经过度兴奋，产生心动过速、血压升高和心肌收缩力增强，从而增加心肌耗氧量，并易诱发快速性室性心律失常，应迅速给予有效镇痛药。本病早期疼痛是难以区分坏死心肌疼痛和可逆性心肌缺血疼痛，二者常混杂在一起。先予含服硝酸甘油，随后静脉滴注硝酸甘油，如疼痛不能迅速缓解，应立即用强的镇痛药，吗啡和哌替啶最为常用。吗啡是解除急性心肌梗死后疼痛最有效的药物。其作用于中枢阿片受体而发挥镇痛作用，并阻滞中枢交感神经冲动的传出，导致外周动、静脉扩张，从而降低心脏前后负荷及心肌耗氧量。通过镇痛，减轻疼痛引起的应激反应，使心率减慢。1 次给药后 10～20 分钟发挥镇痛作用，1～2 小时作用最强，持续 4～6 小时。通常静脉注射吗啡 3 mg，必要时每 5 分钟重复 1 次，总量不宜超过 15 mg。吗啡治疗剂量时即可发生不良反应，随剂量增加，发生率增加。不良反应有恶心、呕吐、低血压和呼吸抑制。其他不良反应有眩晕、嗜睡、表情淡漠，注意力分散等。一旦出现呼吸抑制，可每隔 3 分钟静脉注射纳洛酮，有拮抗吗啡的作用，剂量为 0.4 mg，总量不超过 1.2 mg。一般用药后呼吸抑制症状可很快消除，必要时采用人工辅助呼吸。哌替啶有消除迷走神经作用和镇痛作用，其血流动力学作用与吗啡相似，75 mg 哌替啶相当于 10 mg 吗啡，不良反应有致心动过速和呕吐作用，但较吗啡轻。可用阿托品 0.5 mg 对抗之。临床上可肌内注射 25～75 mg，必要时 2～3 小时重复，过量出现麻醉作用和呼吸抑制，当引起呼吸抑制时，也可应用纳洛酮治疗。对重度烦躁者可应用冬眠疗法，经肌内注射哌替啶 25 mg，异丙嗪（非那根）12.5 mg，必要时 4～6 小时重复 1 次。

中药可用复方丹参滴丸，麝香保心丸口服，或复方丹参注射液 16 ml 加入 5% 葡萄糖液 250～500 ml 中静脉滴注。

2. 再灌注心肌

起病 3～6 小时，使闭塞的冠状动脉再通，心肌得到再灌注，濒临坏死的心肌可能得以存活或使坏死范围缩小，预后改善，是一种积极的治疗措施。

1）急诊溶栓治疗：溶栓治疗是 20 世纪 80 年代初兴起的一项新技术，其治疗原理是针对急性心肌梗死发病的基础，即大部分穿壁性心肌梗死是由于冠状动脉血栓性闭塞引起的。血栓是由于凝血酶原在异常刺激下被激活，形成凝血酶，使纤维蛋白原转化为纤维蛋白，然后与其他有形成分如红细胞、血小板一起形成的。机体内存在一个纤维蛋白溶解系统，它是由纤维蛋白溶酶原和内源性或外源性激活物组成的。在激活物的作用下，纤维蛋白溶酶原被激活，形成纤维蛋白溶酶，它可以溶解稳定的纤维蛋白血栓，还可以降解纤维蛋白原，促使纤维蛋白裂解、使血栓溶解。但是纤维蛋白溶酶的半衰期很短，要想获得持续的溶栓效果，只有依靠连续输入外源性补给激活物的办法。现在临床常用的纤溶激活物有两大类，一类为非选择性纤溶剂，如链激酶（SK）、尿激酶（UK）。它们除了激活与血栓相关的纤维蛋白溶酶原外，还激活循环中的纤溶酶原，导致全身的纤溶状态，因此可以引起出血并发症。另一类为选择性纤溶剂，有重组组织型纤溶酶原激活剂（rt-PA），单链尿激酶型纤溶酶原激活剂（SCUPA）及乙酰纤溶酶原—链激酶激活剂复合物（APSAC）。它们选择性地激活与血栓有关的纤溶酶原，而对循环中的纤溶酶原仅有中等度的作用。这样可以避免或减少出血并发症的发生。

溶栓治疗适应证：美国心脏病学会和美国心脏病学院关于溶栓治疗指南的适应证为：①2个或2个以上相邻导联段抬高（胸导联≥0.2 mV，肢体导联≥0.1 mV），或AMI病史伴左束支传导阻滞，起病时间<12小时，年龄<75岁（ACC/AHA指南列为Ⅰ类适应证）；②对ST段抬高，年龄>75岁的患者慎重权衡利弊后仍可考虑溶栓治疗（ACC/AHA指南列为Ⅰ类适应证）；③ST段抬高，发病时间在12~24小时的患者如有进行性缺血性胸痛和广泛ST段抬高，仍可考虑溶栓治疗（ACC/AHA指南列为Ⅱa类适应证）；④虽有ST段抬高，但起病时间>24小时，缺血性胸痛已消失者或仅有ST段压低者不主张溶栓治疗（ACC/AHA指南列为Ⅲ类适应证）。

溶栓治疗的绝对禁忌证：①活动性出血；②怀疑主动脉夹层；③最近头部外伤或颅内肿瘤；④<2周大手术或创伤；⑤任何时间出现出血性脑卒中史；⑥凝血功能障碍。

溶栓治疗的相对禁忌证：①高血压>180/110 mmHg；②活动性消化性溃疡；③正在抗凝治疗；④延长CPR；⑤糖尿病出血性视网膜病；⑥心源性休克；⑦怀孕。

（1）链激酶（SK）：SK是C类乙型链球菌产生的酶，在体内将前活化素转变为活化素，后者将纤溶酶原转变为纤溶酶。有抗原性，用前需做皮肤过敏试验。静脉滴注常用量为50万~100万U加入5%葡萄糖液100 ml内，30~60分钟滴完，后每小时给予10万U，滴注24小时。治疗前半小时肌内注射异丙嗪25 mg，加少量（2.5~5 mg）地塞米松同时滴注可减少过敏反应的发生。用药前后进行凝血方面的化验检查，用量大时尤应注意出血倾向。冠状动脉内注射时先做冠状动脉造影，经导管向闭塞的冠状动脉内注入硝酸甘油0.2~0.5 mg，后注入SK 2万U，继之每分钟2 000~4 000 U，共30~90分钟至再通后继用每分钟2 000 U 30~60分钟。患者胸痛突然消失，ST段恢复正常，心肌酶峰值提前出现为再通征象，可每分钟注入1次造影剂观察是否再通。

（2）尿激酶（UK）：作用于纤溶酶原使之转变为纤溶酶。本品无抗原性，作用较SK弱。50万~100万U静脉滴注，60分钟滴完。冠状动脉内应用时每分钟6 000 U持续1小时以上至溶栓后再维持0.5~1小时。

（3）重组组织型纤溶酶原激活剂：本品对血凝块有选择性，故疗效高于SK。冠状动脉内滴注0.375 mg/kg，持续45分钟。静脉滴注用量为0.75 mg/kg，持续90分钟。

其他制剂还有单链尿激酶型纤溶酶原激活剂（SCUPA），乙酰纤溶酶原—链激酶激活剂复合物（APSAC）等。

以上溶栓剂的选择：文献资料显示，用药2~3小时的开通率：rt-PA为65%~80%，SK为65%~75%，UK为50%~68%，APSAC为68%~70%。究竟选用哪一种溶栓剂，不能根据以上的数据武断地选择，而应根据患者的病变范围、部位、年龄、起病时间的长短以及经济情况等因素选择。比较而言，如患者年轻（年龄小于45岁）、大面积前壁 AMI、到达医院时间较早（2 小时内）、无高血压，应首选 rt – PA。如果年龄较大（大于 70 岁）、下壁 AMI、有高血压，应选 SK 或 UK。由于 APSAC 的半衰期最长（70 ~ 120 分钟），因此，它可在患者家中或救护车上一次性快速静脉注射；rt – PA 的半衰期最短（3 ~ 4 分钟），需静脉持续滴注 90 ~ 180 分钟；SK 的半衰期为 18 分钟，给药持续时间为 60 分钟；UK 半衰期为 40 分钟，给药时间为 30 分钟。SK 与 APSAC 可引起低血压和过敏反应，UK 与 rt – PA 无这些不良反应。rt – PA 需要联合使用肝素，SK、UK、APSAC 除具有纤溶作用外，还有明显的抗凝作用，不需要积极使用静脉肝素。另外，rt – PA 价格较贵，SK、UK 较低廉。以上这些因素在临床选用溶栓剂时应予以考虑。

溶栓治疗的并发症如下：

（1）出血

轻度出血：皮肤、黏膜、肉眼及显微镜下血尿或小量咯血、呕血等（穿刺或注射部位少量淤斑不作为并发症）。

重度出血：大量咯血或消化道大出血、腹膜后出血等引起失血性休克或低血压，需要输血者。

危及生命部位的出血：颅内、蛛网膜下隙、纵隔内或心包出血。

（2）再灌注心律失常，注意其对血流动力学的影响。

（3）一过性低血压及其他的过敏反应（多见于 SK 或 rSK）等。

溶栓治疗急性心肌梗死的价值是肯定的。加速血管再通，减少和避免冠状动脉早期血栓性再堵塞，可望进一步增加疗效。已证实有效的抗凝治疗可加速血管再通和有助于保持血管通畅。今后研究应着重于改进治疗方法或使用特异性溶栓剂，以减少纤维蛋白分解、防止促凝血活动和纤溶酶原偷窃；研制合理的联合使用的药物和方法。如此，可望使现已明显降低的急性心肌梗死死亡率进一步下降。

2）经皮冠状动脉腔内成形术（PTCA）

（1）直接 PTCA：急性心肌梗死发病后直接做 PTCA。指征：静脉溶栓治疗有禁忌证者；合并心源性休克者（急诊 PTCA 挽救生命时作为首选治疗）；诊断不明患者，如急性心肌梗死病史不典型或左束支传导阻滞（LBBB）者，可从直接冠状动脉造影和 PTCA 中受益；有条件在发病后数小时内行 PTCA 者。

（2）补救性 PTCA：在发病 24 小时内，静脉溶栓治疗失败，患者胸痛症状不缓解时，行急诊 PTCA，以挽救存活的心肌，限制梗死面积进一步扩大。

（3）半择期 PTCA：溶栓成功患者在梗死后 7 ~ 10 天，有心肌缺血指征或冠状动脉再闭塞者。

（4）择期 PTCA：在急性心肌梗死后 4 ~ 6 周，用于再发心绞痛或有心肌缺血客观指征，如运动试验、动态心电图、^{201}Tl 运动心肌断层显像等证实有心肌缺血。

（5）冠状动脉搭桥术（CABG）：适用于溶栓疗法及 PTCA 无效，而仍有持续性心肌缺血；急性心肌梗死合并有左房室瓣关闭不全或室间隔穿孔等机械性障碍需要手术矫正和修补，同时进行 CABG；多支冠状动脉狭窄或左冠状动脉主干狭窄。

3. 缩小梗死面积

AMI 是心肌氧供/氧需的严重失衡，纠正这种失衡，就能挽救濒死的心肌，限制梗死的扩大，有效地减少并发症和改善患者的预后。控制心律失常，适当补充血容量和治疗心力衰竭，均有利于减少梗死区。目前多主张采用以下方法。

1）扩血管药物：扩血管药物必须应用于梗死初期的发展阶段，即起病后 4~6 小时。一般首选硝酸甘油静脉滴注或硝酸异山梨酯舌下含化，也可在皮肤上用硝酸甘油贴片或软膏。使用时应注意：静脉给药时，最好有血流动力学监测，当肺动脉楔压小于 18 mmHg，动脉压正常或增高时，其疗效较好，反之，则可使病情恶化；应从小剂量开始，在应用过程中保持肺动脉楔压不低于 15 mmHg，且动脉压不低于正常低限，以保证必需的冠状动脉灌注。

2）β 受体阻滞剂：大量临床资料表明，在 AMI 发生后的 4~12 小时，给普萘洛尔或阿普洛尔、阿替洛尔、美托洛尔等药治疗（最好是早期静脉内给药），常能达到明显降低患者的最高血清酶（CPK、CK-MB 等）水平，提示有限制梗死范围扩大的作用。但因这些药的负性肌力、负性频率作用，临床应用时，当心率低于每分钟 60 次，收缩压 ≤110 mmHg，有心力衰竭及下壁心肌梗死者应慎用。

3）低分子右旋糖酐及复方丹参等活血化瘀药物：一般可选用低分子右旋糖酐每日静脉滴注 250~500 ml，7~14 天为一个疗程。在低分子右旋糖酐内加入活血化瘀药物如血栓通 4~6 ml、川芎嗪 80~160 mg 或复方丹参注射液 12~30 ml，疗效更佳。心功能不全者低分子右旋糖酐慎用。

4）极化液（GIK）：可减少心肌坏死，加速缺血心肌的恢复。但近几年因其效果不显著，已趋向不用，仅用于 AMI 伴有低血容量者。其他改善心肌代谢的药物有维生素 C（3~4 g）、辅酶 A（50~100 U）、肌苷（0.2~0.6 g）、维生素 B$_6$（50~100 mg），每日 1 次静脉滴注。

5）其他：有人提出用大量激素（氢化可的松 150 mg/kg）或透明质酸酶（每次 500 IU/kg，每 6 小时 1 次，每日 4 次），或用钙通道阻滞剂（硝苯地平 20 mg，每 4 小时数次）治疗 AMI，但对此分歧较大，尚无统一结论。

4. 严密观察，及时处理并发症

1）心力衰竭的处理：AMI 并发心力衰竭可至广泛性心肌梗死或室壁瘤，导致顽固性心力衰竭，目前，经过有效的冠状动脉再灌注治疗（溶栓、PTCA 和 CABG）后，顽固性心力衰竭发生率明显降低，但仍见到由于再灌注损伤而导致心力衰竭。对 AMI 伴有心力衰竭同一般原因所致心力衰竭处理有些不同，因此，在处理这一类心力衰竭时应注意：①在 AMI 发病 24 小时之内不用洋地黄制剂，因为其增加心肌耗氧量，致使心肌梗死范围广大。②血压正常或偏高者主要选用利尿剂、硝酸甘油、ACEI、β 受体阻滞剂等。③血压偏低者用多巴胺或在用多巴胺的基础上加用硝酸甘油、β 受体阻滞剂、利尿剂。④心率偏慢的心力衰竭，可用异丙肾上腺素、多巴胺、米力农或氨力农等。⑤经上述治疗心力衰竭治疗仍不见好转，可以加用曲美他嗪或护心痛、1,6-二磷酸果糖、左卡尼汀（贝康停）等改善心肌能量代谢的药物，促进缺血性心肌的恢复。

2）心源性休克：在严重低血压时应静脉滴注多巴胺 5~15 μg/（kg·min），一旦血压升至 90 mmHg 以上，则可同时静脉滴注多巴酚丁胺 3 ~ 10 μg/（kg·min），以减少多巴胺用量。如血压不升应使用大剂量多巴胺［≥15 μg/（kg·min）］。大剂量多巴胺无效时，可静脉滴注去甲肾上腺素 2 ~ 8μg/min。轻度低血压时，可用多巴胺或与多巴酚丁胺合用。药物治疗无效者，应使用主动脉内球囊反搏。AMI 合并心源性休克提倡 PTCA 再灌注治疗。中药可酌情选用独参汤、参附汤、生脉散等。

3）抗心律失常：急性心肌梗死约有 90% 以上出现心律失常，绝大多数发生在梗死后 72 小时内，不论是快速性或缓慢性心律失常，对急性心肌梗死患者均可引起严重后果。因此，及早发现心律失常，特别是严重的心律失常前驱症状，并给予积极的治疗。

（1）快速性心律失常的处理：AMI 并发快速性心律失常的特征有①室性心律失常为主，所以，常用利多卡因 + 美西律即可以控制其发作；②AMI 时心肌收缩力均有不同程度减弱，应该避免应用对心肌有较强抑制作用的抗心律失常药物（奎尼丁、丙吡胺、普罗帕酮等），一般推荐用美西律、胺碘酮；③严密心电监护，一旦发现室扑、室颤应该立即电击复律。

（2）缓慢性心律失常的处理：药物治疗效果不好时，使用临时心脏起搏器。

临时心脏起搏器应用指征：①窦性心动过缓（P < 50 次/分）经药物治疗不能提高心室率伴有低血压（收缩压 < 80 mmHg）或用异丙肾上腺素后出现室性心动过速。②二度 Ⅱ 型窦房阻滞或窦性静止伴交界性或室性逸搏心律。③二度 Ⅱ 型以上房室传导阻滞。④双束或三支传导阻滞伴 PR 间期延长。

临时心脏起搏器一般应用 7 ~ 10 天，经上述治疗心电图仍未见改善，可以考虑安装永久性心脏起搏器。

4）机械性并发症的处理

（1）心室游离壁破裂：可引起急性心脏压塞致突然死亡，临床表现为电—机械分离或心脏停搏，常因难以即时救治而死亡。亚急性心脏破裂应积极争取冠状动脉造影后行手术修补及血管重建术。

（2）室间隔穿孔：伴血流动力学失代偿者，提倡在血管扩张剂和利尿剂治疗及 IABP 支持下，早期或急诊手术治疗。如穿孔较小，无充血性心力衰竭，血流动力学稳定，可保守治疗，6 周后择期手术。

（3）急性二尖瓣关闭不全：急性乳头肌断裂时突发左心衰竭和（或）低血压，主张用血管扩张剂、利尿剂及 IABP 治疗，在血流动力学稳定的情况下急诊手术。因左心室扩大或乳头肌功能不全者，应积极应用药物治疗心衰，改善心肌缺血并行血管重建术。

5. 恢复期处理

住院 3 周后，如病情稳定，体力增进，可考虑出院。近年主张出院前做症状限制性运动负荷心电图、放射性核素和（或）超声显像检查，如显示心肌缺血或心功能较差，宜行冠状动脉造影检查考虑进一步处理。心室晚电位检查有助于预测发生严重室性心律失常的可能性。近年又提倡急性心肌梗死恢复后，进行康复治疗，逐步做适当的体育锻炼，有利于体力和工作能力的增进。经 2 ~ 4 个月的体力活动锻炼后，酌情恢复部分或轻工作，以后部分患者可恢复全天工作，但应避免过重体力劳动或精神过度紧张。

（六）护理

1. 一般监护

1）休息：发病后不要搬动患者，就地抢救为宜。由于发病48小时内病情易变，死亡率高，应向患者解释急性期卧床休息可减轻心脏负荷，减少心肌耗氧量，限制或缩小梗死范围，有利于心功能的恢复。因此，第1周应绝对卧床，进食、排便、翻身、洗漱等一切日常生活由护理人员帮助照料，避免不必要的翻动，并限制亲友探视。此外，各项必需的医疗护理工作要集中一次做完，尽量减少患者的心脏负担。

2）饮食：患者进入监护室后头4~6小时禁食，随后根据患者的临床状态个别化地开始进食，给高维生素的流食和半流食如果汁、菜汤、米粥、面片等。有心衰者适当限盐。急性期后恢复冠心病饮食（同心绞痛饮食），以少食多餐为原则。

3）保持二便通畅：心肌梗死患者由于卧床休息、消化功能减退、哌替啶或吗啡等止痛药物的应用，使胃肠功能和膀胱收缩受抑制，易发生便秘和尿潴留。应予以足够的重视，酌情给予轻泻剂，嘱患者排便时勿屏气，避免增加心脏负担和导致附壁血栓脱落。排便不畅时宜加用开塞露，对5日无大便者可保留灌肠或给低压盐水灌肠。对排尿不畅者，可采用物理或诱导法，协助排尿，必要时行导尿。

4）吸氧：氧治疗可改善低氧血症，有利于心肌梗死的康复。急性期给患者高流量吸氧，持续48小时。氧流量在每分钟3~5 L，病情变化可延长吸氧时间。待疼痛减轻，休克解除，可减低氧流量。注意鼻导管的通畅，24小时更换1次。如果合并急性左心衰竭，出现重度低氧血症时，死亡率较高，可采用加压吸氧或乙醇除泡沫吸氧。

5）防止血栓性静脉炎或深部静脉血栓形成：血栓性静脉炎表现为受累静脉局部红、肿、痛，可延伸呈条索状，多因反复静脉穿刺输液和多种药物输注所致。所以行静脉穿刺时应严格无菌操作，患者感觉输液局部皮肤疼痛或红肿，应及时更换穿刺部位，并予以热敷或理疗。下肢静脉血栓形成一般在血栓较大引起阻塞时才出现患肢肤色改变，皮肤温度升高和可凹性水肿。应注意每日协助患者做被动下肢活动2~3次，注意下肢皮肤温度和颜色的变化，避免选用下肢静脉输液。

6）做好心理护理：急性心肌梗死是内科急症，严重威胁着患者生命安全，此时患者均会产生相应的心理变化，影响治疗效果。护士应根据患者的不同心理状态，采取相应的心理护理。如患者精神紧张、持续剧烈的疼痛，应立即给予止痛及镇静，同时耐心安慰患者，消除其恐惧心理，增强患者战胜疾病信心，积极配合治疗。

2. 病情观察与监护

急性心肌梗死系危重疾病，应早期发现危及患者生命的先兆表现，如能得到及时处理，可使病情转危为安。故需严密观察以下情况：

1）血压：始发病时应0.5~1小时测量一次血压，随血压恢复情况逐步减少测量次数为每日4~6次，基本稳定后每日1~2次。若收缩压在90 mmHg以下，脉压减小，且音调低落，要注意患者的神志状态、脉搏、面色、皮肤色泽及尿量等，是否有心源性休克的发生。此时，在通知医生的同时，对休克者采取抗休克措施，如补充血容量，应用升压药、血管扩张剂及纠正酸中毒，避免脑缺氧，保护肾功能等。有条件者应准备好中心静脉压测定装置或漂浮导管测定肺毛细血管楔压设备，以正确应用输液量及调节液体滴速。

2）心率、心律：在 CCU 进行连续的心电、呼吸监测，在心电监测示波屏上，应注意观察心率及心律变化。及时检出可能作为恶性心动过速先兆的任何室性期前收缩以及室颤或完全性房室传导阻滞、严重的窦性心动过缓、房性心律失常等。如发现室性期前收缩为：①每分钟 5 次以上；②呈二、三联律；③多元性期前收缩；④室性期前收缩的 R 波落在前一次主搏的 T 波之上，均为转变阵发性室性心动过速及室颤的先兆，易造成心搏骤停。遇有上述情况，在立即通知医生的同时，需应用相应的抗心律失常药物，并准备好除颤器和人工心脏起搏器，协同医生抢救处理。

3）胸痛：急性心肌梗死患者常伴有持续剧烈的胸痛，因此，应注意观察患者的胸痛程度，因剧烈胸痛可导致低血压，加重心肌缺氧，扩大梗死面积，引起心力衰竭、休克及心律失常。常用的止痛剂有罂粟碱肌内注射或静脉滴注，硝酸甘油 0.6 mg 含服，疼痛较重者可用哌替啶或吗啡。在护理中应注意可能出现的药物不良反应，同时注意观察血压、尿量、呼吸及一般状态，确保用药的安全。

4）呼吸急促：注意观察患者的呼吸状态，对有呼吸急促的患者应注意观察血压，皮肤黏膜的血循环情况，肺部体征的变化以及血流动力学和尿量的变化。发现患者有呼吸急促、不能平卧、烦躁不安、咳嗽、咳泡沫样血痰时，立即取半坐位，给予吸氧，准备好快速强心、利尿剂，配合医生按急性心力衰竭处理。

5）体温：急性心肌梗死患者可有低热，体温在 37 ~ 38.5℃，多持续 3 天左右。如体温持续升高，1 周后仍不下降，应疑有继发肺部或其他部位感染，及时向医生报告。

6）意识变化：如发现患者意识恍惚，烦躁不安，应注意观察血流动力学及尿量的变化。警惕心源性休克的发生。

7）器官栓塞：在急性心肌梗死第 1 ~ 2 周，注意观察组织或脏器有无栓塞现象发生。因左心室内附壁血栓可脱落，而引起脑、肾、四肢、肠系膜等动脉栓塞，应及时向医生报告。

8）心室膨胀瘤：在心肌梗死恢复过程中，心电图表现虽有好转，但患者仍有顽固性心力衰竭或心绞痛发作，应疑有心室膨胀瘤的发生。这是由于在心肌梗死区愈合过程中，心肌被结缔组织所替代，成为无收缩力的薄弱纤维瘢痕区。该区内受心腔内的压力而向外呈囊状膨出，造成心室膨胀瘤。应配合医生进行 X 线检查以确诊。

9）心肌梗死后综合征：需注意在急性心肌梗死后两周、数月甚至两年内，可并发心肌梗死后综合征。表现为肺炎、胸膜炎和心包炎征象，同时也有发热、胸痛、血沉和白细胞升高现象，酷似急性心肌梗死的再发。这是由于坏死心肌引起机体自身免疫变态反应所致。如心肌梗死的特征性心电图变化有好转现象又有上述表现时，应做好 X 线检查的准备，配合医生作出鉴别诊断。因本病应用激素治疗效果良好，若因误诊而用抗凝药物，可导致心腔内出血而发生急性心脏压塞。故应严密观察病情，在确诊为本病后，应向患者及家属做好解释工作，解除顾虑，必要时给患者应用镇痛及镇静剂；做好休息、饮食等生活护理。

3. 健康教育

1）注意劳逸结合，根据心功能进行适当的康复锻炼。

2）避免紧张、劳累、情绪激动、饱餐、便秘等诱发因素。

3）节制饮食，禁忌烟酒、咖啡、酸辣刺激性食物，多吃蔬菜、蛋白质类食物，少食动物脂肪、胆固醇含量较高的食物。

4）按医嘱服药，随身常备硝酸甘油等扩张冠状动脉药物，定期复查。

5）指导患者及家属，病情突变时，采取简易应急措施。

（邵泽花）

第七章 原发性高血压

临床上高血压可根据有无基础疾病而分为原发性和继发性两种。无基础疾病者称为原发性高血压，也称高血压病；其发病机理目前尚未完全阐明；有基础疾病，或者说血压升高仅仅是基础疾病的一种临床表现者，称为继发性高血压，也称症状性高血压。原发性高血压是一种以动脉收缩压和（或）舒张压升高为特征，常引起心、脑、肾、血管等器官功能性或器质性改变的全身性疾病。是冠心病、脑卒中的主要危险因素。

目前，我国采用的血压分类和标准见表 7-1。高血压定义为未使用降压药物的情况下诊室收缩压≥140 mmHg 和（或）舒张压≥90 mmHg。根据血压升高水平，进一步将高血压分为 1~3 级。

表 7-1　血压水平分类和定义（单位：mmHg）

分　类	收缩压		舒张压
正常血压	<120	和	<80
正常高值血压	120~139	和（或）	80~89
高血压	≥140	和（或）	≥90
1 级高血压（轻度）	140~159	和（或）	90~99
2 级高血压（中度）	160~179	和（或）	100~109
3 级高血压（重度）	≥180	和（或）	≥110
单纯收缩期高血压	≥140	和	<90

注：当收缩压和舒张压分属于不同分级时，以较高的级别作为标准。以上标准适用于任何年龄的成年男性和女性。

2017 年，美国心脏病学会等 11 个学会提出了新的高血压诊断（≥130/80 mmHg）和治疗目标值（<130/80 mmHg），这对高血压的早防早治具有积极意义。我国应积累与分析更多的证据和研究，进一步确定我国高血压诊断标准和治疗目标值。

一、病因

目前较为肯定的致病因素有①遗传因素：高血压有家族聚集性。②精神因素：人在长期精神紧张、压力或焦虑状态下也可引起高血压。③膳食因素：高钠、低钙、低钾、低镁、低鱼类和豆类蛋白饮食者易患高血压。④体重因素：肥胖者患病率是体重正常者的 2~6 倍。⑤其他因素：吸烟及大量饮酒者患病率高，长期噪声和视觉刺激也可致高血压。高盐膳食、体重超重、饮酒是我国高血压发病的主要危险因素。

二、发病机制

血压增高的机制亦尚未完全阐明。一般认为在发病中占主导地位的是高级神经中枢功能失调。内分泌、肾脏、体液、遗传等因素也参与发病过程。

由于机体内、外环境的不良刺激，引起反复的精神紧张和情绪波动，导致大脑皮质兴奋和抑制过程失调，皮质下血管舒缩中枢形成以血管收缩神经冲动占优势，引起全身小动脉痉挛，周围阻力增高，使血压升高。初期血压升高为暂时性，以后由于皮质下舒缩中枢的兴奋灶变得固定，逐渐使小动脉痉挛呈持久性，血压升高也就恒定，结果造成脏器缺血。肾脏缺血时，肾小球旁细胞分泌肾素增多，进入血液循环后，在肝脏产生的血管紧张素原水解为血管紧张素Ⅰ，再经肺循环中转化酶的作用转化为血管紧张素Ⅱ，依次又转化为血管紧张素Ⅲ，致全身小动脉痉挛加重。大脑皮质功能障碍可引起丘脑和垂体分泌促肾上腺皮质激素和血管加压激素释放增多，使小动脉痉挛，钠和水潴留。血管紧张素Ⅱ和Ⅲ刺激肾上腺皮质，使醛固酮分泌增加，又引起钠的潴留，血容量的增多，这样使血压增高更为巩固。另外，大脑皮质功能失调又能引起交感神经兴奋，使肾上腺髓质分泌肾上腺素和去甲肾上腺素增多，提高心排血量和促使小动脉收缩，又促进血压增高。

三、护理评估

（一）临床表现

1. 一般表现

通常起病隐匿，病情发展缓慢，早期常无症状，约半数患者于体格检查时才发现血压升高，少数患者甚至在出现心、脑、肾等并发症时才发现高血压。一般可有头痛、头晕、耳鸣、眼花、健忘、注意力不集中、心悸、气急、疲劳等症状。早期血压波动性升高，在精神紧张、情绪波动、劳累时血压暂时升高，休息后降至正常。随着病情进展，血压呈持续性升高。体检时可有下列体征：主动脉瓣区第二心音亢进呈金属音调，主动脉瓣区收缩期吹风样杂音或收缩早期喀喇音。长期持续高血压可有左心室肥大体征（心尖搏动向左下移位，心界向左下扩大等），并可闻及第四心音。病程后期，可出现心、脑、肾等器官的器质性损害和功能障碍的临床表现。

2. 并发症

可有心、脑、肾等靶器官损害。

1）心：长期面临高血压可致左心室肥厚、扩大，最终导致心力衰竭。高血压可促进冠状动脉硬化的形成和发展，可出现心绞痛、心肌梗死，并加重心力衰竭，甚至发生猝死。

2）脑：长期高血压，由于小动脉微血管瘤的形成及脑动脉粥样硬化的产生，可并发急性脑血管病（脑出血、短暂性脑缺血发作、脑血栓形成）。血压极度升高可发生高血压脑病。

3）肾：长期高血压可致进行性肾硬化，肾脏损害的诊断主要依据血清肌酐升高，肌酐清除率降低和尿蛋白（微量白蛋白尿或大量白蛋白尿）排泄率增加。

（二）实验室及其他检查

1. 尿常规检查

可阴性或有少量蛋白和红细胞，急进型高血压患者尿中常有大量蛋白、红细胞和管型，肾功能减退时尿比重降低，尿浓缩和稀释功能减退，血中肌酐和尿素氮增高。

2. X线检查

轻者主动脉迂曲延长或扩张，并发高血压性心脏病时，左心室增大，心脏呈靴形样改变。

3. 超声波检查

心脏受累时，二维超声显示：早期左室壁搏动增强，第Ⅱ期多见室间隔肥厚，继则左心室后壁肥厚；左心房轻度扩大；超声多普勒于二尖瓣上可测出舒张期血流速度减慢，舒张末期速度增快。

4. 心电图和心向量图检查

心脏受累的患者又可见左心室增厚或兼有劳损，P 波可增宽或有切凹，P 环振幅增大，终末向后电力更为明显。偶有房颤或其他心律失常。

5. 血浆肾素活性和血管紧张素Ⅱ浓度测定

二者可增高，正常或降低。

6. 血浆心钠素浓度测定

心钠素浓度降低。

（三）诊断和鉴别诊断

按规范要求准确测量血压，达到高血压标准，并除外继发性高血压后，可确诊为高血压病。

1. 诊断标准

目前，我国采用国际上统一的标准，即收缩压≥140 mmHg 和（或）舒张压≥90 mmHg 即诊断为高血压。

以上诊断标准适用于男女两性、任何年龄的成人，对于儿童，目前尚无公认的高血压诊断标准，但通常低于成人高血压诊断的水平。

上述高血压的诊断必须以非药物状态下两次或两次以上非同日多次重复血压测定所得的平均值为依据，偶然测得一次血压增高不能诊断为高血压，必须重复和进一步观察。

2. 鉴别诊断

1）慢性肾小球肾炎：本病与晚期高血压有肾功能损害者常不易区别。一般本病有急性肾炎史或反复浮肿史，明显贫血，血浆蛋白低、蛋白尿和血尿发生于高血压之前，蛋白尿持续存在而血压升高不显著等有利于慢性肾小球肾炎的诊断。

2）慢性肾盂肾炎：女性多见，多有尿路感染史，可有反复多年尿频、尿急、尿痛及发热症状，尿细菌培养阳性（菌落数 > 10 万/ml），尿中白细胞增多为主（离心沉淀10 分钟，每高倍镜视野 10 个以上），静脉肾盂造影显示患者肾盂与肾盏变形。

3）肾动脉狭窄：肾动脉狭窄引起肾缺血而使血压增高，此病一般发病年龄较轻或发生于 55 岁以上的老年人（肾动脉粥样硬化所致）。起病急、血压增高显著、降压药物治疗效果不好。体检时可在上腹部或脊肋角处听到血管杂音，肾动脉造影可以确诊。

4）内分泌疾病

（1）嗜铬细胞瘤：因分泌大量肾上腺素和去甲肾上腺素而引起高血压。临床表现为剧烈头痛、心悸、出汗、面色苍白、恶心、乏力、心动过速等症。血压增高期尿中肾上腺素、去甲肾上腺素或代谢产物香草扁桃酸（VMA）显著增高，注射 α 受体阻滞剂苄胺唑啉后，如果血压明显下降则提示嗜铬细胞瘤的存在。腹膜后充气造影、断层摄片、静脉肾盂造影、肾上腺血管造影等有助于肿瘤的定位诊断。

（2）原发性醛固酮增多症：是肾上腺皮质增生或肿瘤分泌醛固酮过多所致，除表现有高血压外，还有多饮、多尿、肌无力、周期性瘫痪、血钾低等，提示本病。血和尿中醛固酮增多，具有诊断价值，可资鉴别。

（3）皮质醇增多症：肾上腺皮质肿瘤或增生，分泌糖皮质激素过多，使水、钠潴留致高血压。本病有典型的满月脸、向心性肥胖、多毛、皮肤薄而有紫纹、血糖增高、尿糖阳性等特征性表现，鉴别诊断一般不难。

5）妊娠高血压综合征：多发生于妊娠后期 3~4 个月、分娩期或产后 48 小时内。以高血压、水肿、蛋白尿为特征，严重者可发生抽搐和昏迷。孕前无高血压史及早孕期血压不高者不难诊断。孕前有高血压者或肾脏疾病者易有妊娠高血压综合征。

四、治疗

高血压的首要治疗目标是最大限度地降低心血管疾病的长期总体危险，包括升高的血压及可逆的危险因素（如吸烟、高胆固醇血症或糖尿病），降压达标很重要，通过降压可减少心血管事件的发生、预防器官损害的恶化、

预防高危情况的出现如糖尿病、蛋白尿，同时还有注意危险因素的预防，所有高血压患者均应养成良好的生活方式，影响预后的因素。

通常高血压患者血压降至 < 140/90 mmHg，或收缩压 < 130 mmHg；高危和极高危或合并糖尿病、肾功能不全、脑血管病患者降至 < 130/80 mmHg，老年人血压降至 < 140/90 mmHg，如能耐受，还可进一步降低。

（一）非药物治疗

适合于各型高血压病患者，尤其对轻者，单纯非药物治疗亦可使血压有一定程度的下降。非药物治疗主要是改善生活行为，包括：

1. 调节饮食

1）限制钠摄入：食盐 < 每日 6 g。

2）注意补充钙盐和钾盐：多食用含钙和钾丰富的食物。

3）减少脂肪摄入量：膳食中脂肪量应控制在总热量的 25% 以下。

4）限制饮酒：饮酒量每日不可超过相当于 50 g 乙醇的含量。

2. 减轻体重

体重指数［体重（kg）/身高（m）^{2}］应控制在 25 以下。

3. 保证休息与适量运动

注意劳逸结合，保证充足睡眠，避免精神过度或长期紧张，适量的运动有利于调整神经中枢功能失调。

（二）降压药物治疗

长期抗高血压药物治疗的主要目的是减少卒中及心肌梗死等并发症，故如何选择抗高血压药物至关重要。目前一线降压药物要归纳为六大类，即利尿剂、β 受体阻滞剂、钙通道阻滞剂、ACEI、α 受体阻滞剂及 ARB。

1. 利尿剂

利尿剂使细胞外液容量减低、心排血量降低，并通过利钠作用使血压下降。降压作

用缓和，服药 2～3 周作用达高峰，适用于轻、中度高血压，尤其适宜于老年人收缩期高血压及心力衰竭伴高血压的治疗。可单独用，并更适宜与其他类降压药合用。

1）噻嗪类：如氢氯噻嗪，每次 6.25～25 mg，每日 1 次。氯噻酮，每次 25～50 mg，每日 1～2 次。该类药物易引起低血钾及血糖、血尿酸、血胆固醇增高，因此，糖尿病及高脂血症患者应慎用，痛风患者禁用。

2）袢利尿剂：如呋塞米，每次 20～40 mg，每日 1～2 次。利尿作用强而迅速，可致低血钾、低血压，肾功能不全时更宜。

3）保钾利尿剂：如螺内酯，每次 20～40 mg，每日 1～2 次；氨苯蝶啶，每次 50 mg，每日 1～2 次。这类药可引起高血钾，不宜与 ACEI 合用，有肾功能不全者禁用。

近年来，利尿剂仍为降低血压必要的药物，因为：①有良好的降压效果，适合于轻、中度高血压，如吲哒帕胺每日 1 次口服，疗效甚好。②小剂量氢氯噻嗪 6.25～12.5 mg，每日 1 次口服，对糖、脂及尿酸代谢影响甚微，及时注意化验监测，如若代谢异常，有所上升，可以尽早停药，能够恢复正常。③同用钾盐，以避免低血钾、乏力等不良反应。④利尿剂降压更适合于伴有心力衰竭、水肿患者。⑤也适用于中、重度高血压者，与其他降压药合用，以增强疗效。应用适当，对高血压病治疗是相当有效的。

2. β 受体阻滞剂

其降压机制是通过阻滞 β 受体而降低心排血量，外周循环发生适应性改变，血管阻力下降。此外，可抑制肾素分泌。适用于高肾素型高血压，或伴有高排血量、心动过速及心绞痛的患者。通常与利尿剂和扩血管药合用。不良反应有心动过缓、高脂血症、支气管痉挛、低血糖等。盐酸普萘洛尔易透过血脑屏障，发生失眠、抑郁等不良反应。

1）普萘洛尔：普萘洛尔是目前治疗高血压最常用的药物。其降压功能复杂，有降低心排血量、抑制肾素分泌及中枢作用等诸说。单独使用普萘洛尔治疗高血压有效率为 50%～70%。如与利尿剂和血管扩张剂合用，则疗效在 90% 以上。普萘洛尔的有效降压剂量一般为每日 160 mg，剂量越大，疗效越明显，有的用至每日 4 000 mg。国内一般多用每日 40～400 mg。

2）纳多洛尔：本品对原发性高血压的疗效与普萘洛尔相当，一般由每日 40 mg 开始，逐渐增至每日 240～480 mg。单用时易发生水钠潴留而降低疗效，故常与利尿剂合用，有效率约 60%～90%。其禁忌证与其他 β 受体阻滞剂相同，即支气管哮喘、窦性心动过缓、房室传导阻滞、心源性休克和心力衰竭时不宜使用。

3）西利洛尔：为选择性 β₁ 受体阻滞剂。兼有部分 β₂ 受体激动和扩血管作用与普萘洛尔不同。本品对血脂代谢、肾功能和支气管平滑肌无不良影响，且能消除或缩小高血压引起的左室肥大。每日服药 1 次即可降压。不良反应常用有乏力、失眠、胃肠道紊乱等。

4）喷布洛尔（戊丁心安）：为非选择性 β 受体阻滞剂，具有中度内在拟交感活性，中等剂量时不影响肾血流动力学。亦不影响血糖和血脂代谢，单独应用时有效率约 70%。不良反应有心动过缓、胃肠道紊乱、头痛、头晕等。

5）阿罗洛尔：该药对 α 和 β 受体均有阻滞作用，作用强度之比为 1：8。单用时的有效率约 76%。不良反应有心动过缓、头晕、乏力、胃肠道紊乱和房室传导阻滞等。

6）甲吲洛尔（心得静，吲哚心安）：本品对 β_1 和 β_2 均有阻滞作用，作用强度为普萘洛尔的 6 倍，本品常与利尿药合用。用法：开始 10 mg，每日 2 次或 5 mg 每日 3 次。若疗效不满意，每 2~3 周可将每日量增加 10 mg，最大剂量为每日 60 mg。不良反应有疲劳、失眠、头晕、心动过缓、传导阻滞、低血压和肢端发冷等。

此外，可用于治疗高血压的新型 β 受体阻滞剂有贝凡洛尔、比索洛尔、依泮洛尔、氨磺洛尔、卡维地诺和美沙洛尔等。

3. 钙通道阻滞剂（CCB）

由一大组不同类型化学结构的药物所组成，其共同特点是阻滞钙离子 L 型通道，抑制血管平滑肌及心肌钙离子内流，从而使血管平滑肌松弛，心肌收缩降低，使血压下降。CCB 为轻、中度高血压一线药，尤适用于老年性高血压、收缩期高血压及伴有心、脑、肾血管并发症的患者。硝苯地平每次 5~10 mg，每日 3 次口服，可增至每次 20 mg。尼群地平每次 5 mg，每日 2~3 次口服，最大剂量每日 40 mg。尼莫地平每次 20~40 mg，口服，每日 3 次，最大剂量每日 240 mg。硫氮草酮每次 30 mg，口服，每日 3 次，必要时可增至每日 180 mg，最大剂量为每日 270mg。最近市售的氨氯地平每日只需服 1 次，方便有效。尼卡地平为新型钙通道阻滞剂。适用于各类型高血压，尤其适用于高龄高血压急症或（和）伴有脑血管障碍及冠心病患者。方法：本品 20 mg 压碎成粉，舌下含化。

4. ACEI

ACEI 是近年来进展最为迅速的一类药物。降压作用是通过抑制血管紧张素转换酶使血管紧张素 Ⅱ 生成减少，同时抑制激肽酶使缓激肽降解减少，两者均有利于血管扩张，使血压降低。ACEI 对各种程度高血压均有一定降压作用，对伴有心力衰竭、左室肥大、心肌梗死后、糖耐量减低或糖尿病肾病蛋白尿等并发症的患者尤为适宜。高血钾、妊娠、肾动脉狭窄患者禁用。最常见的不良反应是干咳，可发生于 10%~20% 患者中，停用后即可消失。引起干咳原因可能与体内缓激肽增多有关。

1）卡托普利：对各型高血压具有显著降压作用，但也有报道，对轻、中度高血压单独使用本品疗效并不理想，只有在联用利尿剂后其疗效幅度才可以提高。从小剂量开始，25 mg，每日 2~3 次，达合适剂量 100 mg，每日 2 次维持。重度高血压可同时使用卡托普利与硝苯地平。

2）雷米普利：系新型的第二代 ACEI，治疗高血压的最低有效日剂量为 5 mg，单独应用的有效率约 70%。

5. ARB

通过对血管紧张素 Ⅱ 受体的阻滞，可较 ACEI 更充分有效地阻断血管紧张素对血管收缩、水钠潴留及细胞增生等不利作用。适应证与 ACEI 相同，但不引起咳嗽反应为其特点。ARB 降压作用平稳，可与大多数降压药物合用（包括 ACEI）。①氯沙坦 25~100 mg，每日 1 次。②缬沙坦 80 mg，每日 1 次。③伊贝沙坦，150 mg，每日 1 次。

6. 血管扩张剂

常与 β 受体阻滞剂和利尿剂合用。常用的有肼屈嗪、哌唑嗪、米洛地尔、二氮嗪、胍乙啶、硝普钠等。新型的血管扩张剂尚有布酞嗪、恩拉嗪、匹尔拉嗪、托酞嗪、卡拉嗪和莫匹拉嗪等。

1）肼屈嗪：从 10~20 mg，每日 2~4 次口服开始，每日每剂加 10 mg，每日总量应在 100 mg 以下，超过 200 mg 易产生不良反应。

2）米诺地尔：主要用于重度高血压和伴有肾功能衰竭的严重高血压者。2.5 mg，每日 4 次，每 2~3 天增加 1 次剂量，达总量在每日 40 mg 以下。

3）二氮嗪：可用于高血压危象，重度耐药的高血压病。但对充血性心衰、糖尿病和肾功能不全者忌用。主要为静脉给药，每次 200~300 mg，可与呋塞米配合。

4）胍乙啶：主要用于舒张压较高的严重高血压病患者。对高血压危象、嗜铬细胞瘤者禁用。10 mg，每日 1~2 次，以后每周递增每日 10 mg。

5）硝普钠：主要用于高血压危象紧急降压。通常以 50 μg/ml 浓度溶液静滴，每分钟 25~50 μg，逐渐加量至血压满意下降为止，剂量可达每分钟 300 μg，一般疗程不超过 2 天。

6）布酞嗪：化学结构与肼屈嗪相似，直接作用于血管平滑肌，使血管扩张，血管阻力降低，血压下降。长期应用不产生耐受性，不影响心率。剂量：每日 90~180mg，分 2 次或 3 次饭后服用。不良反应主要有消化系统症状、循环系统症状、精神神经系统症状和过敏反应等。

7. α_1 受体阻滞剂

1）哌唑嗪：本品为肾上腺素 α_1 受体阻滞剂，能松弛血管平滑肌，使血压降低，临床主要用于轻、中度高血压，其降压作用比噻嗪类利尿药强。国内曾报道 105 例高血压患者，用本品治疗后，有效率为 65.7%。对伴有心内传导阻滞、阻塞性支气管痉挛性疾病、糖尿病、痛风或高脂血症的高血压患者，也可应用本品。常用维持量为每日 3~20 mg，分 2~3 次服用。为避免发生首剂综合征（如眩晕、头痛、心悸、出汗、无力等），首剂一般为 0.5 mg，不宜超过 1 mg，睡时服用。若无不良反应，则第 2 天给予 0.15~1 mg，每日 2~3 次，间隔 2~3 天，可酌情递增剂量至维持量。

2）特拉唑嗪：本药的化学结构与哌唑嗪相似，每日服药 1 次即可。抗高血压效能与哌唑嗪相仿，但本药口服后起效缓和，作用平稳，甚少有哌唑嗪样首剂综合征，对血脂代谢亦有良好的改善作用。常用剂量为 1~10 mg，每日 1 次。不良反应有头晕、乏力等。

3）多沙唑嗪：其化学结构与哌唑嗪相似，起效缓，一般无首剂综合征，单用时有效率为 65%。常用量每日 1~8 mg。不良反应有眩晕、恶心、头痛、头晕、疲劳和嗜睡等。

4）三甲氧唑嗪：口服后吸收较快，一般在 1 小时内出现血流动力学效应，血浆半衰期为 2~4 小时。该药长期降压治疗的优点是用药后代偿机理不被激活，血浆容量、心率和血浆肾素活性不变，长期使用不会出现耐药性。在治疗高血压时，三甲氧唑嗪的使用剂量可采取递增的方法，先以 25 mg 每日 3 次的方法，以后每日总量为 600~900 mg。

5）哌胺甲尿定：是一种兼有可乐定样抑制交感神经紧张性和突触后膜 α_1 受体阻

滞作用的药物。经临床验证本品能满意地降低高血压患者的卧位或立位的收缩压和舒张压。降压时心率增快不明显，由于该药能刺激中枢神经系统的 α_2 受体，故有可乐定样的中枢神经镇静作用。剂量为每日 5～10 mg 分 3 次口服，药物的不良反应很少。

6）吲哚拉明：本品能有效地降低静止和运动的高血压，对卧位和立体的收缩压和舒张压增高均有明显降压作用，长期用药可维持 3 年以上。单用本品降压剂量过大时，药物的不良反应发生率较高，最主要的不良反应是抑郁症、性功能紊乱和阳痿，故该药宜作为二线或三线降压药。剂量为 75～225 mg 分 2～3 次口服，停药时不会发生"撤退综合征"。

8. α、β 受体阻滞剂

1）酚妥拉明：25～50 mg，每日 2～3 次。对急症特别是嗜铬细胞瘤患者可静注或静滴，每次 1～10 mg，待血压下降后改口服。

2）酚苄明：10～20 mg，日服 3 次。

3）柳胺苄心定：本品为竞争性 α 和 β 受体阻滞剂，对轻、中度高血压的有效率为88%，对重度高血压的有效率为 60%～80%，对常规降压治疗无效的顽固性患者亦有效。且可与其他降压药物联合应用。采用本品加利尿药治疗高血压的效果相当于应用利尿剂、β 受体阻滞剂加 α 受体阻滞剂（哌唑嗪）或血管扩张药（肼屈嗪）合并用药的效果。临床试用表明在治疗高血压病时优于单一的 β 受体阻滞剂或 α 受体阻滞剂。剂量一般为 100～200 mg，每日 2～3 次，饭时服，疗程 2 周。

9. 其他

包括中枢交感神经抑制剂如可乐定、甲基多巴；周围交感神经抑制剂如胍乙啶、利血平等。上述药物曾多年用于临床并有一定的降压疗效，但因其不良反应较多且缺乏心脏、代谢保护，因此不适宜于长期服用。

目前，国内复方降压制剂较多，常用有：①复方降压片，每片含利血平 0.032 mg、双肼肽嗪 3.2 mg、氢氯噻嗪 3.2 mg、盐酸异丙嗪 2.0 mg、氯氮䓬（利眠宁）2.0 mg 及其他 B 族维生素等。每次 1 片，每日 2～3 次。②安达血平片，含利血平 0.32 mg、双肼肽嗪 10 mg，每次 1 片，每日 2～3 次。③其他尚有复方罗布麻片、降压静、复方路丁片等。该类复方制剂药物种类较多，且剂量不易掌握，故不符合阶梯治疗和个体化治疗原则。因降压作用较缓和，不良反应较少，尚可酌情观察使用。

（三）降压药物选择和应用

凡能有效控制血压并适宜长期治疗的药物就是合理的选择，包括不引起明显不良反应，不影响生活质量等。

1. 首选药物

上述四类药物即利尿剂、β 受体阻滞剂、钙通道阻滞剂和 ACEI 中任何一种，均可作为第一阶梯药。

2. 阶梯治疗

阶梯治疗是治疗高血压的一种用药步骤。选用第一阶梯药物后，从小量开始，递增药量，至最大量仍不能控制血压时，加用第二种药物，或更多药物联合，直到血压控制至正常或理想水平，血压控制后逐渐减量。

3. 具体用药

应根据病程、血压程度和波动规律、年龄、有无并发症以及药物特点、在体内高峰时间等，加以合理用药，进行个体化治疗。①年轻患者宜首选 β 受体阻滞剂或 ACEI。②老年或低肾素型应选用利尿剂和钙通道阻滞剂，开始用成人剂量的一半。③伴心绞痛或快速心律失常时应使用 β 受体阻滞剂。④合并糖尿病、痛风、高血脂患者宜使用 ACEI、钙通道阻滞剂或受体阻滞剂。⑤肾功能不全时，ACEI 是目前较理想药物，也可应用钙通道阻滞剂。病情严重者可使用呋塞米，要防止低血容量加重肾功能损害等。⑥合并有心力衰竭者，宜选择 ACEI、利尿剂。⑦伴妊娠者，不宜用 ACEI、ARB，可选用甲基多巴。⑧对合并支气管哮喘、抑郁症、糖尿病患者不宜用 β 受体阻滞剂；痛风患者不宜用利尿剂；合并心脏起搏传导障碍者不宜用 β 受体阻滞剂及非二氢吡啶类钙通道阻滞剂。

4. 降压目标及应用方法

由于血压水平与心、脑、肾并发症发生率呈线性关系，因此，有效的治疗必须使血压降至正常范围，即降到 140/90 mmHg 以下，老年人也以此为标准。对于中青年患者（<60 岁），高血压合并糖尿病或肾脏病变的患者，治疗应使血压降至 130/85 mmHg 以下。

原发性高血压诊断一旦确立，通常需要终身治疗（包括非药物治疗）。经过降压药物治疗后，血压得到满意控制，可以逐渐减少降压药的剂量，但一般仍需长期用药，中止治疗后高血压仍将复发。

据 WHO/ISH 高血压治疗指南建议，高血压药物的治疗不论选择何种药物，应遵循以下原则：

1）对于轻、中度高血压患者宜从小剂量或一般剂量开始，2～3 周后如血压未能满意控制可增加剂量或换用其他类药，必要时可用 2 种或 2 种以上药物联合治疗，使用适宜的药物联合以达到最大的降压效果。较好的联合用药方法有：利尿剂与 β 受体阻滞剂，利尿剂与 ACEI 或 ARB，钙通道阻滞剂（二氢吡啶类）与 β 受体阻滞剂，钙通道阻滞剂与 ACEI，α 受体阻滞剂与 β 受体阻滞剂。联合用药可减少每种用药剂量，减少不良反应而增强降压作用。

2）如果第一种使用的药物降压效果不明显，且有不良反应时，应改用第二类药物，而不是增加药物的剂量和加用第二类药物。

3）尽可能采用每日 1 片的长效制剂，提供 24 小时持续控制血压，便于长期治疗且可减少血压波动。

4）要求在白昼及夜间稳定降压，可用动态血压方法监测。

（四）高血压急症的治疗

高血压急症（HE）是指原发性和继发性高血压患者，在某些诱因的作用下，血压突然和显著升高，同时伴有心、脑、肾等重要靶器官功能急性损害的一种严重危及生命的临床综合征。包括舒张压达到或超过 120 mmHg，且出现下列任一并发症者：高血压脑病、颅内出血（脑出血和蛛网膜下隙出血）、脑梗死、急性肺水肿、急性冠状动脉综合征（不稳定性心绞痛、急性心肌梗死）、主动脉夹层、急性肾衰竭、儿茶酚胺危象、子痫等。仅有血压显著升高，但不伴有靶器官新近或急性功能损害，则称为高血压次急症（HU）。高血压急症时首先应迅速使血压下降，同时也应对靶器官的损害和功能障碍予以处理。对血压急骤增高者，以静脉滴注方法给予降压药最为适宜，这样可随时改变药物的需要剂量。常用治疗方法如下：

1. 一般治疗

卧床休息，避免躁动，抬高床头，吸氧。

2. 药物治疗

1）快速降压

（1）硝普钠：动静脉扩张剂，降压作用发生和消失均迅速，静脉滴注数秒内起效，作用持续仅 1~2 分钟，血浆半衰期为 3~4 分钟，停止注射后血压在 1~10 分钟迅速回到治疗前水平。应在严密血流动力学监测下使用，避光静脉滴注。起始剂量为 0.25 μg/（kg·min），其后每隔 5 分钟增加一定剂量，直至达到血压目标值。可用剂量 0.25~10 μg/（kg·min）。给药后 30 秒内血压开始下降，故应严密监测血压变化，据此调整静滴速度，使血压维持在适当水平。该药在体内与疏基结合后分解为氰化物与一氧化氮，氰化物被肝脏代谢为硫氰酸盐，全部需经肾脏排出。肾功能正常者硫氰酸盐排泄时间约为 3 天。故肝、肾功能不良患者易发生氰化物或硫氰酸盐中毒，产生呼吸困难、肌痉挛、精神变态、癫痫发作、昏迷甚至呼吸停止等严重反应。血清硫氰酸盐浓度超过 12 mg/L 时，必须停用。硝普钠应慎用或禁用于下列情况：①高血压脑病、脑出血、蛛网膜下隙出血；②急进型/恶性高血压、高血压伴急性肾衰竭、肾移植性高血压、高血压急症伴严重肝功能损害等；③甲状腺功能减退和孕妇。

（2）硝酸甘油：能扩张静脉、动脉和侧支冠状动脉，特别适用于伴有中度血压增高的急性冠状动脉综合征或心肌缺血的患者。静脉滴注 2~5 分钟起效，停止用药作用持续时间 5~10 分钟，可用剂量范围为 5~100 μg/min。应注意监测静脉滴注的速率。此外，该药小剂量时主要扩张静脉血管、较大剂量才能扩张小动脉。不良作用有头痛、恶心、呕吐、心动过速等。

（3）硝苯地平：舌下含服胶囊制剂可治疗轻型的高血压急症，用药 10~20 mg 后 5~10 分钟可见血压下降，作用可维持 4~6 小时。

（4）卡托普利：舌下含服 25~50 mg，可使血压迅速下降，且无心动过速的不良反应，较硝苯地平优越。

（5）艾司洛尔：是速效高选择性的短效 β_1 受体阻滞剂，经红细胞水解，不依赖于肝、肾功能。起效快，静脉注射 60 秒内起效，作用持续 10~20 分钟。250~500 μg/kg 静脉推注，在 1~5 分钟可迅速降低血压，继之以 25~50 μg/（kg·min）持续静脉滴注，可以每 10~20 分钟增加 25 μg，最大剂量可达 300 μg/（kg·min）。一度房室传导阻滞、充血性心力衰竭和哮喘患者慎用。

（6）酚妥拉明：为短效的非选择性 α 受体（α_1，α_2 受体）阻滞剂，能拮抗血液循环中肾上腺素和去甲肾上腺素的作用，使血管扩张而降低周围血管阻力。静脉注射后 2 分钟内起效，作用持续 10~30 分钟。适用于伴有血液中儿茶酚胺过量的高血压急症，如嗜铬细胞瘤危象。常规用法：每次 5~10 mg 静脉注射。不良反应有心动过速、体位性低血压、潮红、鼻塞、恶心、呕吐等。禁用于急性冠状动脉综合征患者。

（7）尼卡地平：为钙通道阻滞剂，可抑制心肌与血管平滑肌的跨膜钙离子内流而不改变血钙浓度。对血管平滑肌的钙离子拮抗作用强于对心肌的作用，通过降低人体外周血管阻力，使血压下降。静脉滴注 5～10 分钟起效，作用持续 1～4 小时（长时间使用后持续时间可超过 12 小时），起始剂量为 5.0 mg/h（使用剂量范围 5～15 mg/h），然后渐增加至达到预期治疗效果的剂量。一旦血压稳定于预期水平，一般不需要进一步调整药物剂量。不良反应有头痛、恶心、呕吐、面红、反射性心动过速等。

2）消除脑水肿，降低颅内压

（1）20% 甘露醇或 25% 山梨醇 250 ml，静脉快速滴注或静脉注射，必要时 6 小时后重复 1 次。

（2）呋塞米 20～40 mg 或依他尼酸钠 25～50 mg 加入 50% 葡萄糖 20～40 ml 内静脉注射。

3）制止抽搐

（1）地西泮 10～20 mg，静脉注射或肌注。

（2）苯巴比妥 0.1～0.2 g，肌内注射。

（3）对症处理：如吸氧等。

五、预后

高血压患者的预后与血压增高的水平密切相关，与血压直接相关的死因是急进型高血压、脑出血、心力衰竭和夹层动脉瘤，其中心肌梗死占死亡病例的 50%。

舒张压大于 150 mmHg 的男性患者，大多于确诊后一年内出现严重脑出血，舒张压在 130～150 mmHg 者，多在 3 年内死于肾功能衰竭，而舒张压在 120～130 mmHg 者，在 3～5 年及以后则多以脑部并发症为主，在未加治疗的患者中，其预后女性要比男性好。

六、护理

（一）一般护理

一般初期或轻度高血压可以经过休息得以缓解，休息可根据患者的情况而定：一般可采用院外暂停工作，完全放松精神配合降压药物治疗，如果血压下降不理想应卧床休息及药物治疗，并指导患者劳逸结合、合理安排休息、保证充足的睡眠，睡眠不好时可给予催眠药。饮食应以低盐、清淡、低脂为宜，钠盐与高血压的发病有关，故应限制钠盐摄入。一般 6 g/d，并应坚持长期低盐、低脂、低量饮食，减轻体重，有利于降低血压，减少心脑血管并发症，并劝告患者戒烟、酒。

（二）病情观察与护理

1. 高血压是终生疾病，长期高血压可导致心、脑、肾等脏器的损害。高血压特别是恶性高血压、高血压危象、高血压脑病时，血压可迅速升高或持续在很高的水平。病情变化迅速，故应经常巡视病房，遵医嘱测量血压，密切观察各项生命体征、神志及精神状态变化，及时发现问题并报告医生，协助医生及时处理患者。

2. 高血压患者服药后应注意观察服药反应，并根据病情轻重、血压的变化决定用药剂量与次数，详细做好记录。若有心、脑、肾严重并发症，则药物降压不宜过快，否则供血不足易发生危险。血压变化大时，要立即报告医生予以及时处理。要告诉患者按时服药及观察，忌乱用药或随意增减剂量与擅自停药。用降压药期间要经常测量血压并做好记录，以提供治疗参考，注意起床动作要缓慢，防止体位性低血压引起摔倒。用利尿剂降压时注意记录出入量，排尿多的患者应注意补充含钾高的食物和饮料，如玉米面、海带、蘑菇、枣、桃、香蕉、橘子汁等。用普萘洛尔等药物要逐渐减量、停药，避免突然停用引起心绞痛发作。

3. 患者如出现肢体麻木，活动欠灵活，或言语含糊不清时，应警惕高血压并发脑血管疾病。对已有高血压心脏病者，要注意有无呼吸困难、水肿等心力衰竭表现；同时检查心率、心律，观察有无心律失常的发生。观察尿量及尿的化验变化，以发现肾脏是否受累。发现上述并发症时，要协助医生做相应的治疗及做好护理工作。

4. 高血压急症时，应迅速准确按医嘱给予降压药、脱水剂及镇痉药物，注意观察药物疗效及不良反应，严格按药物剂量调节滴速，以免血压骤降引起意外。

5. 出现脑血管意外、心力衰竭、肾衰竭者，给予相应抢救配合。

（三）健康教育

1. 向患者提供有关本病的治疗知识，注意休息和睡眠，避免劳累。

2. 同患者共同讨论改变生活方式的重要性，低盐、低脂、低胆固醇、低热量饮食，禁烟、酒及刺激性饮料。肥胖者节制饮食。

3. 教会患者进行自我心理平衡调整，自我控制活动量，保持良好的情绪，掌握劳逸适度，懂得愤怒会使舒张压升高，恐惧焦虑会使收缩压升高的道理，并竭力避免之。

4. 定期、准确、及时服药，定期复查。

5. 保持排便通畅，规律的性生活，避免婚外性行为。

6. 教会患者怎样测量血压及记录。让患者掌握药物的作用及不良反应，告诉患者不能突然停药。

（张敏 牛雅伟）

第八章 先天性心脏血管病

第一节 概　论

先天性心脏血管病简称先心病，是患儿出生即有的心脏血管病变，由胎儿心脏在母体内发育有缺陷或部分发育障碍所造成，是最常见的先天性畸形。本病病种繁多，几种畸形可在同一患者身上出现。根据上海和北京 1 085 例临床资料分析，我国常见的先心病依次为房间隔缺损（21.4%）、动脉导管未闭（21.2%）、室间隔缺损（15.5%）、单纯肺动脉口狭窄（13.1%）、法洛四联症（13.1%）、艾森门格综合征（2.8%）等。

一、病因

目前认为本病是多因素疾病。

1. 妊娠期病毒感染、先兆流产、胎儿受压、母体营养不良、高龄（35 岁以上）、糖尿病等。

2. 曾应用过细胞毒性药物，尤其在妊娠后 2~3 个月内。

3. 许多证据表明受遗传因素的影响，患先心病的母亲和父亲其子女的先心病患病率分别为3%~16%和1%~3%，远高于人群的患病率。

4. 近亲结婚，高原环境，放射线的使用等。

二、分类

根据临床表现的主要特点发绀的有无，可分为无发绀和发绀两大类。

（一）无发绀型先心病

1. 无分流类

左右两侧血液循环途径之间无异常的通道，不产生血液的分流。

1）发生于右心的畸形：单纯肺动脉口狭窄、肺动脉瓣关闭不全、原发性肺动脉扩张、原发性肺动脉高压、双侧上腔静脉、双侧下腔静脉引流入奇静脉系统等。

2）发生于左心的畸形：主动脉口狭窄、主动脉瓣关闭不全、二叶式主动脉瓣、主动脉缩窄、左房室瓣狭窄、左房室瓣关闭不全、三房心等。

3）其他：右位心、异位心和房室传导阻滞等，但均可合并其他先天性心脏血管畸形。

2. 左至右分流类

左右两侧血液循环途径之间有异常的通道，使动脉血从左侧各心腔（包括肺静脉）分流入静脉血中（包括右侧各心腔及肺动脉）。

1）分流发生于心房水平：房间隔缺损、部分肺静脉畸形引流等。

2）分流发生于心室水平：室间隔缺损（包括左心室—右心房沟通）。

3）分流发生于大动脉水平：动脉导管未闭、主动脉—肺动脉间隔缺损等。

4）分流发生于主动脉与右心之间：主动脉窦瘤破裂入右心、冠状动脉—右心室瘘、冠状动—静脉瘘。

5）分流发生于多处水平：心内膜垫缺损、心房心室间隔联合缺损、室间隔缺损伴动脉导管未闭等。

（二）发绀型先心病

左右两侧血液循环途径之间有异常通道，使静脉血从右侧心腔不同部位（包括肺动脉）分流入动脉血中（包括左侧各心腔及肺静脉），故有发绀。如法洛四联症、法洛三联症、艾森门格综合征、Ebstein 畸形伴有房间隔缺损或卵圆孔未闭、永存主动脉干、大血管错位、单心室、右室双出口、右房室瓣闭锁、肺动脉瓣闭锁等。

三、护理评估

（一）临床表现

先心病的临床表现与该先天性畸形的类别有关，并随畸形的严重度轻重不一。常见症状有心悸、气急、咳嗽、咯血、易疲劳、晕厥发绀、有下蹲习惯、易患呼吸道感染等。其中呼吸道症状与肺充血、血液氧含量降低、气管受压或发生心力衰竭有关。发绀和下蹲习惯常见于右向左分流的患者，为全身缺氧所致。心脏和中枢神经症状则和冠状动脉及脑部血氧供应不足有关。此外，本病常发生感染性心内膜炎而引起相应症状。偶有发生严重心律失常、血栓栓塞和突然死亡的。

另外，多数先心病有明显体征，如特征性心脏或血管杂音、异常心音，且这些杂音常伴有震颤，其性质随畸形不同而各异。其他常见体征还有发绀、杵状指（趾），这些常见于右至左分流患者。另外还有胸廓畸形、心脏增大、发育不良、心前区抬举性搏动及血压和脉搏变化等。

（二）诊断

1. 病史

1）注意询问儿母妊娠史、产前健康状态及家族史，妊娠头 3 个月内是否患过风疹、肠道病毒感染、腮腺炎等。母有无糖尿病、营养不良、苯酮尿、高血钙、放射线和细胞毒性药物应用史。

2）患儿出生时情况，心脏病起病年龄与何时被发现心脏有特征性杂音；有无发绀及其出现的时间，仅于剧哭时出现或持续性；有无气急、多汗、浮肿、反复呼吸道感染、活动耐力差及喜蹲踞位等。

2. 体检

注意患儿体格发育及营养状态，呼吸频率、脉搏、四肢血压及差距。有无杵状指（趾）、发绀的程度及分布，有无胸廓畸形及心前区隆起、心尖搏动弥散，心前区有无震颤及部位、时限、心界扩大，有无心音异常、杂音的部位、响度、时限、性质及传导方向。有无周围血管征。

3. 实验室及其他检查

根据病史、症状及体征，加上胸部 X 线片和心电图及心向量图检查，对常见的先心病一般可以作出诊断。施行心脏导管检查，选择性指示剂稀释曲线测定和选择性心血管造影，可以进一步确诊。另外超声心动图、X 线断层显像及 MRI 是近年来发展起来的对本病很有诊断价值的无创性检查方法。

四、预后

本病的预后随畸形的类别和严重程度不同而有很大的差别。轻型的无分流和有左至右分流的先天性心血管病，常可存活到成年甚至老年，重型者预后较差。有右至左分流和复合畸形者，常难以存活到成年，有些在婴幼儿期即夭折。幼时发绀即为很明显的先心病，一般只有法洛四联症类能存活到成年。

五、治疗

治疗本病的根本办法是施行外科手术彻底纠正心脏血管的畸形，从而也消除了该畸形所引起的病理生理改变。这种手术往往要切开心脏在直视下施行，因此需要低温麻醉或体外循环的条件。学龄前儿童期是施行手术的适合年龄，严重的或有必要时在婴儿期即可施行手术。不能耐受纠治手术的婴儿或儿童，可先行姑息性手术，部分地改善其病理生理变化，为以后纠治手术创造条件。

未施行手术、暂不宜施行手术或病变较轻而不考虑施行手术的患者，宜根据病情避免过度劳累，预防感染，注意个人卫生，以免引起心力衰竭，感染性心内膜炎或血栓栓塞等。如果发生，应及早予以内科治疗。凡本病患者在施行任何其他手术的前后，包括拔牙、扁桃体切除等，都要应用抗生素以预防感染性心内膜炎。

六、预防

预防在于注意妊娠卫生，防治与本病发病有关的因素。定期进行儿童健康检查，及早发现本病。

（徐芹　张倩）

第二节　房间隔缺损

房间隔缺损是成人中最常见的先天性心脏病，女性较多见，男女比例为 1:（2~4）。本症在心房水平血液左向右分流，右房室除接受腔静脉回流外，还接受左房分流血液，故容量负荷过重。小儿时期少见心衰及肺动脉高压。

原始心房分隔约起始于胎龄第 4 周。第一房间隔上吸收形成第二孔时，在第一房间隔右侧出现第二房间隔。第二房间隔的凹缘呈卵圆形，上、下肢朝向静脉窦延伸，表面稍隆起。第二房间隔上、下肢围成的部分形成卵圆窝，第二房间隔没有完全遮盖第二孔的部分为卵圆孔。卵圆窝底为第一房间隔组织，起活瓣作用。胎儿时期血液由此间隙（卵圆孔）经第一房间隔上的第二孔流入左心房。出生后，左心房压力增高，卵圆孔关闭。静脉窦右角残留部分从上腔静脉口延伸至下腔静脉口。静脉窦左角残留部分参与分隔冠状静脉窦与左心房之间壁的形成。如果第二房间隔发育障碍，或第一房间隔吸收过度以致第二孔扩大或未能完全遮盖均可导致卵圆窝部位的缺损。肺静脉异常地附着于上腔静脉或下腔静脉，腔静脉与肺静脉之间的壁被吸收导致心房间的交通为静脉窦型房间隔缺损。冠状静脉窦与左心房的分隔发育障碍形成冠状静脉窦型房间隔缺损。

一、病理解剖

房间隔缺损有不同的解剖类型，包括卵圆孔未闭、第一孔（原发孔）未闭、第二孔（继发孔）未闭、高位缺损（静脉窦缺损）、冠状静脉窦部缺损和房间隔的完全缺失等。

卵圆孔是胎儿时期允许血液自右心房流入左心房的孔道，出生后逐渐闭塞。但在20%～25%的成人中，尚留下极细小的裂隙，由位于左心房面的活瓣组织覆盖。在正常情况下左心房的压力高于右心房，该活瓣关闭，不致发生分流，因此无病理生理变化。但在右心房压力增高的情况下，该活瓣开放，可引起右至左的分流。

（一）卵圆孔未闭

卵圆孔未闭一般不引起两心房间的分流，多无临床意义。但有部分患者可因存在卵圆孔未闭，发生反常血栓，即右心系统的血栓经未闭的卵圆孔进入左心系统引起血栓栓塞。目前国外正在研究其发生率和经导管封堵器治疗卵圆孔未闭的长期疗效，临床上已治疗了5 000余例。在正常人中有20%～25%原发房间隔与继发房间隔未完全融合，遗有0.5 cm直径的小孔，在施行有心导管检查时，偶尔导管经过卵圆孔进入左心房，应特别注意，以免误诊为房间隔缺损。

（二）继发孔未闭

继发孔未闭是房间隔缺损中最多见的一种。在胚胎发育过程中，若原发房间隔吸收过多，或继发房间隔发育障碍，致原发房间隔的上缘与继发房间隔的下缘不能融合而遗留缺损，即称为继发孔未闭型房间隔缺损。根据继发孔未闭存在的部位分为中央型、上腔型、下腔型和混合型。

1. 中央型缺损

中央型缺损（最常见）位于房间隔中部，是隔膜原发孔处的缺损。

2. 上腔型缺损

上腔型缺损邻近房室瓣。

3. 下腔型缺损

下腔型缺损又称静脉窦型，缺损位于腔静脉、心房连接处，而且常常合并部分肺静脉畸形引流。

4. 混合型

中央型合并上腔型或下腔型。

（三）原发孔未闭

原发孔未闭系由于原发房间隔过早停止生长，不与心内膜垫融合而遗留裂孔。原发孔未闭又可分为单纯型、部分房室通道、完全房室通道以及单心房四型。

1. 单纯型

缺损的下缘有完整的心内膜垫。上缘为原发房间隔形成的弧形边缘。二尖瓣与三尖瓣隔瓣叶无分裂。

2. 部分房室通道

部分房室通道是原发孔未闭中常见的一种。在原发孔的下缘，即室间隔的上部二尖瓣或三尖瓣依附之处，常并发二尖瓣的大瓣分裂，从而造成二尖瓣关闭不全，使左心室血液与左、右心房交通，但无室间隔缺损。这是心内膜垫缺损的轻型。

3. 完全房室通道

除部分房室通道病变外，尚有三尖瓣隔瓣的分裂，甚至心内膜垫前后两部分均未融合，伴有室间隔上部缺损，致4个房室腔相互交通。此系完全性心内膜垫缺损。

4. 共同心房

共同心房又称单心房，系原发房间隔与继发房间隔均不发育，形成单个的心房腔。但由于血液层流的关系，发绀可不甚明显，偶尔伴房室瓣分裂。

房间隔缺损常合并其他先天性畸形，如二尖瓣狭窄、肺动脉瓣狭窄、室间隔缺损、部分肺静脉异位引流、畸形的左上腔静脉等。

房间隔缺损时心脏多增大，以右心室及右心房为主，左心房与左心室多不增大。如为原发孔未闭伴二尖瓣关闭不全则左心室亦扩大。一般肺动脉扩大而主动脉结则缩小。

二、病理生理

左心房的压力通常高于右心房，故房间隔缺损时左心房的血液分流入右心房，分流量的大小随缺损和肺循环阻力的大小、右心室的相对顺应性以及两侧心房的压力差而不同。此时右心室不但接受由上下腔静脉流入右心房的血液，同时还接受由左心房流入右心房的血液，故右心室的工作负担增加，排血量增大。但大量血液在从右心房到右心室、肺血管、左心房，最后又回到右心房这一途径中进行的循环是无效循环。肺循环的血流量增加，常为体循环的2~4倍，体循环的血流量则正常或略降低。长期的肺血流量增加，可导致肺小动脉内膜增生，管腔狭窄，肺动脉阻力增高而出现显著的肺动脉高压。

本病心脏增大以右心室与右心房为主，常肥厚与扩大并存，肺动脉及其分支扩大。

三、护理评估

(一)临床表现

单纯房间隔缺损的临床症状不典型，就诊时仅可闻及心脏杂音：血流经过右心时间延长产生的第二心音固定分裂和相对性肺动脉狭窄的收缩期杂音。缺损较大的患者可有相对性三尖瓣狭窄所致舒张期隆隆样心脏杂音。右心室和肺血管床对容量超负荷有一定的承受性，只有很少单纯房间隔缺损患者发生充血性心力衰竭。阻塞性肺血管病变虽有一定的发生率，但远小于室间隔缺损或房室间隔缺损。169例成人房间隔缺损患者随访结果显示肺动脉高压（平均肺动脉压>30 mmHg）的发生率为10%~25%，5%~15%的患者肺血管阻力升高，肺动脉高压在成人静脉窦型房间隔缺损患者发生率（31例，

18%）较继发孔型房间隔缺损患者低（138例，82%）。肺血管阻力如果超过体血管阻力，心房内分流表现为右向左，这时无法进行手术纠治。晚期死亡的主要原因是充血性心力衰竭和心律失常，其发生率与年龄呈正相关，与分流量大致成正比。Murphy等随访一组123例房间隔缺损修补术后患者，如果在4岁以前手术，远期房颤的发生率为4%，如果在41岁后手术，为55%。

由于已知并发房性心律失常、右心室功能不全、肺动脉高压，最终导致充血性心力衰竭和明显的生命缩短，所有患者应当通过手术或心导管关闭房间隔缺损。如果有明显的收缩期杂音和第二心音固定分裂，或心导管或心脏超声示左向右分流比超过1.5：1，应即关闭房间隔缺损。

（二）实验室及其他检查

1. 放射线检查

放射线征象主要表现为：①心脏扩大，尤为右心房和右心室最明显，这在右前斜位照片中更为清晰；②肺动脉段突出，肺门阴影增深，肺野充血，在透视下有时可见到肺门舞蹈，晚期病例可有钙化形成；③主动脉弓缩小。此外，一般病例并无左心室扩大，可与室间隔缺损或动脉导管未闭区别。

2. 心电图检查

典型的房间隔缺损常显示P波增高、增宽，PR间期延长，电轴右偏。大部分病例可有不完全性或完全性右束支传导阻滞和右心室肥大，伴有肺动脉高压者可有右心室劳损。可有多种房性心律失常发生，如房性期前收缩、短阵房性心动过速、房扑、房颤等。

3. 超声检查

1）二维超声心动图

（1）房间隔中部或上部回声失落。继发孔缺损在房间隔中部。

（2）右房右室扩大。

（3）肺动脉增宽。

（4）室间隔与左室后壁同向运动。

2）M形超声心动图

（1）房间隔回声连续中断，探头置于第3、4肋间显示二尖瓣波群后，转动探头使声束逐渐向右下方扫查，显示三尖瓣波群，在三尖瓣回声后方为房间隔曲线，大于1 cm的房间隔缺损可能显示回声中断。

（2）室间隔运动异常：左室长轴或短轴观显示室间隔曲线呈两种类型：①运动平坦，幅度小；②反向运动，即左室后壁同向运动。

（3）伴肺动脉高压患者的肺动脉瓣曲线EF段平坦，a波消失，伴收缩期瓣叶提前关闭呈V形或W形。

3）多普勒超声心动图

（1）彩色多普勒：彩色多普勒可见起自左房流经中断处而进入右房，并迅速流向三尖瓣口的过隔血流信号，其经过缺损部位后血流有加速现象。

（2）频谱多普勒：房间隔中断处频谱多普勒显示血流速度较高，以双峰波或三峰波为主的连续性单向分流频谱；但当发生肺动脉高压时，分流速度减低，甚至出现双向分流信号。

4）右心声学造影：右心声学造影可见右房侧负性造影区，肺动脉高压或嘱患者咳嗽时可见造影微气泡经过缺损进入左心房。

4. 心导管及心血管造影

通常对于继发孔型房间隔缺损的诊断，不必进行心导管检查。只有怀疑合并有肺动脉阻塞性疾病或其他并发畸形时才进行。心导管检查时，如果右心房的氧饱和度明显高于上、下腔静脉（＞10%），应考虑有房间隔缺损的存在。但室间隔缺损合并三尖瓣反流、左心室右心房分流、部分性或完全性房室间隔缺损、肺静脉异位引流至右心房或腔静脉或体循环动静脉瘘均可导致心房血氧饱和度升高。

在大型房间隔缺损，左右心房的收缩压或平均压相等。右心室压轻度上升，多在25～35 mmHg，在少数患儿可有右心室压中度上升。有时在右心室与肺动脉间可测到15～30 mmHg 的压力阶差。肺动脉压力多正常或轻度增高。通常情况下，肺动脉阻力在4.0 Wood 以下。

5. MRI

横面显像可在不同水平显示房间隔缺损情况。

（三）诊断与鉴别诊断

肺动脉瓣区有柔和的吹风样收缩期杂音，固定性第二心音分裂、心电图示不完全性右侧束传导阻滞以及肺血管阴影增深等 X 线表现，均提示房间隔缺损的可能。超声心动图和心导管检查等可确诊。

本病应与功能性杂音、肺动脉瓣狭窄、肺静脉异位引流、室间隔缺损等鉴别。

四、治疗

（一）手术治疗

对于绝大多数房间隔缺损患儿，即是症状很轻甚至无症状，仍然需要选择性外科治疗。通常婴儿对房间隔缺损已有较好的耐受，故选择性手术时间多在 2～4 岁。延迟手术并无任何裨益，如青春期后手术，长期的容量负荷过重可造成右心房、右心室某些不可逆的变化而导致房性心律失常甚至死亡。如有合并心功能衰竭或肺动脉高压时应尽早手术。

1. 手术适应证

一般主张应在学龄前施行修补术，以 3～4 岁最为合适；对老年病例发生症状者，亦应考虑手术治疗。一般认为出现以下情况，应及时手术：

1）具有气急、心悸、乏力、头晕症状或曾发生心力衰竭者。

2）虽无症状，但有右心扩大、肺动脉段突出和肺充血现象者。

3）心电图显示电轴右偏或右心室肥厚、右束支传导阻滞者。

4）肺动脉严重高压，但是根据心导管检查的结果，血液经房间隔缺损仍以左向右分流为主，且肺血管阻力仍可逆者可作为手术的依据。

若患者分流量少，缺损不大，直径小于 1 cm，可不予手术治疗。若症状明显，分流量多，缺损也大，多在 1~5 cm，则需要手术治疗。此时手术危险性小，效果也良好。轻度右向左分流，仍有手术指征，但病情严重，手术死亡率高。如主要为自右向左分流，临床上有发绀症状，表示病程已到晚期，是手术的禁忌证。因为在这种情况下缝合缺损，势必增加右心负担，更易引起心力衰竭，加速死亡。

2. 手术禁忌证

一般认为禁忌证如下：肺动脉压力和阻力量度增高，以右向左分流为主，血氧饱和度（SpO_2）和 PaO_2 显著降低，即为手术禁忌证。至于肺动脉高压和肺阻力达到何种程度时，才应列为手术的禁忌证，各学者意见不一致。

合并心内膜炎时，应尽可能将炎症控制 3~6 个月才考虑手术，除非药物治疗难以奏效时方可行抢救性手术。心功能不全者，应先改善心功能后再手术。

3. 手术方法

一般手术方法：手术前准备和一般心脏大手术相同，手术前需要进行常规的血液检查，以了解其他重要脏器的重要功能，心脏扩大或心代偿功能较差者手术前应给洋地黄和利尿剂。

修补房间隔缺损多采用胸骨正中切口，多年来切口的长度已逐渐缩短。另外一种技术是右胸切口，但由于有空气栓塞和右膈神经损伤的危险，应用范围仍有限。在一些特殊情况下，胸骨正中切口能同时纠治术中发现的其他心内畸形。大多数情况下，胸腺可经正中分开，不必一定切除。修补材料多选用自身心包，在手术开始前牵引线固定后置于盛有生理盐水的消毒盘内。主动脉和上、下腔静脉插管开始体外循环。对于继发孔房间隔缺损，可以先右心耳插管，然后再进入上腔静脉。下腔静脉插管在下腔静脉与右心房交界处，位置尽量低，以防缺损没有下缘时仍能得到很好的暴露。对于静脉窦型房间隔缺损，以金属直角插管插在无名静脉与上腔静脉连接处。温度降到 32℃，由于继发孔或静脉窦型房间隔缺损足以通过缺损使左心房减压，不用放置左心房引流。原发孔房间隔缺损的治疗类似于房室间隔缺损，经右上肺静脉置入左心房引流管。

体外循环开始后置上、下腔静脉控制带，经升主动脉注冷心肌保护液，心肌保护液注完后即阻断上、下腔静脉，打开右心房。继发孔房间隔缺损采用斜切口，从右心耳到下腔静脉插管处避免切开界嵴，以尽可能保存从窦房结到房室结的传导纤维。静脉窦型房间隔缺损的切口从右心耳的顶端开始，到上腔静脉与右心房相连处，如有必要切口可跨过上腔静脉与右心房连接延伸至上腔静脉的右侧缘。

在切开心房后要观察缺损的大小和形状，注意边缘情况以及上、下腔静脉和冠状窦入口与缺损的关系，特别注意下腔静脉瓣和冠状窦口，确定缺损类型。如果发现冠状窦口扩大，当可考虑左上腔静脉的存在。然后，检查三尖瓣，并通过缺损再检查二尖瓣，注意是否有狭窄或关闭不全，以及肺静脉在左心房的开口情况、是否合并三房心等。

中央型的小缺损可直接缝合，使用 3-0 或 4-0 Prolene 线连续褥式缝合一层，随即连续缝合第二层。重要的是修补缺损不能有张力，否则术后可能发生心律失常或导致残留缺损，甚至由于左房过小出现左心衰竭表现。因此，一般需要补片修补，特别是缺损较大、合并肺静脉异位引流等情况下。在各种补片材料中，可选用自体心包、Dacron片或 Gore-Tex 材料，用 4-0 或 5-0 Prolene 线连续缝合。

筛孔状的缺损应先将异常的纤维束剪除再进行修补。注意缺损上端缝合应避免过深。主动脉恰位于右心房壁深部，缝合过深可能将其损伤。房间隔缺损的修补手术一般不会损伤传导系统，但应注意保护冠状静脉窦和三尖瓣之间的 Koch 三角。

如遇下腔型缺损伴有下腔静脉瓣者，在缝合缺损下缘时必须特别注意，切勿将下腔静脉瓣误认为缺损下缘而缝合，导致下腔静脉血液流入左心房，引起术后发绀症状，造成严重失误。应寻找缺损下缘，再进行逢合。如果下缘缺如，可在相应下缘的左心房后壁连续缝合几针，收紧缝线，构成了缘，隔断下腔静脉入口，关闭缺损。

当缝合接近缝毕时，麻醉师膨肺使残余空气自左心房排出。然后将缝线抽紧打结。不停跳时应注意不得吸除房间隔缺损边缘下左心房的血液，防止空气进入左心和体循环系统。

4. 术后监护

大多数患者可以在手术室内撤离呼吸机，在监护室主要注意心律失常、出血、气道问题，大部分患者不需要正性肌力药物，仅在镇静时需氧气吸入。术后 12～24 小时转到普通病房，术后第 2 天拔胸引管，术后第 2 天晚上或第 3 天出院。Price 等证实应用他们的程序可将房间隔缺损的住院时间减少到平均 3.1 天，大多数患者出院后不需要服用药物，由心内科医生随访，没有残余血流动力学异常者不需要进一步检查。

（二）介入治疗

近年，介入治疗继发孔型房间隔缺损和卵圆孔未闭取得重大进展，先后采用 Sideris 纽扣装置、蛤壳式闭合器、双伞式闭合器、螺旋形封堵器和 Amplatzer 封堵器等方法，在视屏或经食管超声显像的指引下，由导管送入心内施行缺损闭合术。目前应用最为广泛的是 Amplatzer 封堵器，治疗病例已达 2 万余例，5 年随访显示疗效好，并发症少。Amplatzer 封堵器不仅可用于单孔缺损，还可用于多孔缺损，甚至手术修补后再通者。

1. 介入治疗的指征和病例选择

国内先心病介入治疗学术研讨会制订的指征：

1）适应证

（1）年龄：通常 ≥3 岁。

（2）直径 ≥4 mm，≤36 mm 的继发型左向右分流房间隔缺损。

（3）缺损边缘至冠状静脉窦、上腔静脉、下腔静脉及肺静脉的距离 ≥5 mm，至房室瓣 ≥7 mm。

（4）房间隔的直径大于所选用堵闭器左房侧的直径。

（5）不合并必须外科手术的其他心脏畸形。

2）禁忌证

（1）原发孔型房间隔缺损及冠状静脉窦型房间隔缺损。

（2）合并心内膜炎或出血性疾病。

（3）下腔静脉血栓。

国外房间隔缺损的介入治疗指征：

1）适应证

（1）超声心动图测量的直径 ≤38 mm 的继发型房间隔缺损。

（2）左向右分流，Qp/Qs 比值≥1.5:1；或伴有右室容量负荷过重。

（3）虽有小分流但患者出现临床症状（心律失常、短暂脑缺血发作）。

（4）缺损边缘至冠状静脉窦、房室瓣及右上肺静脉的距离 >5 mm。

2）禁忌证

（1）合并必须外科手术的其他心脏畸形。

（2）原发孔型房间隔缺损。

（3）冠状静脉窦型房间隔缺损包括合并部分型肺静脉移位引流。

（4）肺血管阻力 >7Wood 单位。

（5）右向左分流伴末梢血氧饱和度 <94%。

（6）伴有严重心功能不全，射血分数 <30%。

（7）败血症或 1 个月之内合并其他严重感染。

（8）恶性肿瘤预期寿命 <2 年。

（9）心内血栓。

（10）体重 <8 kg。

（11）多发性房间隔缺损不能用堵闭器堵闭全部缺损。

2. 操作步骤

经股动脉穿刺房间隔缺损封堵术首先常规消毒腹股沟处，经右股动脉穿刺置入封堵伞输送导管，经房间隔缺损至左房，在超声心动图的引导下，释放封堵伞：①输运导管插入房间隔缺损；②左心房碟面从中央向外展开；③回抽整个装置，使连接导杆退出房间隔缺损，而左心房碟面紧靠在房间隔上；④展开放入右心房碟面；⑤将输送管与堵闭塞断开。

3. 术后处理

1）术后常规给抗生素 3 天。国外一般术中静脉给头孢类抗生素 1 次，术后间隔 8 小时再给 2 次。

2）置病房监护。国外要求住院留观 24 小时，国内根据各医院情况，但至少要 24 小时。

3）术后肝素抗凝 24 小时。

4）为预防血栓，术后继续口服阿司匹林［小儿 3 ~ 5 mg/（kg·d），成人 3 mg/（kg·d）］6 个月，成人堵闭器直径大于 30 mm 者可酌情给予氯吡格雷 75 mg/d 口服。

5）绝大多数人认为术后还应该在拔牙等小手术或感染时预防心内膜炎 6 个月。如果患儿有残余分流，应预防心内膜炎直到残余分流消失。

6）术后 4 周内避免竞技性运动，尤其是身体碰撞性活动。

7）术后 24 小时、1 个月、3 个月、6 个月及 12 个月复查超声心动图、心电图及 X 线胸片，进一步评估堵闭器的位置和堵闭效果。

8）因堵闭器为镍钛合金，MRI 检查无须避免。

4. 并发症和预防

应用不同堵闭器堵闭房间隔缺损的并发症，国内发生率约 1.5%，包括堵闭器脱落、心律失常、血管损伤、残余分流（>2 mm），较国外报道值低，可能与统计方法不同有关。另外，介入性治疗手术本身的并发症包括：

1）心导管手术并发症。

2）冠状动脉栓塞、脑栓塞、脑出血。

3）股动静脉瘘。

4）堵闭器脱落。

5）心律失常，包括一过性的期前收缩和房室传导阻滞。

6）头痛。

7）对堵闭器过敏。

8）房室瓣穿孔反流。

9）心脏穿孔、心包填塞。

10）主动脉—右房瘘。

绝大多数并发症发生在开展该项工作的学习熟练阶段，对有经验的操作者，通常并发症发生率非常低，但在手术前都应该向家长解释说明。

五、预后

本病预后一般较好，平均自然寿命约 50 岁，亦有存活到 70 岁者。但缺损大者易发生肺动脉高压和心力衰竭，预后差。第一孔未闭型缺损预后更差。

（徐芹　张倩）

第三节　室间隔缺损

室间隔缺损（VSD）是最常见的先天性心血管畸形，可占先心病患者的 20%。

一、病理解剖

室间隔并不是一个完全平面的结构，在心脏短轴切面中新月形右心室围绕着圆形的左心室，室间隔呈 100°～120° 弧形。横切面中，室间隔从后向前，分隔左、右心室流入道，然后朝向右前成为左心室的流出道，再弯向左，几乎与额平面平行分隔两侧心室的流出道。因此，任何一个平面不可能完整地显示室间隔的各个部分。肌部室间隔的 3 个部分均似三角形，它们的尖端共位于膜部室间隔。膜部室间隔为中央纤维体的一部分，与二尖瓣前叶、三尖瓣隔叶及主动脉瓣关系密切。膜部室间隔直接位于主动脉右冠瓣与无冠瓣间之下。由于三尖瓣隔叶横跨附着于膜部室间隔，而三尖瓣隔叶的附着点较二尖瓣前叶附着点靠近心尖，三尖瓣隔叶附着上部的膜部室间隔分隔左心室与右心房称为房室部分，构成房室间隔的前部，后部为肌部室间隔，而三尖瓣隔叶附着下部的膜部室间隔分隔左、右心室，称为心室间部分。

室间隔缺损的病理分类有多种，Kirklin 根据缺损的位置又将室间隔缺损分为以下五型：

1. Ⅰ型

Ⅰ型为室上嵴上方缺损。缺损位于右心室流出道，室上嵴的上方和主、肺动脉瓣的直下方。主、肺动脉瓣的纤维是缺损的部分边缘。少数合并主、肺动脉瓣关闭不全。据国内分析，此型约占15%。

2. Ⅱ型

Ⅱ型为室上嵴下方缺损。缺损位于主动脉瓣环直下或室上嵴的后下方。三尖瓣隔瓣叶只接近缺损后缘，而不能完全遮盖缺损，此型最多见，约占60%。

3. Ⅲ型

Ⅲ型为隔瓣后缺损。缺损位于右心室流入道，室间隔的最深处。三尖瓣隔瓣叶覆盖缺损，手术时易被忽略。此型约占21%。

4. Ⅳ型

Ⅳ型是肌部缺损，多为心尖附近肌小梁间的缺损。有时为多发性。由于在收缩期室间隔心肌收缩，使缺损缩小，所以左向右分流较小，对心功能的影响较小。此型较少，仅占3%。

5. Ⅴ型

Ⅴ型为室间隔完全缺如，又称单心室。接受二尖瓣和三尖瓣口或共同房室瓣口流入的血液入共同心室腔内，再由此注入主、肺动脉内。

室间隔缺损的直径多在0.1~3.0 cm。通常膜部缺损较大，而肌部缺损较小，称Roger病。如缺损直径 <0.5 cm，左向右的分流量很小，多无临床症状。缺损呈圆形或椭圆形。缺损边缘和右心室面向缺损的心内膜可因血流冲击而增厚，容易引起感染性心内膜炎。心脏增大多不显著，缺损小者以右心室增大为主，缺损大者左心室较右心室增大显著。

二、病理生理

室间隔缺损引起心脏左向右分流，其分流程度取决于缺损大小及肺循环阻力。出生早期因肺静脉阻力高，分流量小；而后肺小血管肌层逐渐舒张，肺血管阻力下降，分流量遂增多。大型缺损，因要避免肺血流过多，肺小血管收缩，这一过程往往延迟。若肺静脉回流血增多，会使左心房、左心室负荷增加，心脏容量超负荷及继发性肺高压可最终导致充血性心力衰竭产生。这种代偿机制包括 Frank – Starling 机制、交感兴奋及心肌肥厚。

大型室间隔缺损可引起肺动脉高压，当缺损很大，缺口不能限制左心室的分流来血，使左、右室压力几乎接近，此时分流量决定于体、肺两个循环的阻力。肺动脉血流过多引起肺血管肌层肥厚，内膜增生，可导致肺小动脉结构破坏，产生不可逆的肺血管疾病，此时左向右的分流量可减少。当肺血管破坏进一步发展，肺循环阻力进一步增高，右心室压力明显增加，大于左心室内压力，可以出现右向左分流，体循环缺氧；极少情况下，小儿出生后未有肺小血管平滑肌舒张，肺循环阻力高，左右心室压力相近，存在双向分流而没有充血性心衰的症状和体征。这两种情况，在艾森门格综合征晚期无多大区别。

除了肺血管疾病以外，其他导致左向右分流量减少的因素有：①右室圆锥部进行性肥厚造成狭窄，右心室流出道梗阻，临床上出现类似法洛四联症表现，而室间隔缺损本身症状被掩盖。②缺口由"瘤突"纤维或脱垂的主动脉瓣覆盖，而动脉下缺损常由脱垂的冠状动脉瓣覆盖，引起分流量的减少。③缺损可能自然缩小或完全关闭。

三、护理评估

（一）临床表现

1. 症状

其症状同房间隔缺损。缺损小、分流量小的患者（Roger 病），一般无症状，预后良好。缺损大而分流量大者，可有发育障碍。肺动脉高压而有右至左分流者，可出现发绀。有些患者则仅在心力衰竭、肺部感染或体力活动时出现发绀。

2. 体征

本病的肺动脉高压，亦可由于先天性缺陷使胎儿期中肺循环的高阻力状态持续至出生后 1～2 年仍不转为低阻力状态而引起，病婴的肺小动脉中膜增厚，肺动脉阻力持续增高，在儿童期即可出现发绀。

1）典型的体征是位于胸骨左缘第 3、4 肋间的响亮而粗糙的全收缩期吹风样反流型杂音，其响度常可在 4～5 级，常将心音湮没，几乎都伴有震颤。此杂音在心前区广泛传播。

2）缺损大的患者，发育较差，可有心脏增大，心尖搏动增强，肺动脉瓣区第二心音亢进与分裂，心尖区有舒张期隆隆样杂音（相对性二尖瓣狭窄）。

3）肺动脉显著高压的患者，胸骨右缘第 3、4 肋间收缩期杂音减轻，但在肺动脉瓣区可能有舒张期吹风样杂音，有右向左分流时有发绀和杵状指。

（二）实验室及其他检查

1. 心电图检查

视室间隔缺损口径的大小和病期的早晚而异。小口径的缺损心电图可正常。较大的缺损，初期阶段示左心室高电压、左心室肥大，随着肺血管阻力增加和肺动脉压力升高，逐步出现左、右心室合并肥大，最终主要是右心室肥大，并可出现不全性束支传导阻滞和心肌劳损等表现。

2. 超声检查

1）二维超声心动图

（1）室间隔回声失落：在不同切面上显示不同位置的回声失落。

（2）膜部室间隔瘤：瘤呈漏斗状，壁薄，基底较宽，顶端小，突向右室。位于三尖瓣隔瓣根部下方左侧。收缩期瘤大，舒张期缩小。膜部间隔瘤的形成，已被证明是室间隔缺损自然闭合的过程。

（3）左心容量负荷过度的表现：小的缺损，分流量小，左右心室无明显扩大。中等以上缺损左向右分流量较大，出现左房、左室径扩大，在心尖四腔切面显示房、室间隔向右侧膨出，左室壁搏动幅度增大，二尖瓣活动幅度大。

（4）右心容量负荷增加的表现：左向右分流致右室血容量增加，超声显示右室、右室流出道及肺动脉径扩大及搏动增强。

（5）肺动脉高压：二维超声心动图显示肺动脉显著扩大，肺动脉瓣开放时间短及收缩期振动。

2）M 形超声心动图：肺动脉高压时，肺动脉瓣曲线显示 a 波消失，EF 段平坦，伴收缩期提前关闭呈 W 形或 V 形。

3）多普勒超声心动图

（1）彩色多普勒：收缩期见红色血流束经缺口流向右室。并肺动脉高压时，缺口量双向红蓝色血流。

（2）脉冲多普勒：于缺口右室面录得双向充填的分流频谱。

4）心脏声学造影：于外周静脉注射造影剂，右房、右室显影，右室压升高者，二维超声心动图显示于舒张早期，少量造影剂过室缺口进入左室流出道，M 形于二尖瓣 E 峰之前出现造影剂回声，表示右室压增高达到主动脉压的 50% 及以上。造影剂于心室舒张早、中期均进入左室流出道，M 形超声 E 峰及 EF 段之前有造影剂，表示右室压达主动脉压的 75%。收缩期、舒张期均有右向左分流表示右室压与主动脉压相当。

3. 胸部 X 线检查

小口径缺损、左向右分流量较少者，常无明显的心、肺和大血管影像改变，或仅示肺动脉段较饱满或肺血管纹理增粗。口径较大的缺损，当肺血管阻力增加不著，呈大量左至右分流者，则示左心室扩大，如左心室特别扩大，提示可能为巨大高位缺损合并主动脉瓣关闭不全；肺动脉段膨隆，肺门和肺内血管影增粗，主动脉影相对较小。晚期病例，肺血管阻力明显增高、肺动脉高压严重者，心影反见变小，主要示右心室增大，或合并右心房扩大，突出的表现是肺动脉段明显膨大，肺门血管影亦扩大，而肺野血管影接近正常或反较细。

4. CT 和 MRI

单纯的室间隔缺损一般也不需要行 CT 和 MRI 检查。CT 和 MRI 检查通过观察室间隔连续性是否中断来判断有无室间隔缺损，为避免假阳性，通常以在两个不同的扫描角度观察到室间隔连续性中断为 MRI 诊断室间隔缺损的依据，观察缺损断端是否比较圆钝也对避免假阳性有一定的帮助。CT 检查必须注射造影剂。MRI 检查一般以自旋回波 T1W 图像为主来观察室间隔连续性是否中断，若同时在梯度回波电影序列上发现有异常的分流血流存在，则是诊断室间隔缺损可靠的依据，梯度回波电影序列还可用来观察有无伴随的主动脉瓣关闭不全等。CT 和 MRI 检查对于发现肌部的小缺损还是比较敏感的，其中多层螺旋 CT 的空间分辨率更高一些。造影增强磁共振血管成像序列对室间隔缺损诊断帮助不大。除了室间隔连续性中断的直接征象外，CT 和 MRI 检查还可清楚地显示左心房增大、左心室增大、右心室增大、肺动脉扩张等室间隔缺损的间接征象。

5. 心导管检查

右心导管检查右心室血氧含量高于右心房 0.9 vol% 以上，或右心室平均血氧饱和度 > 右心房 4 vol% 以上，即可认为心室水平有左心室向右心室分流存在。偶尔导管可通过缺损到达左心室。导管尚可测压和测定分流量。依据分流量多少，肺动脉压与右心室压力可有不同程度的增高。如肺动脉压等于或大于体循环压，且周围动脉血氧饱和度低，则提示右向左分流。一般室间隔缺损的分流量较诸房间隔缺损少。在进行右心导管检查时应特别注意瓣下型缺损，由于左向右分流的血流直接流入肺动脉，致肺动脉水平的血氧饱和度高于右心室，容易误诊为动脉导管未闭。

6. 心血管造影

彩色多普勒超声诊断单纯性室间隔缺损的敏感性达 100%，准确性达 98%，故室间隔缺损一般不需进行造影检查。但如疑有肺动脉狭窄可行选择性右心室造影。如欲与动脉导管未闭或主、肺动脉间隔缺损相鉴别，可行逆行性主动脉造影。对疑难病例可行选择性左心室造影，以明确缺损的部位及大小等。

（三）诊断

诊断室间隔缺损，一般依据病史、心脏杂音、心电图、胸心 X 线摄片、超声心动图和彩色多普勒显像，即可作出判断，心导管检查和心血管造影仅在必要时作为辅加诊查措施。

1. 美国纽约心脏病学会标准委员会制订的诊断标准。

1）沿胸骨左缘下部出现粗糙的收缩期杂音，而且证明在心室水平有一左向右分流，右心室压正常。

2）左心室造影证实有缺损。

3）在心室水平有一左向右分流，肺动脉压增高，心血管造影证明大血管关系正常。

4）严重肺动脉高压以及在无其他畸形存在时，心血管造影在心室水平有一右向左分流。

符合以上标准之一者，可诊断本病。

2. 诊断条件

1）小型缺损可无症状，大型缺损影响生长发育，活动后心悸、气急、乏力，可发生心力衰竭。

2）胸骨左缘第 3~4 肋间有响亮粗糙的全收缩期杂音（3~5 级），常伴有收缩期震颤、肺动脉瓣区第二心音亢进。

3）X 线检查

（1）缺损小者心影大致正常。

（2）缺损大者有肺充血，肺血管影像增粗，肺动脉总干弧凸出及左右心室增大。

（3）肺动脉显著高压时，有显著的右心室肥大。

4）心电图：可正常、可左心室肥大、可双室肥大或右心室肥大。

5）超声心动图

（1）室间隔回声的连续性中断，左心室内径增大，二尖瓣前叶 EF 段下降斜率增快。

（2）超声造影可证实缺损的存在。

（3）巨大缺损或单心室时完全探测不到室间隔的反射波。

6）右心导管检查：从右心室开始至肺动脉血液氧含量较右心房的血液氧含量高出

0.9% 以上。

7）选择性指标稀释曲线测定：从右心室水平开始曲线提前到达，其到达时间短于 4 秒，证实有较小分流存在。

符合以上1）~4）项即可诊断，兼有5）~7）项之一可确诊。

（四）鉴别诊断

室间隔缺损应与下列疾病相鉴别。

1. 房间隔缺损

房间隔缺损杂音的部位和性质不同于室间隔缺损，前节已述及。

2. 肺动脉瓣狭窄

肺动脉瓣狭窄杂音最响部位在肺动脉瓣区，呈喷射性，主动脉第二心音减弱或消失，右心室增大，肺血管影变细等。

3. 特发性主动脉瓣下狭窄

特发性主动脉瓣下狭窄为喷射性收缩期杂音，心电图有 Q 波，超声心动图等检查可协助诊断。

4. 其他

室间隔缺损伴主动脉瓣关闭不全需与动脉导管未闭，主、肺动脉间隔缺损及主动脉窦瘤破裂等相鉴别。动脉导管未闭一般脉压较大，主动脉结增宽，呈连续性杂音，右心导管检查分流部位位于肺动脉水平可帮助诊断。主、肺动脉间隔缺损杂音呈连续性，但位置较低，在肺动脉水平有分流存在，逆行性主动脉造影可资鉴别。主动脉窦瘤破裂有突然发病的病史，杂音以舒张期为主，呈连续性，血管造影可明确诊断。

四、治疗

（一）药物治疗

药物治疗的目的主要是针对左向右分流的病理生理学状态、治疗肺血管阻力增高和针对心内膜炎给予预防性抗生素。

地高辛、利尿剂、减轻后负荷等措施对充血性心力衰竭的婴儿有效。有喂养困难和生长迟缓者，必须给予营养支持。用有效的抗生素治疗肺部反复感染。以上治疗可延缓手术，有助于限制型室间隔缺损的自发闭合。如果无效，须立即手术。有时术前需要呼吸机辅助和强心药支持，这时要检查有无合并主动脉瓣下狭窄、主动脉缩窄、动脉导管未闭或感染，以确定治疗无效的原因。

已并发肺动脉高压和肺血管阻力升高的年长患儿需要心导管检查，以确定肺高压的程度，对纯氧吸入和血管扩张剂如米力农、异丙肾上腺素、硝酸甘油、一氧化氮、硝普钠、前列腺素 E_1 的反应性。如果出现左向右分流增加和/或肺动脉压力下降。说明室间隔缺损是可以关闭的。术后应用血管扩张剂以降低肺动脉高压。

（二）介入治疗

采用导管介入法关闭室间隔缺损是近年治疗本病开展的非外科手术方法。文献报道，应用双面伞闭合器、纽扣装置、蛤壳式闭合器和不对称双盘状或对称双盘状镍钛合金封堵器施行闭合术。唯要求缺损的面积不宜太大，缺损与主动脉瓣间必须有足够的距离。由于室间隔的运动幅度远较房间隔大，以往应用的封堵器植入后发生补片移位或放置不当的机会就多。常见的除束支传导阻滞等心律失常或遗有残余分流外，尚可引起主动脉瓣关闭不全，如补片装置累及三尖瓣隔瓣亦可导致该瓣关闭不全。新型的镍钛合金封堵器（Amplatzer 封堵器）克服了上述封堵器的缺点，增加了介入治疗的安全性和成功率，且适应证的范围也相应扩大。在临床上早期成功治疗了肌部和膜部室间隔缺损500 余例，近期疗效与外科手术治疗结果相似，远期疗效尚需进一步随访观察。

（三）外科治疗

小型室间隔缺损不需手术，一般不影响寿限，招生招工应不受排挤。虽易并发亚急性细菌性心内膜炎，但机会毕竟不多，与手术的风险来权衡得失仍以不手术为上策。如已并发亚急性细菌性心内膜炎，抗生素治愈后仍可不手术。如药物治疗无效，可手术关闭得以根治。

手术指征：

1）室间隔缺损大而且伴有顽固的充血性心力衰竭的婴幼儿应尽早手术治疗。

2）有大量左向右分流（肺/体循环比率大于2:1）患儿，应在2~3岁时手术治疗。

3）2 岁左右的幼儿，无症状或症状轻，肺/体血流量在2:1 左右，无肺动脉高压，可择期手术。因手术年龄越小，手术风险相对越高。

4）小的室间隔缺损，无肺动脉高压，可暂时不予手术。若合并细菌性心内膜炎，在感染控制后仍未闭合者，即便是小室间隔缺损，也应手术治疗。

5）成人室间隔缺损，合并肺动脉高压，肺血管阻力升高，如果肺/体分流率大于1.5，仍有手术机会。

室间隔缺损出现艾森门格综合征，即口唇青紫，肺血管阻力与体循环阻力相等甚至超过，动脉氧饱和度低于85% 为手术指征。

五、预后

缺损不大者预后良好，其自然寿命甚至可在70 岁以上；小的则有可能在10 岁以前自行关闭。缺损大者1~2 岁时即可发生心力衰竭，但以后可能好转数年。有肺动脉高压者预后差。

（李田田　王林烨）

第四节　动脉导管未闭

动脉导管是由第六对支气管动脉弓远端演化而成。在胎儿循环时，它将大部分右心室入肺动脉的血流导入降主动脉送往胎盘进行氧合。生后，动脉导管未闭可作为一个独立病变存在（可单独存在），也可与其他心血管畸形合并存在，如主动脉弓缩窄或中断、严重的主动脉狭窄、左心发育不全综合征及肺动脉闭锁，严重的肺动脉狭窄或者作为血管环的一部分。单纯的动脉导管未闭占所有先心病的 12%，占活产婴儿的 0.04% ~ 0.06%。

一、病因和病理解剖

动脉导管是位于主动脉峡部和左肺动脉根部之间的主动脉—肺动脉通道，它是胎儿期间生理状态所必须有的通道，但绝大多数动脉导管在出生后两个月内逐渐闭合成为动脉韧带。如果出生后持续开放就会构成主动脉和肺动脉之间的异常通道，在肺动脉水平产生左向右分流而发生一系列病理生理变化。

二、分型

（一）管型

为管样，长度一般为 10 mm，也有长达 30 mm 者，直径 5 ~ 10 mm 不等。

（二）窗型

主、肺动脉紧贴呈窗样，直径略大。

（三）漏斗型

主动脉端粗大，肺动脉端细小。

由于左向右分流，血流自左心室→主动脉→肺动脉→肺→左心房→左心室→主动脉，形成肺循环大量血流，左心室舒张期负荷加重，脉压加大。在分流量加大伴有肺动脉高压时，开始为动力型，进而成为阻力型改变，引起双向或右向左分流，表现为青紫等症状。

三、病理生理

在无并发症的动脉导管未闭，由于主动脉压高于肺动脉压，故不论在心脏收缩期或舒张期中，血液的分流均由左至右，即由主动脉连续地流入肺动脉。于是肺循环的血流量增多，常达体循环血流量的 2 ~ 4 倍，使肺动脉及其分支扩大，回流至左心房与左心室的血液亦相应增加，使左心室的负荷加重，因而左心室增大。由于在心脏舒张期中，主动脉血液仍分流入肺动脉，故周围动脉舒张压下降，脉压增宽。

未闭的动脉导管较粗，分流至肺动脉血量大者可引起肺动脉压力轻度增高。少数患者可伴有肺血管阻力增高，而引起显著肺动脉高压，导致右心室肥大和衰竭，当肺动脉压力超过主动脉时，即发生右至左分流，造成下半身青紫，称差异性发绀。

四、护理评估

（一）临床表现

1. 症状

症状随病变严重程度而不同。轻型者无症状，重的有乏力、劳累后心悸、气喘、胸闷、咳嗽、咯血等。少数有发育不良。部分可发生感染性动脉内膜炎，未经治疗的患者晚期可出现心力衰竭、肺动脉显著高压而有发绀、肺动脉或未闭的动脉导管破裂出血等。

2. 体征

胸骨左缘第2肋间可闻及双期连续性、机械性、收缩晚期增强并向左锁骨上窝传导的杂音。局部常伴有震颤，肺动脉第二心音六进。另外，还伴有周围血管征，如舒张压降低、脉压增宽、水冲脉、四肢动脉枪击音、毛细血管搏动征。严重的肺动脉高压者并有右向左分流时，可以听不到心脏杂音。

（二）实验室及其他检查

1. X线胸片

导管细小时胸片正常，有中到大量左向右分流时，左室增大，左心房增大明显，主动脉、肺动脉段突出，外周肺血管影增多，肺野充血。早产儿增粗的肺血管影较难与呼吸窘迫综合征所致的肺实质病变及慢性肺部疾病相鉴别。

2. 心电图

导管细小时心电图完全正常，导管直径越大，左向右分流加大，心电图显示左室肥大，Ⅱ、Ⅲ、aVF、$V_{5 \sim 6}$等导联R波高耸，左胸导联T波倒置，左房增大呈宽大P波；如有肺动脉高压，则T波高尖，右胸导联R波增大。早产儿患肺部疾病时，右胸导联占优势。

3. 超声心动图检查

M形超声心动图可提示左心室容量增加，但无特征性，B超可见肺动脉交叉处与降主动脉之间有一通道。

4. 心导管检查

必要时做右心导管检查以明确诊断，并可测知肺动脉压力。

（三）诊断和鉴别诊断

根据典型的杂音和实验室及其他检查，可以相当正确地作出诊断。

1. 诊断标准

1）典型的连续性杂音。响亮、粗糙特殊的机构性连续的杂音。收缩期是递增型，舒张期是递减型。并能排除以下情况：

（1）先天性乏氏窦动脉瘤破裂。

（2）先天性冠状动—静脉瘘。

（3）主肺动脉隔缺损。

（4）室间隔缺损合并主动脉瓣关闭不全。

2）心导管从左肺动脉进入降主动脉。

3）在选择性逆行性主动脉造影时，通过未闭的动脉导管使肺动脉显影。

判定：凡具备其一项均可确诊。若仅具第一项的典型的连续性杂音者，应列为可疑诊断。

2. 鉴别诊断

应与先天性主动脉肺动脉间隔缺损、主动脉窦动脉瘤破入右心、室上嵴上型室间隔缺损伴有主动脉瓣关闭不全等相鉴别。

五、治疗

手术结扎或切断未闭的动脉导管是根治本病的方法。未闭动脉导管被结扎后，约有10%的患者可重新畅通，故现多用切断缝合的方法，在目前的条件下，本病手术治疗的危险性很小，手术死亡率接近于 0，故多数意见认为，除非患者年龄已超过 50 岁，凡已确诊的动脉导管未闭均应早期手术治疗；有心力衰竭或感染性动脉内膜炎的，在两者得到控制后亦可施行手术；合并肺动脉高压者，更应积极采取手术治疗。

通过经皮导管封堵术将封堵器送到未闭动脉导管处并使之闭塞，能封堵绝大多数患者的未闭动脉导管，目前已成为第一线的治疗措施。它的主要禁忌证为：①患者合并需行手术矫正的其他心血管畸形；②严重肺动脉高压并已导致右向左分流；③封堵术前 1 个月内患有严重感染；④下腔静脉或（和）盆腔静脉血栓形成导致完全梗阻；⑤超声心动图证实右心腔内血栓形成；⑥患儿的体重 ≤4 kg。

发生在早产婴儿的动脉导管未闭，可用影响前列腺素的药物吲哚美辛，每次0.3 mg/kg，或阿司匹林每 6 小时 20 mg/kg，共 4 次治疗，动脉导管可能在 24～30 小时关闭。

并发动脉内膜炎而抗生素治疗不能控制的患者，也可考虑施行手术治疗，术后动脉内膜炎可较易得到控制。

六、预后

本病预后一般较好，许多患者并无症状且有些寿命如常人。但未闭动脉导管粗大者可发生心力衰竭、肺动脉高压而发生右至左分流者预后均差。个别患者肺动脉或未闭动脉导管破裂出血可迅速死亡。

（李田田　王林烨）

第五节　法洛四联症

法洛四联症（TOF）是最常见的青紫型先心病，约占青紫型先心病的70%，约占所有先心病的10%。1888 年法国医生 Etienne Fallot 详细描述了该病的病理改变及临床表现，故而得名。

一、病理解剖

法洛四联症由以下 4 种畸形组成：①肺动脉狭窄；②室间隔缺损；③主动脉骑跨；④右心室肥厚。本病的室间隔缺损位于室间隔的膜部。肺动脉口狭窄可能为瓣膜、右心室漏斗部或肺动脉型，而以右心室漏斗部型居多。主动脉根部右移，骑跨在有缺损的室间隔之上，故与左、右心室均多少直接相连。在 20%～25% 的患者，主动脉弓和降主动脉位于右侧。右心室壁显著肥厚。肺动脉口狭窄严重而致闭塞时，则形成假性主动脉干永存。

本病合并有卵圆孔未闭或房间隔缺损时称为法洛五联症，其临床表现与法洛四联症相仿。本病还可合并右位心、双侧上腔静脉、动脉导管未闭、部分性肺静脉畸形引流、房室共道永存、三尖瓣关闭不全等。

二、病理生理

由于肺动脉口狭窄，血液进入肺循环受阻，引起右心室的代偿性肥厚，右心室排出的血液大部分经由室间隔缺损进入骑跨的主动脉，肺部血流减少，而动静脉血在主动脉处混合被送达身体各部，造成动脉血氧饱和度显著降低，出现发绀并继发红细胞增多症。肺动脉口狭窄程度轻的患者，在心室水平可有双向性的分流。右心室压力增高，其收缩压与左心室和主动脉的收缩压相等，右心房压亦增高，肺动脉压则降低。

三、护理评估

（一）临床表现

常有明显发绀，发育障碍，多数患者劳累后有蹲踞现象，病情严重者可有暴发缺氧性昏厥、抽搐。

体征：患者一般发育均较差，有明显发绀与杵状指（趾）。心前区因右心室肥大而向前膨隆，心浊音界可略向左增大，胸骨左缘第2、3肋间隙可闻及吹风样收缩期杂音，响度多不及单纯性肺动脉瓣狭窄者。肺动脉瓣第二心音可减弱或正常。

（二）实验室及其他检查

1. 实验室检查

红细胞增多可在（5~8）×10^12/L，血红蛋白在150~200 g/L。动脉血氧饱和度下降至40%~90%。

2. 心电图

示电轴右偏，右心室肥大。

3. X线检查

心影正常或稍大，心尖圆钝，呈"靴形"心影。肺野清晰，肺门血管阴影纤细。主动脉影增宽，肺动脉段凹陷。

4. 超声心动图

二维超声心动图左心室长轴切面可见主动脉内径扩大，骑跨在室间隔上方，室间隔的连续中断，右心室增大，流出道狭小。多普勒示右向左分流。

5. 右心导管检查和选择性右心室造影术

右心导管检查和选择性右心室造影术为诊断此病的必备检查方法。可见右心室收缩压增高，甚至与左心室和主动脉压力相等。在连续测压中，出现肺动脉和右心室压力之外的第三种压力曲线。造影显示右心室流出道狭窄、主动脉骑跨及室间隔缺损情况。具体可见有右心室显影之后，主动脉、肺动脉也同时显影，侧位显示主动脉骑跨于室间隔之上，还有不同部位的肺动脉狭窄等。

（三）诊断和鉴别诊断

本病临床表现较具特征性，一般不难诊断。需与其他有发绀的先心病如法洛三联症、艾森门格综合征、埃勃斯坦畸形和三尖瓣闭锁、完全性大血管错位等相鉴别。

四、预后

本病预后差，多数患者在 20 岁以前死亡。死亡原因包括心力衰竭、脑血管意外、感染性心内膜炎、脑脓肿、肺部感染等。

五、治疗

早诊断，早手术治疗。

（一）手术适应证

1. 临床症状轻微者，可等待至 5 ~ 10 岁，再施行完全性根治术。

2. 假若婴儿患者出现严重症状，以至于需手术抢救生命时，多数人也主张应手术根治。但也有人主张先行姑息手术，待 3 岁后再行根治术。

3. 大部分病例应以直视根治术为首选。

（二）手术方法

1. 分流术

分流术常用的有两种。主动脉与肺动脉吻合术，适用于婴幼儿；锁骨下动脉与肺动脉吻合术，适用于幼童。

2. 根治术

根治术是目前主要的治疗手段，在低温体外循环或深低温低流量体外循环下行四联症根治术，即疏通右室道及修补室间隔缺损。

（弓洁）

第六节　主动脉缩窄

主动脉缩窄是指头臂干动脉到第 1 肋间动脉之间的主动脉管腔缩窄，约占成人先心病的 10%，男性多见，男女比例为（4 ~ 5）：1。儿童期本病不易被发现，大部分到成年被诊断，近年来，因开展对高血压的大面积流行病学调查研究，主动脉缩窄的病例才更多地被发现。

一、病理解剖

主动脉发生局限性狭窄（缩窄），根据缩窄的部位可分为主动脉弓缩窄和主动脉峡部缩窄两型。前者是指缩窄位于头臂干动脉和左锁骨下动脉之间，后者指缩窄位于左锁骨下动脉与第一对肋间动脉之间。绝大部分缩窄位于左锁骨下动脉开口的远端，靠近动脉导管处（导管前型），少数患者，缩窄发生在左锁骨下动脉开口近端，或在降主动脉的一段中。不少患者伴有其他心脏畸形，如合并二叶主动脉瓣畸形占 1/3，婴儿常合并室间隔缺损、房间隔缺损而出现较严重的临床症状。主动脉缩窄也常与动脉导管未闭并存。

二、病理生理

缩窄段的存在引起了血流动力学障碍；缩窄段的近端血压升高，出现左心室肥厚，晚期可出现左心室扩大及左心衰竭。头部及上半身的血液供应正常或增加，狭窄段以下血压降低，下半身血液供应减少，在缩窄段上下动脉分支之间发生广泛的侧支循环，主要是锁骨下动脉的分支（包括上肋间分支、肩胛部分支和乳房内动脉分支）与降主动脉的分支（包括肋间分支和髂外动脉分支）之间的吻合，以维持下半身的血液供应。

三、护理评估

（一）临床表现

先天性主动脉缩窄的临床表现依缩窄的类型、程度和侧支循环形成情况而有所不同。几乎所有病例均有上肢高血压、脉搏强而下肢低血压、脉搏微弱的临床特征，对已有广泛侧支循环形成的患者，颈动脉比桡动脉脉搏搏动强。对同时合并有二叶式主动脉瓣或有明显扩张的升主动脉的患者，可在主动脉瓣区闻及收缩期喷射音及柔和的收缩期杂音，后者常在缩窄部位处听到并放射到左上背部，对于老年患者，常以心力衰竭的症状和体征出现而诊治。

（二）实验室及其他检查

1. 心电图

心电图可出现左心室肥厚、劳损、电轴左偏等非特异性表现，如为导管前型的主动脉缩窄也可表现为电轴右偏、右心室肥大、双心室肥大及右束支传导阻滞等。

2. 胸部 X 线

胸部 X 线除表现为心腔扩大、升主动脉扩张、强烈搏动外，主要还可发现扩张侧支循环血管肋间动脉肋骨压迫切迹这一重要的 X 线征象。一般见到的肋骨血管压迫切迹多为双侧性，常发生在第 3～9 肋，压迹位置越低提示缩窄位置越低。

3. 二维超声心动图

二维超声心动图能显示升主动脉扩大，主动脉缩窄段的部位和范围，加上多普勒超声测定缩窄段前后压力阶差以判断缩窄程度和严重性有重要的诊断意义。但值得注意的是，主动脉缩窄伴有较大的动脉导管未闭时，可能不易测到明显的缩窄前后压力阶差。

4. MRI

MRI 能较清楚地显示主动脉缩窄的部位、范围及程度，是诊断和手术后随访的主要手段。

5. 其他

为了更明确显示缩窄的解剖部位，包括其病变范围、程度、缩窄远近端侧支循环及各种合并畸形，尤其在外科手术矫治手术前的确诊，常需做右心导管、右心系统心血管造影、左心导管和左心系统造影检查，必要时，老年患者还需冠状动脉造影以排除冠状动脉病变。

四、治疗

原则上，主动脉缩窄一经确诊，无论有无症状，应外科手术治疗。近年来利用经皮血管内球囊扩张术可用于扩张手术后残余狭窄或术后再狭窄，获得较满意的结果；但由于这一介入性治疗方法有导致动脉瘤的危险性，所以，对于外科手术患者，球囊扩张术是否作为首选治疗方法尚未定论。

（弓洁）

第七节　单纯肺动脉口狭窄

单纯肺动脉口狭窄一词，是与法洛四联症的肺动脉口狭窄相对而言。法洛四联症为常见的先心病之一，肺动脉口狭窄是其主要的构成部分，同时有室间隔缺损和主动脉骑跨。单纯肺动脉口狭窄的患者室间隔无缺损，但包括以肺动脉口狭窄为唯一的畸形以及伴有房间隔缺损中卵圆孔未闭者，后两者如肺动脉口狭窄严重，可使右心房压力增高引起右至左分流而出现发绀，则被称为法洛三联症。

一、病理解剖

肺动脉口狭窄是肺动脉出口处的局部狭窄，包括右心室漏斗部狭窄、肺动脉瓣膜狭窄和肺动脉及其分支的狭窄。单纯肺动脉口狭窄绝大多数是瓣膜狭窄，少数是漏斗部狭窄，肺动脉及其分支的狭窄最少见。

肺动脉瓣膜狭窄时，三叶瓣膜融合成一圆锥形的结构，顶部留有小孔，年长者瓣膜可发生纤维化和钙化。右心室漏斗部狭窄时，右心室流出道肥厚或形成隔膜，呈环状狭窄，将整个漏斗部或漏斗部的一部分与右心室隔开，造成了所谓第三心室，多不伴有狭窄后肺动脉扩张。肺动脉的狭窄可累及肺总动脉的一部分或全部，亦可伸展至左、右两分支处，常有狭窄后扩张，均有右心室肥厚。

二、病理生理

肺动脉口狭窄使右心室排血受阻，因而右心室的压力增高，肺动脉的压力则减低或尚正常。长时间的右心室负荷增加，引起右心室肥厚，最后可发生右心衰竭。高度狭窄、右心室内压力显著升高的患者，右心房压力亦相应地增高并可超过左心房压力，如有心房间隔缺损或未闭卵圆孔，可引起右至左分流而出现发绀。

三、护理评估

(一) 临床表现

早期可无症状。狭窄程度越重，症状也越明显，主要有劳累后气急、乏力、心悸。少数发生浮肿、昏厥。

患儿在出现心功能不全以前，发育尚可。心脏可见心前区隆起，胸骨左缘下方搏动较强。肺动脉瓣区可扪及收缩期震颤，并可听到响亮的喷射性全收缩期杂音，向颈部传导。轻、中度狭窄杂音为 II ~ IV 级，重度狭窄可达 V 级，但极重度狭窄杂音反而减轻。杂音部位与狭窄类型有关。瓣膜型以第 2 肋间最响，漏斗部型以 3、4 肋间最响，混合型杂音范围较广泛。大多数患者肺动脉第二心音有不同程度的减低。轻、中度瓣膜型狭窄尚可听到收缩早期喷射音（喀喇音）。如右心代偿失调而扩大，还可产生相对性三尖瓣关闭不全的收缩期吹风样杂音，同时可有颈静脉怒张、肝大、下肢浮肿等右心衰竭表现。

(二) 实验室及其他检查

1. X 线检查

X 线表现的特征为肺纹理减少，肺野清晰；瓣膜型者肺动脉段可有狭窄后扩张，使肺动脉总干膨出；漏斗部型和混合型肺动脉段多平直。根据狭窄的轻重，右心室有不同程度的增大，甚至右房增大。

2. 心电图

以右心室肥大为主，也可有不完全性右束支传导阻滞，轻者可正常。心电图改变与肺动脉瓣狭窄程度和右心室压力增高程度有一定关系，中度以上狭窄表现为电轴右偏，部分患者右心房肥大。

3. 超声心动图

右心室和右心房内径增宽，右心室前壁及室间隔增厚，中度以上狭窄可见肺动脉瓣于收缩期提前开放。扇形切面显像可见肺动脉瓣增厚，活动受限。漏斗部狭窄可见右心室流出道狭小。此外，尚可应用连续波多普勒估测跨瓣压差。

4. 右心导管检查

其特征性表现为右心室收缩压增高，而肺动脉收缩压降低，将导管自肺动脉拉回右心室的同时连续测压，则可记录到肺动脉和右心室之间的压力阶差，一般大于 15 mm-Hg。此外，连续压力曲线还有助于狭窄类型鉴别；①瓣膜型，肺动脉压力波形较低，右心室压力波形突然增高，无中间带；②漏斗部型，有中间带，它的收缩压与肺动脉相仿，舒张压与右心室相似；③混合型，也有中间带，其收缩压高于肺动脉，低于右心室，舒张压与右心室相似。

(三) 诊断和鉴别诊断

根据听诊，心电图和 X 线一般都能确诊。为了解狭窄程度可行右心导管测压。须和特发性肺动脉扩张、室间隔缺损、主动脉瓣狭窄、房间隔缺损、法洛四联征、直背综合征鉴别。

四、预后

一般较好，重度狭窄的患者，可发生右心衰竭而死亡。

五、治疗

主要施行手术切开瓣膜，或切除漏斗部的肥厚部分。前者可在低温麻醉下施行，后者则需在体外循环条件下施术。下列情况是手术指征：①患者有明显的症状；②心电图或 X 线示显著右心室肥大；③静息时右心室与肺动脉间的收缩期压力差在 40 mmHg 以上。肺动脉狭窄位于近端且狭窄段较短的患者，亦可施行手术治疗。在瓣膜切开术后可能发生关闭不全，但一般多不严重。对于不施行手术治疗的患者，应当密切注意预防感染性心内膜炎和心力衰竭的发生。

（弓洁）

第八节　二尖瓣病变

先天性二尖瓣狭窄

一、胚胎发生

左、右房室瓣环及和瓣叶主要由房室心内膜垫发育而来。在胚胎第 16 体节即胎龄 32～34 天时，上、下心内膜垫开始融合，将共同房室口分隔成左、右房室口，参与形成室间隔的一部分，同时参与形成左、右房室瓣。在胚胎第 17 体节即胎龄 34～36 天时，房室间隔分隔完成，形成房室瓣。上心内膜垫形成二尖瓣前叶，左侧心内膜垫产生二尖瓣后叶。如果上、下心内膜垫融合障碍，则二尖瓣前叶将产生裂缺。下心内膜垫在参与房室分隔的同时，尚形成三尖瓣隔叶。三尖瓣前叶由上心内膜垫及相邻的右侧圆锥动脉干隆起形成，三尖瓣后叶则由右侧心内膜垫的下面一部分形成。瓣膜组织最初为肌性结构，在胚胎发育过程中，细胞逐渐向结缔组织细胞分化，最后成为纤维组织结构。心室形成过程中，心室内壁的凹陷及吸收逐渐形成腱索及乳头肌。因此，在胚胎发育中心内膜垫及心室内壁凹陷或吸收过程的任何异常均可导致房室瓣装置异常。

二、病理解剖

根据二尖瓣病变部位，先天性二尖瓣狭窄可发生在瓣上、瓣环和瓣下水平。Carpen - tier 根据乳头肌正常与否将二尖瓣狭窄分为两大类：

（一）乳头肌正常的二尖瓣狭窄

乳头肌正常的二尖瓣狭窄包括腱索缩短或乳头肌交界融合，瓣环发育不良以及瓣上环。

1. 腱索缩短或乳头肌交界融合

最常见的是 2 个乳头肌直接与二尖瓣的前后交界融合，导致瓣膜和瓣下开口严重狭窄。

2. 瓣环发育不良

单纯的二尖瓣瓣环发育不良极为少见，最常见的是合并左心室发育不良。瓣环可少于正常的 20% ～50%，产生不同程度的狭窄。

3. 瓣上环

通常是指紧附着在二尖瓣前叶瓣环上狭窄的结缔组织环。狭窄的轻重程度不同，二尖瓣可正常，但多合并有二尖瓣畸形的存在，如降落伞型二尖瓣等。

（二）乳头肌异常的二尖瓣狭窄

常见的病理类型有降落伞型二尖瓣、吊床样改变二尖瓣以及二尖瓣乳头肌缺如。

三、病理生理

功能性二尖瓣狭窄将影响左房的肺静脉进入左心室，导致左心房、肺静脉及肺毛细血管压升高，继而导致充血的支气管静脉压迫小支气管致气道阻力上升，由此导致呼吸困难、低氧血症及高碳酸血症。慢性的二尖瓣梗阻可导致肺动脉高压和右心室功能不全；左心室容量减少、缺血、纤维化及左心室功能不全可使心排血量下降，继发重要脏器的功能不全，最终出现肾衰竭和水电解质紊乱。

四、护理评估

（一）临床表现

临床症状与二尖瓣狭窄的程度、是否合并其他畸形、营养状况和生长速度等因素有关。轻者可在出生 1 个月后才出现症状，包括激惹、喂养困难、气促、慢性咳嗽、体重不增、反复呼吸道感染和心力衰竭等。严重者则于出生后不久即出现症状，与动脉导管关闭、心输出量减少和肺水肿等因素有关，如未经治疗，常于 2 岁以内死亡。

体格检查发现脉搏减弱，第一心音减低。发生肺动脉高压时，右室搏动强烈，肺动脉瓣区第二心音增强、分裂，有时可闻及第三心音、第四心音。心尖部大多可闻及轻度柔和的舒张期隆隆样杂音，病变严重时因通过二尖瓣口的血流量较少而可不出现舒张期杂音。可伴二尖瓣反流性收缩期杂音或肺动脉瓣反流性舒张期杂音。一般无开放拍击音，这点与风湿性二尖瓣狭窄不同。

（二）实验室及其他检查

1. 心电图

心电图显示左心房增大，二尖瓣关闭不全患儿主要表现为左心室肥大和扩张。

2. 胸部 X 线片

胸部 X 线片显示心脏增大，肺部充血性改变。

3. 超声心动图

超声心动图是目前的主要诊断方式。能准确显示二尖瓣上环，二尖瓣环大小、瓣叶活动程度，二尖瓣瓣下腱索以及乳头肌功能等。此外，还可以测定二尖瓣开口面积，跨瓣压差。对二尖瓣狭窄或关闭不全可进行定性和定量分析。

4. 心导管检查

心导管检查在单纯性二尖瓣病变诊断中较少应用。通常应用在合并其他心脏畸形或作为鉴别诊断。

5. CT 和 MRI

MRI 自旋回波 T_1W 图像可较好地显示异常的腱束与乳头肌，对二尖瓣瓣环大小、瓣膜厚薄、有无瓣上隔膜也可较好地显示，还可较好地显示左心房增大和左心室不大的征象。MRI 梯度回波电影序列每次心动周期成像 4～32 幅，可做动态电影回放，显示二尖瓣瓣叶运动受限，并可显示射流、反流等异常血流，对左室功能如射血分数等可比较准确地测量。造影增强磁共振血管成像序列和多层螺旋 CT，对排除梗阻性肺静脉异位引流有一定的帮助。

6. 心血管造影

右心导管检查可发现肺动脉和肺小动脉楔入压增高，通过开放的卵圆孔，或行房间隔穿刺，可将导管由右心房插至左心房，测得左心房和肺静脉压力增高。可行选择性肺动脉造影或左心房造影，导管可用 NIH 右心导管，造影剂用欧米帕克 350，1.0～1.2 ml/kg。投照用正位或右前斜位。心血管造影可显示左心房增大，造影剂从左房排空时间延迟，有时可见二尖瓣瓣上隔膜直接征象。先天性二尖瓣狭窄者，可见二尖瓣瓣环小、瓣膜厚、瓣叶运动受限等，右前斜位瓣叶可呈幕顶状突入左心室，可有射流。先天性二尖瓣狭窄还须做左心室造影，导管可用猪尾巴左心导管，造影剂用欧米帕克 350，1.2～1.5 ml/kg。投照用长轴斜位和右前斜位，长轴斜位逆行左室造影显示心室舒张期有变小的圆形负性阴影，右前斜位左心室造影可显示异常的腱束与乳头肌。

五、治疗

二尖瓣口梗阻性畸形的治疗原则是，在取得良好疗效的同时尽可能地保留二尖瓣的功能。轻、中度狭窄一般可采用保守治疗，积极处理心力衰竭、肺炎、感染性心内膜炎、心律失常和栓塞等。但必须指出，洋地黄对这一类心力衰竭效果欠佳；而利尿剂在减轻肺水肿的同时，常常可导致血容量下降，应给予足够重视。

外科手术是根本的治疗方法。也可试用球囊扩张的方法，但这种方法在患儿的应用尚缺乏足够的经验。

手术适应证和时机：外科手术目的是尽可能早期保护心室功能，防止肺动脉高压及肺血管病变的发展，减少瓣叶结构变形。

手术时机的选择通常取决于二尖瓣病变的严重程度，以及所带来的患儿生长发育状况和肺动脉高压情况。鉴于患儿的瓣膜发育状况，尤其是 3 个月内瓣膜胶原组织发育不成熟，出生后 6 个月内尽可能不做手术。Stark 等临床经验提示，二尖瓣狭窄平均手术年龄为 5.1 岁。

手术方法：根据二尖瓣病变的病理类型选择相应的手术方式。原则上应尽可能行二尖瓣成形术，恢复其功能，而不是瓣膜置换。

二 尖 瓣 关 闭 不 全

单纯的先天性二尖瓣关闭不全少见，多合并于其他心脏畸形、结缔组织病及代谢性疾病。

一、病理解剖

二尖瓣瓣环、腱索、乳头肌及瓣叶在心脏收缩期有协同活动，保证二尖瓣前后瓣叶在收缩期互相对合，血流不致反流入心房。乳头肌功能失调、腱索断裂、瓣叶的卷曲或裂缺均使瓣叶边缘在心脏收缩对合不良，血流反流入左房。由于左心前负荷增大，左心房及左心室产生离心性扩大，左房可有轻度肥厚。二尖瓣瓣叶可以产生僵硬、结节样突起等继发改变。

常见二尖瓣关闭不全的病理类型有：

1. 单独二尖瓣裂缺

单独二尖瓣裂缺是指不合并房室间隔缺损时的二尖瓣裂缺。此种病变常见于二尖瓣前瓣，极少见于二尖瓣后瓣者。裂缺自瓣膜游离缘向瓣环方向延伸，将二尖瓣前叶分为两个部分。大多数病例中，被裂缺所分开的两个部分大小相仿，瓣叶可以有不同程度的增厚或边缘卷曲。由于二尖瓣的裂缺，心室收缩期常有大量血流反流入左房，导致左室容量负荷增加。单独二尖瓣裂缺是常见的先天性二尖瓣关闭不全的病因，可合并其他心脏畸形，如室间隔缺损、法洛四联症、大动脉转位及三尖瓣闭锁等。

2. 二尖瓣脱垂

二尖瓣脱垂指二尖瓣瓣叶在收缩期越过二尖瓣环突入左房中，并常引起二尖瓣反流的一种疾病。二尖瓣脱垂的发生女性多于男性，约2:1。有报道称房间隔缺损中约15%伴二尖瓣脱垂。二尖瓣脱垂的病因尚不清楚，可由结缔组织异常、风湿热、腱索或乳头肌异常等多种因素引起。在儿童中发生的二尖瓣脱垂多数合并胶原组织疾病，如马方（Marfan）综合征等。而在年长儿或成人中的二尖瓣脱垂，则多数意味着附着于二尖瓣边缘的腱索异常。

二尖瓣脱垂可以单纯累及前瓣或后瓣，也可同时累及前、后两个瓣叶。由于二尖瓣瓣环并不是在一个平面上，而且二尖瓣环在整个心动周期中并不是保持相同的几何形态，因此在不同切面观察结果不一。

3. 二尖瓣腱索断裂

二尖瓣腱索断裂可以由于心肌局部缺血或外界暴力所致。腱索断裂时，由于缺少腱索的牵制，二尖瓣在收缩期及舒张期产生快速的连枷样运动。由于压力阶差的影响，收缩期瓣叶突入至左房，舒张期又返回至左室。由于该腱索不能发挥作用，故而总是伴有严重的二尖瓣反流。

4. 拱形二尖瓣

拱形二尖瓣又称吊床样二尖瓣。此类二尖瓣畸形，瓣叶边缘常增厚卷曲，瓣膜游离缘直接或通过明显缩短增粗的腱索与乳头肌相连，常引起显著的二尖瓣关闭不全。大多数病例伴有不同程度的二尖瓣狭窄。

5. 继发性二尖瓣关闭不全

二尖瓣反流可以继发于多种先天性及获得性心脏病，如主动脉缩窄、室间隔缺损、动脉导管未闭、房间隔缺损、左冠状动脉异常起源于肺动脉、川崎病、扩张型心肌病、肥厚型心肌病、风湿性及病毒性心肌炎、马方综合征等。在这些疾病中，由于房室收缩异常、继发性二尖瓣环的扩张、瓣叶或腱索因为炎症出现渗出、纤维化等改变或者由于乳头肌或左室壁功能不良导致瓣叶在心室收缩期对合不良，出现反流；瓣膜装置结构并无异常。部分先天性双孔二尖瓣、二尖瓣下移畸形也可合并二尖瓣反流。

二、病理生理

在收缩期，二尖瓣关闭以防止血液从左心室反流入左心房。轻度的二尖瓣反流仅有少量的血流进入左心房，无明显的左心房扩大，心排量正常。中度—重度反流时，大量的血液进入左心房，左心房可渐进性扩大并可出现低血压，而且可致左心房内血栓形成以及心律失常。肺静脉回流加上二尖瓣反流的血流使左心室舒张末期容量增加，瓣环及左心室均扩大。在早期，左心室代偿性肥厚以维持正常的收缩功能，当心室后负荷下降时，将出现心室收缩功能不全。

三、护理评估

（一）临床表现

临床症状的严重程度取决于患儿的年龄及伴发畸形。小儿出现充血性心力衰竭症状和体征的时间较早，多在诊断后 3 年内出现，包括：生长发育迟缓、多汗、面色苍白、气急、活动耐力下降、反复下呼吸道感染以及由于扩大的左心房压迫左支气管所致的喘鸣。体检可发现心前区搏动明显且弥散，第一心音减弱。合并肺动脉高压时，可有肺动脉第二音亢进，心尖区可闻及低频的舒张期杂音，反流严重时还可闻及第三心音。

（二）实验室及其他检查

1. 心电图

当有明显二尖瓣反流时，心电图可有左心房、左心室扩大的表现，动态心电图有利于发现房性心律失常。

2. X 线胸片

心影增大，以左房、左室增大为主，严重者左房呈瘤样扩张。肺野淤血，有肺水肿时可见肺门区呈弥漫性云雾状阴影，出现 kerley 线。主动脉结偏小，肺动脉段饱满或突出。

3. 超声心动图

M 形超声心动图显示左房、左室内径增大。二尖瓣前叶增厚时，呈多条索状回声反射。

二维超声心动图对观察二尖瓣复合体的结构、判断病变的类型很有帮助。胸骨旁左心长轴观、心尖四腔心和二腔心切面可观察二尖瓣脱垂及瓣叶闭合情况，左室短轴观可观察裂缺和乳头肌等。间接征象包括左房明显扩大，左室容量扩大等。经食管超声心动图对手术前进一步观察病变部位和类型，以及手术中修补的监测均具有重要价值。

4. 心导管检查

心导管检查时，肺毛细血管楔压、左心房压及左心室舒张末期压升高。左心室造影可显示二尖瓣反流的程度。结合热稀释法或 Fick 法可测量反流分数。反流分数 > 50% 时，可有明显的左心室容量负荷过重的血流动力学及临床表现。左心室收缩功能正常，长期的二尖瓣反流可出现肺动脉高压，左心室功能不全时，二尖瓣反流可减轻。右前斜 60° 及左前斜 30° 可理想显示二尖瓣瓣环及瓣叶。通过显示左心房反流血流充盈程度及左房室造影剂稀释时间，可对反流进行分级。

四、治疗

（一）一般处理

包括合理营养、利尿、应用 ACEI，必要时予地高辛和抗心律失常药。对于继发性二尖瓣关闭不全，则应积极治疗原发病。当出现严重心功能不全时，预后较差。因此，左室进行性扩大、左室射血分数进行性减低时，宜及早手术治疗。

（二）手术治疗

一般根据二尖瓣瓣叶的形态和功能选择相应的治疗方案。

1. 二尖瓣瓣叶正常

大多属继发性关闭不全，瓣环扩大，可采用"瓣膜矩形切除缝合术"，即瓣叶矩形切除加瓣环折叠和瓣叶切缘缝合的手术修补方法。

2. 二尖瓣裂缺

可直接缝合裂缺处。如伴瓣环扩大，则同时采用瓣膜矩形切除缝合术。

3. 二尖瓣脱垂

根据病变部位选择手术方法。如腱索过长，可分离乳头肌，将部分腱索包埋其中。参见"二尖瓣脱垂"。

4. 二尖瓣活动受限

这种情况主要见于拱形二尖瓣、降落伞二尖瓣、乳头肌发育不良、瓣叶融合和腱索过短等，应针对不同情况进行修补，但疗效常欠佳，往往需要换瓣治疗。

二尖瓣瓣膜置换术在儿科的应用较为困难，小儿体格处于生长过程是限制该手术治疗的重要因素；生物瓣置换后 6 个月至 5 年常发生瓣膜变性和钙化，显然对儿科患者不利；机械瓣置换后则须长期抗凝；此外，人工瓣置换后对二尖瓣瓣环和左室发育的影响有待深入观察。对于那些难以用瓣膜修补方法治疗的患儿，仍应考虑瓣膜置换术，一般选用机械瓣，术后长期抗凝，可选用华法林或阿司匹林，每 2～4 周监测凝血酶原时间，以维持在 18～21 秒为佳，同时须避免剧烈运动。

（弓洁）

第九节　冠状动脉异常

冠状动脉的畸形种类很多，包括起源、通路和走向的异常，重者可影响心肌的供血，轻者在心脏手术时可因误伤而使手术失败。近年来选择性冠状动脉造影和超声检查广泛开展，对其畸形更引起临床界的注意。

冠状动脉异位起源于肺动脉

冠状动脉异位起源于肺动脉最常见的是左冠状动脉，此外尚有少见的右冠状动脉起源于肺动脉，双侧冠状动脉均起源于肺动脉，左冠状动脉回旋支起源于肺动脉和副冠状动脉或圆锥冠状动脉起源于肺动脉。双侧冠状动脉均起源于肺动脉者，出生后数日即因心肌严重缺血缺氧而死亡，极少在临床上得到诊断。

左冠状动脉起源于肺动脉，但其分支分布和行径无异常，其发生率在每 30 万名活婴中仅有 1 例，在先心病中占 0.26%。Brooks 于 1885 年首先报道 2 例患者，Bland、White 和 Garland 等于 1933 年报道本病的临床表现，现在常以他们的名字来命名由于异常冠状动脉血流导致的心绞痛和心肌缺血损伤综合征。

一、胚胎发生

胚胎第六周时，主动脉干起源处出现两个成血管细胞芽，逐渐向心外膜延伸。胚胎第九周左右，心脏的冠状血管环在大动脉附近形成血管网，最后与成血管细胞芽连接，形成冠状动脉。同时，动脉干分隔成主动脉和肺动脉。正常发育过程中，动脉干内间隔将两个成血管细胞芽（即将来的冠状动脉开口）都分隔在主动脉侧。若动脉干内间隔分隔发生偏差，将左侧的成血管细胞芽分隔在肺动脉侧，则形成左冠状动脉异常起源于肺动脉。

二、病理解剖

左冠状动脉主干多数异位起源于肺动脉的左窦或后窦，偶可起源于右窦或右肺动脉。左冠状动脉前降支或回旋支单独起源异常较少见，多发自肺动脉的前窦，左冠状动脉的内径正常或发育不良。右冠状动脉起源于正常的主动脉右冠窦，常伴有扩张。左心室舒张末期内径增大，心肌肥厚，心脏重量增加。左冠状动脉分布的心室壁出现弥漫性心肌纤维化、局灶性钙化及心肌梗死等病变。心室肌广泛瘢痕，以心尖部多见，可导致室壁瘤发生，出现左心室节段性收缩活动障碍，甚至收缩功能不全。心肌缺血、纤维化、钙化可累及乳头肌和腱索，再加上左心室增大造成的二尖瓣环扩张，常出现严重的二尖瓣反流。缺血严重者可出现心内膜弹力纤维增生。

左冠状动脉异常起源于肺动脉，常为单独的畸形，也可合并其他心脏畸形，如室间隔缺损、动脉导管未闭、卵圆孔未闭、房间隔缺损、肺动脉瓣狭窄、主动脉缩窄、主肺动脉间隔缺损、三尖瓣闭锁、永存动脉干等。

三、病理生理

病理生理取决于体循环及肺循环的压力变化及是否存在心内的冠状动脉侧支循环。在新生儿期，由于肺循环阻力较高，血液可由肺动脉注入左冠状动脉，保证左冠状动脉的血液供应；随着患儿肺循环阻力的逐渐下降，肺动脉至左冠状动脉的血液逐渐减少，最后转变为左向右分流的状态，形成冠状动脉"窃血"。结果，左心室心肌灌注依赖于扩张的右冠状动脉形成的侧支血管，临床上形成了两种分型：婴儿型和成人型。婴儿型侧支血管生成较慢，通常很快造成严重的心肌缺血、左室失功能、乳头肌缺血形成的二尖瓣反流，如不手术治疗，常于数周或数月内死亡。成人型占 10% ~ 15%，由于大的右冠状动脉侧支血管存在，这些患者可无明显症状生存至成年，但据一些学者研究发现，成人型患者平均年龄 35 岁，80% ~ 90% 因恶性室性心动过速发生猝死。

四、护理评估

（一）临床表现

临床表现一般与心力衰竭有关，后者由心肌缺血甚或心肌梗死引起。症状通常在生后 2 周至 6 个月内出现。患有本畸形的患儿常有阵发性烦躁不安及哭吵，似与疼痛有关，并伴有苍白与出汗，但更常见的为喂养困难、呼吸急促、呼吸道症状及其他左心衰竭的表现。心脏常严重扩大，由于二尖瓣环扩张或乳头肌梗死，可出现二尖瓣关闭不全的杂音。常可听到第三心音与第四心音。

（二）辅助检查

1. 胸部 X 线

肺血增多，心影显著增大，左心缘饱满隆起；心尖圆钝，向外下方突起至左腋部，并向后遮盖脊柱。

2. 心电图

如有心肌缺血和梗死，V_1 和 aVL 导联可见 QR 波并伴有 T 波倒置，V_5、V_6 呈现深的 Q 波，常伴有 T 波倒置，左侧心前区导联显示 ST 段抬高，且常有左心室肥厚征象。

3. 超声心动图

超声心动图对诊断本病有重要价值，可显示左冠状动脉异位起源于肺动脉和右冠状动脉增粗，左心室扩大，心肌收缩力明显减弱。同时可测定左心室大小、心室壁厚度和射血分数，以及二尖瓣回流等情况。彩色多普勒可显示左冠状动脉向肺动脉的分流。

4. 血清酶测定

可查到 CK、LDH 和 AST 升高。

5. 选择性心血管造影检查

心血管造影检查是确诊冠状动脉异位起源的可靠方法。主动脉造影和选择性右冠状动脉造影显示仅有右冠状动脉一支起源于主动脉，右冠状动脉显著增粗，造影剂逆向充盈左冠状动脉，再回流入肺动脉。选择性左心室造影常显示左心室腔扩大，左心室收缩力显著减弱和左心室前壁运动功能减退。选择性左心室造影尚有助于诊断二尖瓣关闭不全。肺动脉内注入造影剂时，左冠状动脉可能显影。

6. 放射性核素检查

用^{201}Tl做心肌灌注显像，可显示心肌缺血的范围和程度，心脏前外方病损区心肌不显影。

（三）诊断与鉴别诊断

凭借心脏超声和选择性心脏血管造影可确定诊断，本病主要应与其他冠状动脉畸形鉴别。

1. 冠状动脉瘘

两者都有冠状动脉的左向右分流，但冠状动脉瘘临床表现较轻，患者多是大龄儿童、青少年和成人，以右冠状动脉—右心房室瘘多见。少数病例可有肺动脉瘘，这种情况常常是冠状动脉的较小分支，瘘口近端的冠状动脉显著增粗，远端血管正常，两支冠状动脉均发自升主动脉。心脏超声和造影可区别这两种疾病。

2. 冠状动脉的升主动脉起源异常

这类畸形除形态学不同以外，一般没有临床意义。但在左冠状动脉发自右冠窦及右冠状动脉发自左冠窦且两者主干穿行于主动脉—肺动脉间隔之间的情况下，患者可出现心肌缺血、心力衰竭和猝死。这种冠状动脉形态占单一冠状动脉畸形总数的1/4，有重要的临床意义，需手术治疗。升主动脉造影可作出鉴别。

五、治疗

本病的主要治疗方法是重建两侧冠状循环。侧支循环良好的病例可在异位起源处结扎左冠状动脉，以阻止血液反流，通过右冠状动脉的吻合支改善左心室心肌供血。如侧支循环不良则不宜施行这一手术，可行主动脉—左冠状动脉或锁骨下动脉—左冠状动脉搭桥手术。

手术适应证：鉴于该病自然病程较短，后果凶险，所以一经确诊应立即手术；对年龄较大的儿童及成人因为有可能猝死于恶性室性心动过速，所以也主张明确诊断后尽早手术。

冠状动脉瘘

冠状动脉瘘（CAF）即冠状动脉终止异常，是冠状动脉直接与心腔、上腔静脉、冠状静脉、冠状静脉窦、肺动脉、肺静脉或支气管血管之间的异常连接。先天性冠状动脉瘘发生率占先心病的0.27%~0.4%，几乎占所有先天性冠状动脉异常的一半。

一、胚胎发生

先天性冠状动脉与心腔间的异常交通是由于胚胎期心肌中血管窦状间隙的发育异常引起。胚胎早期，心肌内有许多内皮细胞组成的宽大小梁间隙，这些心肌内窦状间隙与心腔相通，并与心外膜血管连通。随着心脏的发育，从主动脉根部发出分布在心脏表面的血管。心肌的生长发育逐渐将窦状间隙压缩为细小通道，成为心肌内冠状动脉及毛细血管。若发育障碍，局部宽大的窦状间隙继续存在，使冠状动脉和心腔间产生异常交通，则形成冠状动脉心腔瘘。心脏表面血管也可与肺动脉、冠状静脉窦、腔静脉间形成异常交通。

二、病理解剖

冠状动脉瘘大多为单支冠状动脉瘘，占 74% ~ 90%；两支冠状动脉瘘少见，占 10% ~ 26%。其中右冠状动脉瘘多见，占 50% ~ 60%，左冠状动脉瘘占 30% ~ 40%，双侧冠状动脉瘘约占 10%。冠状动脉与右心室、右心房、腔静脉、冠状静脉、肺动脉等右心系统心腔与血管间的交通多见，约占 90%，由于产生左向右分流又称冠状动静脉瘘。与左心室、左心房交通的少见，约占 10%。

冠状动脉瘘可发生于冠状动脉主干，也可发生于冠状动脉分支的中段或远端细小分支。Sakakibara 等 根据瘘发生的部位将冠状动脉瘘分为 A、B 两型。A 型（近端型）：冠状动脉近端瘘，瘘口近端冠状动脉扩张，远端血流正常。B 型（远端型）：通常为远端冠状动脉分支瘘入右心系统，冠状动脉全程扩张。这种分型有助于指导外科手术，A 型可在心脏表面结扎冠状动脉瘘，不需体外循环；B 型需在体外循环下于心腔内缝合冠状动脉瘘口。

有冠状动脉瘘时，冠状动脉开口较正常粗大，管壁多扩张、扭曲或变薄，有时形成梭形扩张或囊状动脉瘤。冠状动脉瘘口处较细小，一般为一个瘘口，也可为多个瘘口或为网状血管丛样交通。心脏常有不同程度的增大，升主动脉扩张。

单独性冠状动脉瘘占 55% ~ 80%，合并其他先心病的占 20% ~ 45%。常见的合并畸形有：房间隔缺损或卵圆孔未闭、动脉导管未闭、室间隔缺损、法洛四联症、肺动脉闭锁合并室间隔完整、右心室发育不良等。

三、病理生理

冠状动脉瘘的血流动力学影响取决于瘘的大小和瘘口部位。瘘口小时，分流量小，对血流动力学影响不大，临床症状不明显。瘘管大时，若分流进入右侧心腔，则其血流动力学变化类似心内左向右分流的先心病的表现，右心负荷增加，肺血流量增多，持续时间长，可导致肺动脉高压。若瘘管开口于左心系统，体循环压力影响冠状动脉血流，可导致心肌缺血、心力衰竭、心肌梗死等。

由于冠状动脉内血流量增多，容易损伤动脉内膜，造成弹性纤维增生，早期发生粥样硬化病变或因动脉瘤形成血栓导致心肌梗死。瘘远端的冠状动脉血流量减少，可使局部心肌供血不足，出现心肌缺血的表现。

四、护理评估

（一）临床表现

临床症状取决于瘘口的大小及是否存在左向右分流；大多数患者无症状，有些症状诸如气促、心跳加快和充血性心力衰竭多见于成年人。

冠状动脉瘘的主要体征是心前区可听到连续性杂音。瘘通入右心房，杂音位于胸骨右缘第2、3肋间。瘘通入右心室者则杂音位于胸骨左下方。瘘通入肺动脉则杂音部位在胸骨左缘第2肋间。瘘通入左心室因收缩期瘘口闭合，则仅能在胸骨左下缘听到舒张期杂音。瘘口靠近前胸壁者在杂音区可能扪及收缩期震颤。脉压增宽较为少见。分流量大的患者可以有脉压增大、水冲脉、股动脉枪击音的征象。分流量小的患者可以没有心脏杂音，或有轻的收缩期杂音。

（二）辅助检查

1. 胸部X线

部分病例表现正常，多数有心脏轻度增大、肺动脉隆起和肺血增多。出现充血性心力衰竭的病例则心脏明显增大，右心房或左心房增大。有时心脏边缘被扩大纤曲的冠状动脉所掩盖，显现心脏轮廓不规则变形。

2. 心电图

约半数病例心电图正常，其余则可呈现右心室或左心室肥厚。

3. 超声心动图

超声心动图可显示扩大明显的冠状动脉和增大的心腔。超声脉冲多普勒检查可能显示冠状动脉瘘的部位。但对分流量小、无冠状动脉扩张、瘘口终止心腔扩大不明显，或引流到肺动脉的细小血管，超声不易确诊。因此，临床有症状、怀疑本病时，应进一步行冠状动脉造影检查以明确诊断。

4. CT和MRI

一般冠状动脉瘘不需要行CT和MRI检查，若行CT和MRI检查，则在MRI各种序列中以自旋回波T_1W图像相对可较好地显示扭曲扩张的冠状动脉，造影增强磁共振血管成像序列和多层螺旋CT也可较好地显示冠状动脉瘘，其中尤以多层螺旋CT效果更好。

5. 心血管造影

心血管造影检查要求显示冠状动脉瘘的直接征象，了解是哪支冠状动脉、瘘口的部位和大小。肝锁位左室造影和升主动脉造影是显示瘘道直接征象的相对最佳体位。肝锁位又称四腔位，该体位投照时，左心房、右心房、左心室、右心室相互重叠最少，最易显示冠状动脉瘘瘘入哪个心腔。该体位左、右冠状动脉开口处也分开良好，便于确定是哪支冠状动脉瘘。导管选择猪尾巴左心导管，造影剂用欧米帕克350，1.2 ml/kg。如心血管造影检查为外科手术前准备，升主动脉造影已足够。若准备做介入填塞治疗，还需行选择性冠状动脉造影，选用端孔导管，手推注射造影剂。

五、治疗

本病预后良好。即使无症状病例亦应手术阻断分流，以免将来出现症状或发生感染性心内膜炎等并发症。可经导管施行盘状栓塞或手术结扎或修补动—静脉瘘。

手术在全身麻醉下进行，术中需连续监测心电图以判断有无心肌缺血。最好能放置食管超声，除观察室壁运动有无异常外，还可判定有无残余分流。正中开胸，切开心包，病变的冠状动脉在心肌表面呈现纤曲扩张的血管，甚易辨认，瘘口部位常可扪及震颤。

（弓洁）

第十节　常见先天性心脏病的护理

一、护理

1. 帮助家长和患儿克服焦虑、恐惧，初入院时往往因患心脏病而产生焦虑不安和恐惧心理，要向患儿及家属介绍有关疾病的基本知识、诊治计划，说服家长和年长儿配合各项检查与治疗。对于幼小患儿倍加爱护，建立良好关系，使诊疗工作能顺利进行。

2. 做好卫生咨询，协助安排合理的生活制度，根据患病严重程度、心功能情况决定活动量，使患儿能安全达到适合于手术的年龄。

3. 对住院患儿，要提供充足的休息，保持病重小儿的宁静，避免哭闹，保证患儿的休息和睡眠。

4. 维持营养，提供易消化食物，注意蛋白质、热量及多种维生素的供给，菜肴不宜太咸，应适当限制食盐摄入。注意供应适当的蔬菜类粗纤维食品，以保证大便通畅。婴幼儿喂哺时要细心、耐心，对法洛四联症患儿，尚应警惕喂哺中出现阵发性呼吸困难。人工喂养先天性心脏患儿，奶头孔的大小要适当，太小吸吮费力，太大易致呛咳，因此必须掌握恰当。

5. 预防感染，先心病患儿体质差，易继发感染，尤其易患肺炎，应避免与感染性疾病者接触，一旦发生感染，积极治疗，防止肺炎并发心力衰竭，防止感染性心内膜炎。

6. 注意观察防止法洛四联症因活动、哭闹、便秘引起缺氧发作，如发生应将小儿置于膝胸卧位，给予吸氧，并与医生合作给予吗啡及普萘洛尔抢救治疗。

7. 对右向左分流的先心病青紫病例，要注意供给充足液体，防止因血液浓缩，增加血液黏稠度导致血栓栓塞。发热、出汗、吐泻时应多饮水，必要时可静脉输液。

8. 观察有无心率增快、呼吸困难、端坐呼吸、吐泡沫样痰、水肿、肝大等心力衰竭的表现，如出现及时与医生取得联系。

9. 使用强心药洋地黄类的患儿，必须仔细复核剂量。若选用速效制剂静脉注射时，必须用 1 ml 的注射器精确地抽取药液，再以 10% ~25% 葡萄糖液稀释后缓慢静脉推注（不少于 5 分钟）；选用慢效类制剂时，为确保疗效，应准确、准时、单独给药，单独服用。对婴幼患儿应仔细喂服，使药物全部进入消化道；对年长患儿，应注视其吞下药物后方可离开。若患儿服药后呕吐，应与医生联系，决定补服或采用其他途径给药。应用洋地黄类药物治疗期间，应密切观察用药效果及反应。用药有效的指标是：气急改善，心率减慢，肝缩小，尿量增加，患儿安静，食欲好转。洋地黄的毒性反应有食欲减退、恶心、呕吐等消化系统表现；心动过缓或过速、期前收缩、房室传导阻滞等心律失常表现；视物模糊、黄视、嗜睡、昏迷等神经系统表现。每次给药前，护士必须测量患儿脉搏，必要时听心率。若婴幼儿脉率每分钟少于 90 次，年长儿每分钟少于 60 次或脉律不齐时，应及时与医生联系，决定是否用药或采取相应的措施。此外，钙剂与洋地黄制剂有协同作用，应避免同时使用；低血钾时可促使洋地黄中毒，应适当补充钾盐。

二、健康教育

进行健康教育，使家长掌握先心病的日常护理，建立合理的生活制度、适当的营养与喂养，定期复查。做好用药指导，介绍所用药物的名称、用法、剂量、作用、不良反应和使用时间。指导家长应合理用药，强调按医嘱用药，切勿自行改量、改时，并学会观察药物不良反应。出院时指导家长做好家庭护理，为家长提供急救中心及医院急诊室电话，指导家长如何观察心力衰竭、脑缺氧的表现，一旦发生应及时就医。介绍本病的预防知识，强调预防各种感染，尤其是预防呼吸道感染的重要性，若患儿无严重症状出现，应按时预防接种。教会年长患儿自我监测脉搏的方法，定期带患儿到医院进行随访，复查胸部 X 线、心电图、超声心动图等，以便了解心、肺功能情况，调整心功能达到最佳状态，使患儿能安全到达手术年龄，安度手术关。

（弓洁）

第九章　风湿热

风湿热是一种反复发作的急性或慢性全身性结缔组织炎症。以心脏及关节受累最为显著，有发热、毒血症、皮疹、舞蹈病等临床表现。急性期发作后，常留有轻重不同的心脏损害，尤其是心瓣膜损害，最后导致慢性风湿性心脏病。

目前，在全世界许多地方，特别是工业化国家，急性风湿热（ARF）已远较20世纪早期和中期少见。在20世纪40年代后期，美国风湿热（RF）和风湿性心脏病占到在校学生中心血管疾病患者的一半。第二次世界大战期间，仅美国空军就有20 000以上的ARF病例。RF的发病率在工业化国家有显著下降，现在RF在这些国家已经成为罕见病。然而，在占世界人口近2/3的许多发展中国家，链球菌感染、风湿热和风湿性心脏病仍是一个非常显著的公众健康问题。在发展中国家，这些问题的现状相当于60年以前的北美。

工业国家中ARF发病率的下降以及风湿性心脏病患病率的减少使许多医生和公共卫生部门得出了不正确的结论，即这类疾病不再是影响健康的问题。然而，在20世纪80年代北美成人和儿童出现了未能预料的ARF的散发性暴发，证实了这个潜在的严重疾病具有再发和成为重要公共健康问题的能力。举例说明一下，在美国犹他州盐湖城的中产阶级，1985～2002年有600多例ARF。在许多发展中国家风湿热一直是一个主要的公众健康问题。无论在发达国家还是发展中国家，无论是抗生素还是其他公共卫生手段均不能完全有效地控制RF的发生。

ARF的流行病学情况与A族链球菌引起的上呼吸道感染相同。与链球菌引起的咽痛一样，ARF最常见于儿童，发病的年龄高峰在5～15岁。在成人，初次发病在30岁左右。偶有40岁以上的初发病例。但有50岁以上发生复发的病例报道。

流行病学的危险因素与个体发病，特别是与ARF患者在生活条件较差，尤其是拥挤的人群中暴发流行有关；本病在社会和经济条件差的人群中更常见。20世纪80年代后期和90年代早期在美国的暴发流行不能全用这些因素来解释。在犹他州大暴发的17年间的600多例患者主要是很容易就能够享受到医疗服务的中产阶级。因此，不能得出病原体本身和发病社区人群中宿主对M蛋白的免疫程度是发病的同等重要的危险因素的结论。

研究显示，3%的未经治疗的A组链球菌咽炎患者会发生风湿热。RF的流行病学也受人群中A组链球菌存在情况的影响。特定菌株的"风湿热基因遗传学"的概念主要源于与RF相关的一些特定血清型（血清型1、3、5、6、18等）的流行病学证据。黏液分离菌株常与毒力和RF的发生相关。

一、病因和发病机制

多数新发风湿热患者可用血清学方法及咽培养，证实近期有A型溶血性链球菌感染。合适的抗链球菌感染措施，可使风湿热发病率下降90%；抗链球菌治疗失败病例，10%发生风湿热；应用抗生素可以防止风湿热的复发。彻底治疗链球菌感染，可大大减少风湿热的发病。近年来，在集体儿童中应用青霉素及时彻底治疗链球菌感染，对风湿热的预防起到一定的作用。虽然风湿热与A组溶血性链球菌感染有密切关系，但并非链球菌的直接感染所引起。因为风湿热的发病，并不在链球菌感染的当时，而是在感染后 2~3 周起病。在风湿热患者的血液培养与心脏组织中从未找到溶血性链球菌，而在链球菌感染后，亦仅 1%~3% 的患者发生风湿热。因此认为，风湿热与链球菌的关系是一种变态或自身免疫反应。①变态反应：有些抗链球菌抗体与人的某些组织发生交叉反应，导致Ⅱ型变态反应性组织损伤；还可因链球菌菌体成分及其产物与相应抗体作用形成的免疫复合物沉积于关节、心肌、心瓣膜，导致Ⅲ型变态反应性组织损伤。②自身免疫反应：风湿性心脏病患儿可出现抗心肌抗体，损伤心肌组织发生心脏炎。此外，目前也注意到病毒感染与风湿热的关系。如将柯萨奇 B_4 病毒经静脉注给狒狒后，可产生类似风湿性心瓣膜病变；如将链球菌同时和柯萨奇病毒感染小白鼠，可使心肌炎发病率增多，病变加重。因而也提出病毒感染在发病中的可能性。但从大量人群防治中显示青霉素确实对预防风湿热复发有显著疗效，这一点很难以病毒学说解释。另外，风湿热在家族中有流行倾向，单卵双胎风湿热共同发生率较双卵双胎为高，认为可能与遗传因素有关。

二、病理

（一）急性渗出期

急性渗出期受累部位如心脏、关节、皮肤等的结缔组织水肿，淋巴细胞及浆细胞浸润和心包膜纤维素性渗出。关节腔内浆液性渗出，但无关节面侵蚀。本期病变为非特异性，持续约 1 个月。

（二）增生期

增生期主要限于心肌和心内膜，特点为形成风湿小体（Aschoff 小体），小体中央为纤维素样物质，外周围以巨大的多核细胞，少量淋巴细胞和单核细胞，是诊断风湿热的病理依据。本期持续 3~4 个月。

（三）硬化期

硬化期炎症细胞浸润逐渐减少，在风湿小体的附近出现纤维组织增生和瘢痕形成。心瓣膜边缘可有嗜伊红疣状赘生物。由于进行性纤维化而使瓣膜增厚，形成瘢痕。二尖瓣最常受累，次为主动脉瓣，很少累及三尖瓣及肺动脉瓣。

大脑皮质、小脑、基底核见到散在的非特异性细胞变性和小血管壁透明变性。皮下小结的病理改变类似风湿小体。

三、护理评估

（一）临床表现

风湿热发病 1~3 周，有一半以上患者有咽峡炎或扁桃体炎病史。起病时，自觉周身乏力，食欲减退，烦躁。其典型表现有发热、关节炎、心脏炎、皮下结节、环形红斑及舞蹈病等。此外，尚可见腹痛、鼻衄、大汗、面色苍白等症状。

1. 发热

发热为急性期的重要症状，约有 90% 的患者出现发热，大都是不规则的轻度或中度热。约有 25% 和 15% 的患者分别呈弛张热型和持续性低热；另有 10% 的患者可以短期内体温超过 40℃。多汗、脉搏加快与体温不成正比。体温高低与预后无关系。

2. 关节炎

为游走性的多关节炎，常侵犯膝、踝、腕、肘、肩、髋等大关节，尤以膝、踝关节为多。少部分亦可犯及脊柱、胸锁关节及手足小关节。受累关节出现红、肿、热、痛，并可伴有关节腔内积液和关节变形及功能障碍，但不化脓。大多数关节炎是游走性的，仅极少数局限在单个关节。不典型表现只是关节酸痛而无其他炎症表现。关节炎症消退后，关节功能完全恢复，不遗留关节强直和畸形，但常反复发作。关节局部的炎症程度与有无心脏炎或心瓣膜病无明显关系。

3. 心脏炎

自觉心前区不适、心悸等。可有下列一种或多种表现：①窦性心动过速，与体温不成比例；②心脏扩大，心搏微弱；③第一心音减弱，严重者可出现舒张期奔马律；④心尖部或主动脉瓣区常可听到Ⅱ级吹风样收缩期杂音，有时心尖区可出现短促、柔和的舒张中期杂音，病愈后消失；⑤心律失常以过期前收缩动及Ⅰ度房室传导阻滞多见；⑥心电图有 ST－T 异常及 QT 间期延长等改变。

4. 皮肤病变

可出现环形红斑、皮下结节。后者多见于肘、枕后、前额、棘突等伸侧肌腱附着处或者隆起处。

5. 舞蹈症

舞蹈症是 ARF 病的晚期表现。可出现在其他症状之后，也可单独发生。特征为不自主的、无目的的、突然出现的无重复性运动，肌肉乏力，情绪不稳定。入睡后症状消失。

1）如果症状不明显，可用下列方法进行检查：患者握住检查者的手，会呈现时紧时松的情形，这种现象被生动地戏称为"挤奶妇抓握法"；患者举臂向前，出现单侧或者双侧手臂旋前，手掌向下；向前伸出双手，出现屈腕，手指过伸的匙舀样表现；伸出舌尖见到蛇样快速动作。

2）舞蹈病大多在链球菌感染后 1～6 个月出现。此时，抗链球菌溶血素"O"（ASO）和其他一些急性相反应物可能在正常水平。除了单发舞蹈病的患者，几乎所有风湿热患者都有某些抗链球菌抗体滴度的升高。

3）舞蹈病持续时间平均 3 个月，最短 1 周，最长 1 年。有些舞蹈病患者，体内有一种能与基底节区发生反应的抗体，这种抗体也能与链球菌细胞膜发生交叉反应。舞蹈病需要与其他神经病变，包括亨廷顿舞蹈病，中枢神经系统狼疮，肝豆状核变性以及药物的毒性反应（尤其是吩噻嗪）等相鉴别。

6. 其他

少数患者可出现急性腹痛，偶有肺炎或胸膜炎。

（二）实验室及其他检查

1. 实验室检查

1）一般检查：白细胞计数轻度至中度增高，中性粒细胞增多明显；红细胞及血红蛋白轻度减低。尿常规可见少量蛋白、红细胞和白细胞。咽拭子培养，在风湿活动期约有 50% 患者可有溶血性链球菌生长。

2) 特殊检查

（1）血清溶血性链球菌抗体测定：溶血性链球菌能分泌各种酶素和毒素，主要有链球菌溶血素、链激酶、透明质酸酶、蛋白酶及红疹毒素。它们亦具有抗原性，能刺激机体产生相应抗体。因而这类抗体的增加说明患者最近曾有溶血性链球菌感染。结合临床以及抗体滴度增加的程度和持续时间，可对诊断有帮助，目前临床上比较常用的检测方法有：

抗链球菌溶血素"O"；简称抗"O"或 ASO，高于 500 U 为阳性，但其变化比其绝对值增高更有意义，因而对怀疑本病者应反复多次检查。ASO 增高只能说明近期内有过链球菌感染，绝非风湿热的特异检查。

抗链激酶：简称 ASK，高于 80 U 为阳性。

抗透明质酸酶或称抗黏糖酶：简称 AHD，高于 128 U 为阳性。

抗 M 蛋白抗体、抗 DNA 酶 B 和抗核苷酶测定：根据所用测定方法确定正常值。抗 DNA 酶 B 比抗透明质酸酶和抗链激酶的重复性好，维持阳性时间长，对舞蹈病和仅有心脏炎的患者，有更高的诊断价值。

（2）非特异性血清成分测定：这些血清成分在其他炎症或其他活动性疾病中都可发生变化，在风湿病急性期或活动期也呈阳性结果，仅可在诊断时作为参考，主要有：

红细胞沉降率（ESR，简称血沉）：风湿活动时，ESR 增快。如增快的 ESR 又转为正常，提示接受过抗风湿治疗或有心衰。因为心衰时，肝脏充血，制造纤维蛋白原的功能减低，ESR 可以不快。

C 反应蛋白：正常人血清中不含对 C 物质（碳水化合物）起沉淀反应的蛋白，而大多数风湿热患者血清中含有这种 C 反应蛋白，故测定多呈阳性。

黏蛋白：风湿活动期，血清黏蛋白的含量增高。

蛋白电泳：白蛋白降低，γ 球蛋白及 α_2 球蛋白升高。

血清总补体及补体 C_3 测定：在风湿活动期中，二者均降低，提示发生过补体性损害。

以上各项检查联合应用其诊断意义较大。任何一个抗体测定和任何一个非特异性生化指标测定，两者同时呈阳性者，提示风湿活动的可能；二者均阴性者可排除风湿活动；抗体升高而非特异性指标测定阴性者，则提示可能为风湿热恢复期或发生链球菌感染而未引起风湿热；抗体正常而非特异性指标测定阳性者，应考虑其他疾病。

2. 心电图检查

PR 间期延长最为常见，其他有 ST－T 改变，QT 间期延长，心室内传导阻滞，Ⅱ度或Ⅲ度房室传导阻滞，心动过速，各种期前收缩，房颤等。当有心包炎时胸前各导 ST 段抬高。

3. X 线检查

X 线检查可见心脏扩大，有心包炎时心脏外缘平直，心影下部增大，如烧瓶样，平卧时心底部明显增宽，心腰消失。

（三）诊断

按修订的 Jones 标准进行诊断，包括三部分：①主要表现；②次要表现；③链球菌感染的证据。在确定有链球菌感染证据的前提下，有两项主要表现，或一项主要表现伴两项次要表现时即可作出诊断（表9-1）。由于风湿热临床表现错综复杂，近年不典型和轻症病例增多。两项主要表现者已不多见，加之链球菌感染的证据较难确定，故硬性遵循此标准，易造成诊断失误。应综合全部临床资料，进行综合判断，必要时需长期追踪观察，方能提高确诊率。

表9-1　风湿热的诊断标准

主要表现	次要表现	链球菌感染的证据
1. 心脏炎	临床表现：	1. 近期猩红热史
2. 多关节炎	1. 发热	2. 咽培养 A 组 β 溶血性链球菌阳性
3. 周围血舞蹈病	2. 关节痛*	3. 抗链球菌抗体滴度升高
4. 环形红斑	3. 过去风湿热或风湿热心脏病史	
5. 皮下小结	实验室发现：	
	（1）ESR 增快	
	（2）C 反应蛋白升高	
	（3）周围血白细胞增多	
	心电图：	
	PR 间期延长▲	

注：＊主要表现为关节炎者，关节痛不再作为次要表现。

▲主要表现为心脏炎者，心电图 PR 间期延长不再作为次要表现。

风湿热持续活动的表现为上述 5 个主要表现持续存在以及 C 反应蛋白阳性、ESR 波动和 PR 间期呈动态变化。当 ESR 增速，但无波动，持续 6 个月以上；PR 间期延长，但固定不变者；ASO，但无风湿热临床表现者，均非风湿热活动的指标。

判断有无慢性风湿性心脏病，常较困难。在心尖部或主动脉瓣区粗糙而响亮的吹风样杂音，明显的心尖部隆隆样舒张杂音提示瓣膜损害，需随访观察；若杂音持久不消失，可考虑风湿性心脏病。X 线和超声心动图检查有助于诊断。

（四）鉴别诊断

1. 细菌感染

通过适当的培养方法，排除包括化脓性关节炎、骨髓炎、亚急性细菌性心内膜炎等在内的各种心脏病。也要考虑莱姆病的可能性，特别是在莱姆病流行区。

2. 病毒感染

尤其是风疹关节炎、乙型肝炎相关的关节炎、细小病毒 B19 关节炎、传染性单核细胞增多症等应该考虑到。

3. 胶原血管病

通过临床和实验室检查，与包括类风湿关节炎，系统性红斑狼疮，血管炎（过敏性紫癜）等在内的胶原血管病相鉴别。

4. 免疫复合物疾病

免疫复合物疾病由药物过敏反应所诱发。通过病史和临床表现，诸如瘙痒，风疹等，判断是否存在药物过敏反应。

5. 镰状细胞性血红蛋白病

镰状细胞性血红蛋白病症状与 ARF 有些相似，但鉴别不困难。

6. 恶性疾病

恶性疾病尤其是白血病和淋巴瘤，可能表现发热伴急性多关节炎。

7. 川崎病

川崎病又称皮肤黏膜淋巴结综合征，早期症状类似 ARF，但剥脱性红斑和 ASO 抗体滴度正常有助于鉴别。

四、治疗

（一）一般治疗

急性期要休息，卧床休息的期限决定于是否存在风湿热活动，心脏受累程度及心功能状态。当有心脏炎或严重的关节痛时要绝对卧床休息。饮食方面宜给高热量、高维生素、易消化食品，注意水、电解质平衡。此外，患儿应避免久居潮湿寒冷的场所，天气转冷时注意关节部位的保暖，冬天可经常晒太阳。积极治疗扁桃体炎、丹毒等链球菌感染的疾病，预防上呼吸道感染可防止风湿活动。

（二）清除链球菌感染病灶

首选青霉素，疗程 2 ~ 3 周，以后每日 1 次长效青霉素 120 万 U，肌内注射。无心脏炎者，坚持 3 ~ 5 年，有心脏炎存在者，坚持使用 10 ~ 15 年。若有心瓣膜病变者最好终生行预防注射，亦可用红霉素、磺胺嘧啶等，及时消灭残余病灶。

（三）抗风湿治疗

1. 水杨酸制剂

水杨酸制剂有退热止痛、抑制炎症的作用，但对防止心瓣膜病变形成无作用。阿司匹林每日用量 100 mg/kg，分次口服，两周后减为每日 75 mg/kg，持续 4 ~ 6 周。胃肠道反应严重时可加氢氧化铝凝胶口服，但不能用碳酸氢钠。有消化道溃疡或出血者禁用。若对上述药不能耐受时改用氯芬那酸或贝诺酯。卡巴匹林钙每日 50 ~ 100 mg/kg，分 4 ~ 6 次服（系乙酰水杨酸钙盐与脲的复合物）。禁用于胃十二指肠溃疡、有水杨酸过敏史、有先天性或后天性出血性疾病及有出血危险的患者。

2. 激素制剂

适用于心脏炎较重或伴心衰、严重心律失常、二度以上房室传导阻滞患者。泼尼松每日用量 2 mg/kg，分次口服。2 周后减量，总疗程 8 ~ 12 周。极度严重的心脏炎伴心力衰竭时可采用大剂量疗法，有拯救患者生命之效，可用氢化可的松每日 15 ~ 40 mg/kg 静滴或地塞米松 0.5 ~ 1.5 mg/kg 静滴，症状控制后改泼尼松递减，维持治疗。肾上腺皮质激素常见不良反应为高血压、库欣综合征、水和电解质紊乱、感染及周围血象类白血病反应。停用上述抗炎药物时，可出现"反跳现象"，应与风湿热复发相鉴别。

（四）其他治疗

对风湿性舞蹈症在抗风湿治疗的同时加用苯巴比妥直至症状消失。尽量避免刺激。肾上腺皮质激素及水杨酸制剂无作用，对用肾上腺皮质激素及卧床仍不能控制的心衰患者，首先加用利尿剂，如需要，再加用洋地黄制剂，但需小心使用，因心脏炎患者的治疗量安全范围减少。出现呼吸困难应及时吸氧。

五、预后

反复多次侵犯心脏并发心力衰竭者预后不良，但如能早期诊断，给予彻底治疗，并进行合理预防措施者，则预后较好。

六、护理

（一）一般护理

1. 卧床休息，呼吸困难时取半卧位，室内保持阳光充足，空气流通。

2. 食高蛋白、高维生素、易消化饮食，多食新鲜蔬菜和水果，限制脂肪摄入，有心力衰竭应限制钠盐和水的摄入。

3. 有心力衰竭者，应根据病情给予氧气吸入，或间断吸氧。并按心力衰竭及护理常规护理。

4. 高热患者按发热护理常规护理。

5. 做好患者的生活护理，对绝对卧床患者应随时满足其生活上的护理需要，关心开导患者，消除其悲观情绪，鼓励其树立战胜疾病的信心，积极配合治疗。

（二）病情观察与护理

1. 严密观察体温、心率、心律、血压、呼吸、咳嗽及咳血痰，注意有无并发症出现。服用洋地黄或奎尼丁时，密切观察疗效及不良反应。

2. 根据病情需要配合医生做血流动力学监测。应用洋地黄时禁用钙剂，以免发生协同作用，导致洋地黄中毒。一旦有风湿活动，如发热、红斑、血沉快，应按医嘱给抗风湿治疗及休息。单纯二尖瓣狭窄需行二尖瓣球囊扩张的患者，应做好术前准备及术后护理。

（三）健康教育

1. 鼓励患者进高蛋白、多维生素、低脂肪、易消化饮食，有心力衰竭者应限制钠盐摄入。

2. 育龄妇女做好节育。

3. 日常生活中适当锻炼，加强营养，提高机体抵抗力。注意防寒保暖，避免感冒和呼吸道感染，避免与上呼吸道感染、咽炎患者接触，一旦发生感染应立即用药治疗。

4. 在拔牙、内镜检查、导尿术、分娩、人工流产等手术操作前应告诉医生自己有风湿性心脏病史，以便于预防性使用抗生素，劝告扁桃体反复发炎者在风湿活动控制后2~4个月手术摘除扁桃体。

5. 告诉患者坚持按医嘱服药的重要性，提供有关药物使用的书面材料，并定期门诊复查，防止病情进展。

（王晓　李凤莲）

第十章　心脏瓣膜病

心脏瓣膜病是指各种原因，包括炎症粘连和纤维化、黏液瘤样变性、缺血坏死、钙质沉着或先天发育畸形，引起的心脏瓣膜（瓣叶、腱索及乳头肌）解剖结构或功能上的异常，造成单个或多个瓣膜急性或慢性狭窄和（或）关闭不全，导致心脏血流动力学显著变化，并出现一系列的临床综合征。我国的心脏瓣膜病主要是风湿性心瓣膜病，是最常见的心脏病之一，但随着风湿热的日渐减少，其发生率正在降低，而非风湿性的瓣膜病有所增高。

第一节　二尖瓣狭窄

一、病因

二尖瓣狭窄为风湿热的遗患，约半数以上的病例过去有风湿热史，多次风湿热发作或持续性风湿热引起二尖瓣狭窄的机会较一次发作者为大。

二、病理

风湿性二尖瓣狭窄是风湿性心内膜炎遗留的瓣膜交界、腱索、乳头肌粘连、融合而造成瓣口狭窄。轻者仅瓣膜交界处粘连，使瓣口缩小；重者瓣膜增厚，活动受限，瓣口呈鱼嘴形，称为隔膜型。在早期，瓣膜仍柔韧而带弹性，病程愈晚，粘连愈重，瓣口愈窄。最后瓣膜钙化，腱索融合、缩短，将二尖瓣拉向左室腔，形成漏斗状，称为漏斗型。

三、病理生理

根据狭窄程度和代偿状态，可分为 3 期：

（一）代偿期

瓣口面积正常值为 4 cm^2，直径为 3～3.5 cm。当瓣口面积缩至约 2 cm^2 时，则心室舒张期时左房排血受阻，使左房发生代偿性扩张和肥厚，以增强左房容量和收缩，加大二尖瓣口压力阶差，增加瓣口血流量，以延缓左房平均压升高。

（二）左房失代偿期

当瓣口面积小于 1.5 cm^2，左房超过代偿极限，使左房平均压持续升高，随之肺静脉和肺毛细血管压升高，管径扩大，管腔淤血。当压力超过 30 mmHg 时，血浆渗出毛细血管外，可导致急性肺水肿。随着肺静脉血氧分压下降，可致反射性肺小动脉痉挛，加剧肺动脉高压。

（三）右心衰竭期

由于长期肺动脉高压，使肺动脉内膜及中层变厚，导致肺动脉高压加剧，右心室负荷增加，出现右心室肥厚与扩张，最后导致右心衰竭。

四、护理评估

（一）临床表现

1. 症状

一般在二尖瓣中度狭窄（瓣口面积<1.5 cm）时方有明显症状。

1）呼吸困难：为最常见的早期症状。患者首次呼吸困难发作常以运动、精神紧张、性交、感染、妊娠或房颤为诱因，并多先有劳力性呼吸困难，随狭窄加重，出现静息时呼吸困难、端坐呼吸和阵发性夜间呼吸困难，甚至发生急性肺水肿。

2）咯血：有以下几种情况。①突然咯大量鲜血，通常见于严重二尖瓣狭窄，可为首发症状。支气管静脉同时回流入体循环静脉和肺静脉，当肺静脉压突然升高时，黏膜下淤血、扩张而壁薄的支气管静脉破裂引起大咯血，咯血后肺静脉压减低，咯血可自止。多年后支气管静脉壁增厚，而且随病情进展肺血管阻力增加及右心功能不全使咯血减少。②阵发性夜间呼吸困难或咳嗽时的血性痰或带血丝痰。③急性肺水肿时咳大量粉红色泡沫状痰。④肺梗死伴咯血，为本症晚期并发慢性心衰时少见的情况。

3）咳嗽：多在劳累后或夜间加重，由肺淤血所致，常为干咳。合并支气管炎或肺部感染时，可咳出黏液样或脓性痰。巨大右房压迫支气管也可引起咳嗽和声音嘶哑。

4）心悸：二尖瓣狭窄早期左房压升高，引起房性或窦性心动过速，出现房颤时也会出现心悸，左心功能不全、儿茶酚胺分泌增加、缺氧等也引发心悸。

5）其他：左心房增大、肺动脉扩张压迫喉返神经可引起声音嘶哑；严重肺动脉高压致三尖瓣关闭不全，胃肠、肝淤血，可出现上腹饱胀、食欲减退、双下肢浮肿等。

2. 体征

1）二尖瓣面容即两颧呈紫红色，口唇轻度发绀，见于严重狭窄的患者，由心排血量减低引起，四肢末梢亦见发绀。儿童期即患病者，心前区可隆起，左乳头移向左上方，并有胸骨左缘处收缩期抬举样搏动，中度以上狭窄患者心脏浊音界在胸骨左缘第3肋间向左扩大，提示肺动脉和右心室增大。颈静脉搏动明显，提示有严重肺动脉高压。

2）心脏体征：胸骨左下缘可扪及右室搏动。叩诊心腰消失。心尖区可闻及舒张中、晚期低调隆隆样杂音，常伴有舒张期震颤。瓣膜弹性尚好时，可听到开瓣音。心尖区第一心音亢进，肺动脉瓣区第二心音亢进，常伴收缩期吹风样杂音。

（二）实验室及其他检查

1. X线检查

右心房增大，后前位见左心缘变直，右心缘有双心房影，左前斜位可见左心房使左主支气管上抬，右前斜位可见增大的左房压迫食管下段后移。其他X线征象包括右心室增大、主动脉结缩小、肺动脉干和次级肺动脉扩张、肺淤血、间质性肺水肿（如Kerley B线）和含铁血黄素沉着等征象。

2. 心电图改变

①二尖瓣型P波：P波增宽>0.11秒，Ⅰ、Ⅱ、aVR、aVL导联P波为双峰，峰间距离>0.03秒；P波双峰，前峰高者叫第一峰型，后峰高者叫第二峰型；V_1导联P波先正后负双向性改变，多提示左心房扩大。②右心室肥厚。③可能合并房颤、房扑、房

性期前收缩、室上速等。

3. 超声扫描

①二尖瓣叶增厚，曲线反光增强；②二尖瓣曲线呈城墙样改变，前后叶同向运动；③左心房内径扩大。病情加重时，可见继发性右心室扩大。

4. 心导管检查

心导管检查用于诊断困难的病例。

（三）诊断和鉴别诊断

1. 诊断标准

1）心尖区隆隆样舒张期杂音，S_1 亢进，开瓣音。

2）X 线示二尖瓣心影，肺淤血。

3）超声心动图示二尖瓣狭窄的特征性改变（瓣膜增厚，活动受限，前后叶同向活动，瓣口狭窄）。

判定：具备第 1）～2）项即可诊断，兼有第 3）项可确诊。

2. 鉴别诊断

1）左心房黏液瘤：其症状和体征均可类似风湿性二尖瓣狭窄，但往往间歇出现，坐位时杂音明显，可有肿瘤的扑落音，一般无开瓣音。超声心动图示二尖瓣后面，于收缩与舒张期均可见一簇云雾样的回声波显示。结合临床无急性风湿热病史，可有与体位有关的晕厥史，病情进展迅速，可以鉴别。

2）"功能性"二尖瓣狭窄：见于各种原因所致的左心室扩大，二尖瓣口流量增大，或二尖瓣在心室舒张期受主动脉反流的血液的冲击等情况。这类"功能性"心杂音常不粗糙，历时一般较短，不出现开瓣音。

3）先天性二尖瓣狭窄：很少见，本病可出现类似风湿性二尖瓣狭窄的舒张期杂音，但发现在幼儿年代，超声心动图示二尖瓣呈降落伞样畸形。

4）主动脉瓣关闭不全：血液反流冲击二尖瓣，出现 Austin – Flint 杂音。二维超声扫描可资区别。

五、并发症

（一）心律失常

心律失常以房性心律失常最多见，先出现房性期前收缩，以后房性心动过速、房扑、阵发性房颤直至持久性房颤。左心房压力增高导致的左心房扩大和风湿炎症引起的左心房壁纤维化是房颤持续存在的病理基础。房颤降低心排血量，可诱发或加重心力衰竭，并使心尖区舒张期隆隆样杂音的收缩期前增强消失，快速房颤时心尖区舒张期隆隆样杂音可减轻或消失，心率减慢时又明显或出现。

（二）充血性心力衰竭和急性肺水肿

50%～75%的患者发生充血性心力衰竭，为本病的主要病死原因。呼吸道感染，女性患者妊娠和分娩是常见的诱因。急性肺水肿是重度二尖瓣狭窄的急重并发症，多发生于剧烈体力活动、情绪激动、感染、突发心动过速或快速房颤时，在妊娠和分娩时更易诱发。

（三）肺部感染

患者常有肺静脉压增高及肺淤血，易并发肺部感染。后者使病情加重或诱发心力衰竭。

（四）栓塞

以脑栓塞最常见，亦可发生于四肢、肠、肾和脾等脏器，80%有房颤，栓子多来自扩大的左心耳。右心房来源的栓子可造成肺栓塞或肺梗死。

六、治疗

（一）药物治疗

二尖瓣狭窄较重已出现症状者，应限制钠盐的摄入并服用利尿剂。对出现右心衰竭或出现房颤者，可给予洋地黄类药物治疗。对长期心衰特别是伴房颤者，可采用抗凝治疗。心率过快者，可加服 β 受体阻滞剂。

（二）介入和手术治疗

二尖瓣狭窄药物治疗方法非常有限，目前没有药物可以改善生存率，介入和手术治疗是治疗本病的最有效方法。通过该项治疗可以解除二尖瓣狭窄，降低跨瓣压力阶差，缓解症状。常用的方法有：①经皮球囊二尖瓣成形术，适于单纯二尖瓣狭窄者；②二尖瓣分离术，有闭式和直视式两种，直视式适于瓣叶严重钙化、病变累及腱索和乳头肌、左心房内有血栓者，而闭式的适应证同经皮球囊二尖瓣分离术，现临床已少用；③人工瓣膜置换术，适于瓣膜严重钙化以致不能分离修补或合并严重二尖瓣关闭不全者。

（弓洁）

第二节 二尖瓣关闭不全

根据二尖瓣疾患的统计，以二尖瓣关闭不全为主要缺损者约占总数的34%，其中约半数为单纯性关闭不全，另一半则伴有二尖瓣狭窄。

一、病因

绝大多数的器质性二尖瓣关闭不全系风湿热的遗患，其他可造成二尖瓣关闭不全的因素为感染性心内膜炎、心肌梗死（乳头肌功能不全或腱索断裂）、二尖瓣环钙化等。

二、病理

二尖瓣关闭不全的主要病理改变表现如下：

1. 瓣膜呈不均匀性纤维增厚，瘢痕收缩，瓣膜面积变小，瓣孔边缘蜷缩，甚至钙化，使大、小瓣边缘不能靠拢、闭合，形成部分性或完全性关闭不全。

2. 腱索、乳头肌增厚、缩短，或与心内膜融合，使瓣膜活动受限，加重关闭不全。

3. 二尖瓣脱垂综合征所致的二尖瓣关闭不全仅占少数，其病变主要为黏液样变性，使前后叶在收缩时不能互相依附和支持，形成关闭不全。腱索延长、断裂，瓣环断裂，乳头肌功能不全等均可产生二尖瓣脱垂，形成或加重关闭不全。

4. 二尖瓣关闭不全常发生在交界的后内部分。

三、病理生理

左心室血液在收缩期反流入左心房，使左心房压升高，心室舒张期反流到左心房的血液又回到左心室，成为左心室额外负担。少量反流（每搏反流 < 10 ml）属轻度关闭不全，可不引起临床症状；中度反流（10 ~ 30 ml）属中度关闭不全，临床出现明显症状；重度反流（ > 30 ml）属重度关闭不全，临床症状更加显著。

四、护理评估

（一）临床表现

1. 症状

轻度二尖瓣关闭不全可无自觉症状，且无症状期颇长，一旦出现症状，病情多较重。心排血量减少时可有疲乏、心悸，肺淤血时可有呼吸困难，但咯血、急性肺水肿及动脉栓塞远较左房室瓣狭窄者少。后期也可出现右心衰的症状。

2. 体征

心尖搏动向左下移位，搏动范围增大。心尖区可扪及抬举性心尖搏动，偶可触及收缩期震颤。心浊音界向左下扩大，后期因右室肥大亦可向右扩大。心尖区可闻及响亮、粗糙、音调较高的 3 级或 3 级以上的全收缩期吹风样杂音，常向左腋下、左肩胛下部传导，吸气时减弱、呼气时增强，杂音常掩盖第一心音，第一心音减弱，肺动脉瓣区第二心音正常或亢进、分裂，因舒张期大量血液流入左室，心尖区常有第三心音出现。

（二）实验室及其他检查

1. X 线检查

急性二尖瓣关闭不全心影正常，或左房轻度增大伴明显肺淤血，甚至出现肺水肿征。慢性重度反流常见左房和左室增大，左室衰竭时可见肺淤血和间质肺水肿征。二尖瓣环钙化者可见左侧位或右前斜位致密而粗的 C 形阴影。

2. 心电图检查

急性二尖瓣关闭不全者心电图多正常，慢性者早期可无变化，病变严重时可出现左心室肥大，晚期可伴心肌劳损。

3. 超声心动图

M 型和二维超声心动图不能确定二尖瓣关闭不全。脉冲波多普勒和彩色多普勒血流显像可于左房内探及收缩期高速射流，诊断二尖瓣关闭不全的敏感性几乎可达 100%，且可半定量反流程度。二维超声可显示二尖瓣瓣尖对合不良及病变形态特征，有助于明确病因。

（三）诊断和鉴别诊断

心尖部出现Ⅲ级以上响亮、粗糙的全收缩期杂音，伴有左心房、左心室增大的征象，诊断一般可以确立。如有风湿热病史或者能排除其他原因所致者，可诊断为风心病二尖瓣关闭不全。

1. 诊断标准

1）心尖部有全收缩期向腋下传导的一响亮、粗糙、高调的吹风样杂音。X 线、超声心动图证实有左室、左房增大。

2）心尖部或沿胸骨左缘下部，突然出现收缩期杂音，向腋下、背部、心底部或头部放射，以及迅速发生肺充血。

3）向左室注射血管造影剂或其他合适的指示剂后回流到左房。

4）左房压力曲线可见 X 倾斜。

判定：符合上述任何 1 项均可确诊。

2. 鉴别诊断

1）相对性二尖瓣关闭不全：各种原因所致的左心室扩大，引起的相对性二尖瓣关闭不全，其收缩期杂音音调不高，无粗糙和全收缩期杂音的特点。

2）功能性收缩期杂音：多见于青少年和高热、贫血、甲状腺功能亢进患者。功能性收缩期杂音的特点：①多出现于肺动脉瓣区或胸骨左缘 3、4 肋间，亦可位于心尖区；②杂音强度为 1~2 级，性质柔和；③不占据全收缩期，不向左腋下传导；④不伴左心房和左心室增大征象。

3）三尖瓣相对性关闭不全：见于肺动脉高压引起的右室扩大及心脏转位，其三尖瓣相对关闭不全的杂音可传至心尖部。

4）二尖瓣脱垂综合征：见于冠心病、扩张型心肌病和二尖瓣变性等。由于乳头肌功能不全、腱索断裂、腱索过长或二尖瓣叶黏液样变性所致。当左心室收缩时，二尖瓣脱垂入左心室而发生二尖瓣关闭不全，临床听诊心尖区可闻及收缩期喀喇音为心尖及其内侧的一种尖锐而具有拍击性的声音，收缩晚期杂音出现于喀喇音之后，左侧卧位或坐位较明显。

五、并发症

房颤可见于 3/4 的慢性重度二尖瓣关闭不全患者；感染性心内膜炎较二尖瓣狭窄常见；体循环栓塞见于左心房扩大、慢性房颤的患者，较二尖瓣狭窄少见；心力衰竭在急性者早期出现，慢性者晚期发生；二尖瓣脱垂的并发症包括感染性心内膜炎、脑栓塞、心律失常、猝死、腱索断裂、严重二尖瓣关闭不全和心力衰竭。

六、治疗

（一）急性

治疗目的是降低肺静脉压、增加心排血量和纠正病因。内科治疗常作为术前过渡措施，可在床旁 Swan-Canz 导管血流动力学监测指导下，给予静脉滴注硝普钠、硝酸甘油、利尿剂呋塞米等，通过扩张小动、静脉，减轻心脏前后负荷，减轻肺淤血，减少反流，增加心排血量。在应用药物控制症状的基础上，采取紧急或择期手术治疗，手术方式为人工瓣膜置换术或修复术。

（二）慢性

1. 内科治疗

无症状者无须治疗，但应定期随访，同时应积极预防感染性心内膜炎，风心病需预防风湿热。慢性心力衰竭者应限制钠盐，合理选用 ACEI、利尿剂和洋地黄；重度心力衰竭者可静脉滴注硝普钠、硝酸甘油、利尿剂等。对于合并房颤者，应采取减慢心率的措施，同时应长期用抗凝剂预防血栓栓塞。

2. 手术治疗

长期随访研究表明，手术治疗后二尖瓣关闭不全患者心功能的改善，即使并发了心力衰竭或房颤患者的疗效都明显优于药物治疗。瓣膜修复术比人工瓣膜置换术的病死率低，长期存活率较高，血栓栓塞发生率较低。

1）术前准备：手术前，应行超声心动图特别是经食管超声心动图检查，了解瓣膜及其相关结构的病变情况，判断瓣膜反流的机制和严重程度。必要时行左、右心导管检查和左心室造影，为手术方案的制定提供参考。年长或疑有冠心病者，冠状动脉造影可确定患者是否需要同时行冠状动脉旁路移植术。

2）手术指征：①急性二尖瓣关闭不全；②心功能 3～4 级，经内科积极治疗后；③无明显症状或心功能在 2 级或 2 级以下，但检查表明心脏进行性增大，左心射血分数（LVEF）下降时，应尽早手术治疗。

手术种类：

（1）瓣膜修补术：如瓣膜损坏较轻，瓣叶无钙化，瓣环有扩大，但瓣下腱索无严重增厚者可行瓣膜修复成形术。瓣膜修复术死亡率低，能获得长期临床改善，作用持久。术后发生感染性心内膜炎和血栓栓塞少，不需长期抗凝，左心室功能恢复较好。手术死亡率 1%～2%。与换瓣相比，较早和较晚期均可考虑瓣膜修补手术，但 LVEF ≤ 0.15 时亦不应行此手术。

（2）人工瓣膜置换术：瓣叶钙化，瓣下结构病变严重，感染性心内膜炎或合并二尖瓣狭窄者必须置换人工瓣。感染性心内膜炎感染控制不满意，或反复栓塞或合并心衰药物治疗不满意者，提倡早做换瓣手术；真菌性心内膜炎应在心衰或栓塞发生之前行换瓣手术。目前换瓣手术死亡率在 5% 左右。多数患者术后症状和生活质量改善，肺动脉高压减轻，心脏大小和左心室重量减少，较内科治疗存活率明显改善，但心功能改善不如二尖瓣狭窄和主动脉瓣换瓣术满意。严重左心室功能不全（LVEF ≤ 0.30）或左心室重度扩张 [左心室舒张末内径（LVEDD）≥ 80 mm，左心室舒张末容量指数（LVED-VI）≥ 300 ml/m²]，已不宜换瓣。

（弓洁）

第三节　主动脉瓣狭窄

一、病因

（一）风湿性心脏病

临床很少见到单纯的风湿性主动脉瓣狭窄，多合并主动脉瓣关闭不全和二尖瓣损害。

（二）先天性畸形

先天性二尖瓣钙化性主动脉瓣狭窄和先天性主动脉瓣狭窄等。

（三）退行性老年钙化性主动脉瓣狭窄

退行性老年钙化性主动脉瓣狭窄为 65 岁以上老年人单纯性主动脉瓣狭窄的常见原因，常伴二尖瓣环钙化。

（四）其他少见原因

大的赘生物阻塞瓣口（如真菌性感染性心内膜炎和系统性红斑狼疮）、类风湿性关节炎伴瓣叶结节样增厚等。

二、病理

风湿性瓣膜炎症后，主动脉瓣膜钙化增厚，瓣叶交界处粘连、融合形成主动脉瓣狭窄。本症大都同时合并关闭不全或二尖瓣病变。

主动脉瓣狭窄使左心室射血阻力增大（即后负荷增加），导致左心室肥厚、心肌耗氧量增大，左心室每搏量减少，冠状动脉供血不足。因此，较易出现心绞痛、左心衰竭以至右心衰竭。

三、病理生理

主动脉瓣狭窄后，在心室收缩时，由于主动脉瓣口缩小，射血时阻力加大，心搏出量减少，收缩期末左心室内残余血量增加，舒张期末血容量和压力也都增高，导致左心室发生代偿性扩大及肥厚，使搏出量增加，以维持正常的心输出量。最后可失去代偿功能而发生左心功能不全。当主动脉瓣明显狭窄时，由于心搏出量显著减少，主动脉压降低，影响冠状动脉灌注和脑的血供，可导致心肌缺血和脑缺氧。

四、护理评估

（一）临床表现

1. 症状

轻度狭窄多无症状。病变加重时，出现疲乏、劳力性呼吸困难。心绞痛与冠心病劳累型心绞痛相似，出现率约50%。部分患者出现晕厥或黑蒙，通常在体力活动中或其后立即发作，由急性脑缺血所致。也有部分患者自觉症状尚不明显而猝死，其原因可能是室颤。

2. 体征

心尖搏动呈抬举样，可有主动脉瓣区收缩期震颤；第一心音减弱，因左室顺应性下降，左房收缩加强而出现第四心音；胸骨右缘第2肋间听到响亮、粗糙的喷射性收缩期杂音，向颈动脉及锁骨下动脉传导，可伴有收缩早期喷射音；主动脉瓣区第二心音减弱，因左室射血时间延长可出现第二心音反常分裂，收缩压下降，脉压小，脉搏细弱。

（二）实验室和其他检查

1. X线检查

心影正常或左心室轻度增大，左心房可能轻度增大，升主动脉根部常见狭窄后扩张。在侧位透视下有时可见主动脉瓣钙化。晚期可有肺淤血征象。

2. 心电图

重度狭窄者有左心室肥厚伴 ST - T 继发性改变和左心房大。可有房室阻滞、室内阻滞（左束支阻滞或左前分支阻滞）、房颤或室性心律失常。

3. 超声心动图检查

M型可见主动脉瓣开放幅度减少（＜15 mm），瓣叶增厚，主动脉根部扩大，左室后壁及室间隔呈对称性肥厚，左室流出道增宽。二维超声能观察到瓣膜收缩期开放呈圆顶状，瓣口缩小，瓣膜活动受限，左室向心性肥厚，并可确定半月瓣数及瓣口面积。多普勒超声可诊断主动脉瓣狭窄并估计狭窄的程度。

（三）诊断和鉴别诊断

1. 诊断标准

1）临床特征：在胸骨右缘第2肋间可听到一响亮、粗糙的喷射性收缩期杂音，向颈动脉、锁骨下动脉传导。可伴有收缩期震颤。主动脉瓣第二心音减弱。

2）主动脉瓣梗阻征

（1）在主动脉区出现收缩压梯度：10～20 mmHg 为轻或重度梗阻。

（2）收缩压变低：脉压变小，脉搏变细。

（3）X线示主动脉狭窄后扩张及主动脉瓣钙化。

2. 鉴别诊断

本病需与梗阻性肥厚型心肌病、主动脉扩张、先天性主动脉瓣狭窄等相鉴别。

五、治疗

（一）内科治疗

无症状者，适当限制体力活动，以防晕厥及心绞痛，并特别注意预防感染性心内膜炎。出现心绞痛时可舌下含服硝酸甘油。洋地黄类药物只宜用于左室容量负荷增加或射血分数降低的患者，利尿剂应慎用，因削减容量后可降低左室终末舒张压，减低心排血量，从而可引起直立性低血压，血管扩张剂亦应慎用。

（二）外科治疗

凡出现临床症状者，有手术指征时，即应考虑手术治疗，否则有发生猝死的危险，或出现进行性左心功能不全。手术方式宜根据患者年龄、瓣膜病变的性质等选择，手术成功率高，远期疗效较内科药物治疗者为好。

在进行主动脉瓣置换术前，应行左心导管检查以了解血流动力学改变情况，若收缩期左心室和主动脉的压力阶差＞50 mmHg，即适宜行瓣膜置换术，有人主张对压力阶差＞70 mmHg者，即使无临床症状，也宜行瓣膜置换术。对主动脉瓣狭窄并有心绞痛症状，特别是中年以上的患者，应进行选择性冠状动脉造影术，显著的冠脉狭窄不是换瓣的禁忌证，但手术危险性较大，康复率较低，这类患者最好同时行冠状动脉搭桥术或行经皮冠状动脉腔内成形术。

（三）球囊扩张术

主动脉瓣狭窄的球囊扩张术，目前主张仅限于急需行手术治疗的重度狭窄伴严重左心功能不全者；主动脉瓣球囊扩张术有引起钙化碎片脱落、造成栓塞、引起主动脉瓣反流及肺水肿等并发症的可能，故一般不主张采用。

（弓洁）

第四节　主动脉瓣关闭不全

各种原因使主动脉瓣在左室舒张期闭合不严，造成血液由主动脉反流入左室称为主动脉瓣关闭不全。

一、病因

主动脉瓣关闭不全根据发病的快慢分为急性和慢性，其病因有所不同。

（一）急性主动脉瓣关闭不全

常见的病因有感染性心内膜炎、主动脉夹层、外伤、人工瓣膜破裂等。

（二）慢性主动脉瓣关闭不全

风湿病仍为最主要的病因。其他病因包括感染性心内膜炎、先天性畸形、主动脉瓣黏液样变性、强直性脊柱炎、梅毒性主动脉炎、马方综合征、特发性升主动脉扩张、严重高血压或动脉粥样硬化等。

二、病理

许多原因都可导致主动脉瓣关闭不全，因此病变各有差异。

（一）风湿性病变产生的主动脉瓣关闭不全

风湿性病变产生的主动脉瓣关闭不全多合并主动脉瓣狭窄，主要病理改变是瓣叶变形、增厚、钙化和活动受限。

（二）主动脉中层坏死产生的主动脉瓣关闭不全（如马方综合征）

主动脉中层坏死产生的主动脉瓣关闭不全病变始于主动脉窦，逐渐发展侵犯升主动脉近端，使主动脉扩张、瓣环扩大。

（三）夹层动脉瘤产生的主动脉瓣关闭不全

瘤体延及瓣环，使瓣叶在瓣交界处与主动脉壁分离。

（四）细菌性心内膜炎产生的主动脉瓣关闭不全

细菌性心内膜炎产生的主动脉瓣关闭不全主要病变为瓣叶损毁和穿孔。

（五）先天性主动脉瓣畸形产生的主动脉瓣关闭不全

先天性主动脉瓣畸形产生的主动脉瓣关闭不全有二瓣化畸形、单瓣畸形等。

（六）其他

如主动脉瓣叶自发性断裂、非淋菌性关节炎引起的升主动脉扩张等。

三、病理生理

主动脉瓣关闭不全的主要病理生理改变是左心室容量负荷增加，心脏代偿性扩大和心肌肥厚，心肌耗氧量增加和顺应性下降。疾病初期心室呈代偿性扩大，以增加每搏排血量，维持一定的时间。久之，心室呈进行性扩大，最终产生心力衰竭。

另外，主动脉瓣关闭不全可导致体循环供血不足，产生头晕或晕厥，甚至出现心慌、气短等症状，少数病例可发生肺动脉高压及右心衰竭。

四、护理评估

（一）临床表现

1. 症状

早期常无症状，重者可有心悸、头部搏动感和心前区不适；晚期因左心衰肺淤血产生呼吸困难或劳累后气急；因舒张压过低，心、脑供血不足要出现心绞痛、头晕、昏厥；最后发生右心衰竭表现。

2. 体征

颈动脉搏动明显，心尖搏动增强、弥散并向左下方移位，呈抬举性。心浊音界向左下扩大。听诊在胸骨左缘第 3、4 肋间可听到吹风样高调递减型舒张早期杂音，取坐位胸部前倾时杂音较易听到，常传导至心尖区。主动脉瓣区第二心音减弱或消失。心尖区有时可听到隆隆样舒张期杂音，乃由于舒张期主动脉血液逆流冲击二尖瓣前叶，使其在舒张期不能很好开放形成相对二尖瓣狭窄所产生。此外，严重主动脉瓣关闭不全时，尚可有以下周围血管体征：

1）脉压增大：正常脉压为 30～50 mmHg。主动脉瓣关闭不全时，由于收缩压增高，舒张压下降，因而脉压增多，可为 60～80 mmHg，有时甚至可高达 100 mmHg 及以上。

2）水冲脉：脉搏大，扪诊时手指或手掌有急促有力的水冲感。但冲击消退迅速，有落陷感。乃由心脏收缩时周围动脉急速充盈，但收缩期后部分血液倒流至左心室，使血管内压急速下降所致。

3）毛细血管搏动：轻压指甲，观察甲床，或用玻璃片略压口唇黏膜，观察黏膜边缘较苍白处，均可见红、白交替的小血管搏动，其节律或脉律一致。

4）动脉枪击音：在股动脉、肱动脉等大动脉处，用听诊器可听到相当于收缩期的响亮"枪击音"，与动脉搏动一致。稍加压力，可听到收缩期和舒张期的来往性杂音，即 Duroziez 征。

（二）实验室及其他检查

1. X 线表现

左心室增大心影呈靴形，称"主动脉型心"。

2. 心电图表现

电轴左偏，左心室肥厚及劳损。

3. 超声心动图表现

主动脉内径增宽，搏动明显，舒张期主动脉瓣关闭时，瓣叶之间可看到裂隙；左心室增大，流出道增宽。

4. 放射性核素心室造影

可测定左心室收缩、舒张末容量和休息、运动射血分数，判断左心室功能。根据左心室和右心室心搏量比值估测反流程度。

5. MRI

MRI 诊断主动脉疾病如夹层极准确。可目测主动脉瓣反流射流，可靠地半定量反流程度，并能定量反流量和反流分数。

6. 主动脉造影

当无创技术不能确定反流程度，并考虑外科治疗时，可行选择性主动脉造影，可半定量反流程度。

（三）诊断和鉴别诊断

胸骨左缘第3、4肋间有舒张期叹气样杂音、左心室增大及周围血管征等，则主动脉瓣关闭不全的诊断不难确立。X 线检查提示左心室增大，心影呈靴形，主动脉弓突出；心电图示左室肥厚；超声心动图可发现左室增大，主动脉内径增大，主动脉瓣关闭时不能合拢，则更有助于诊断。如有风湿热病史或者排除其他原因所致者，可诊断为风心病主动脉瓣关闭不全。

1. 诊断标准

1）胸骨左缘第3、4肋间哈气样舒张期杂音，向胸骨右缘、心尖处传导；A₂ 减弱；心尖部可出现弗氏杂音。

2）脉压增大，可出现周围血管征（水冲脉、毛细血管搏动征、动脉枪击音）。

3）X 线示主动脉型心影。

4）超声心动图示主动脉瓣增厚，关闭有裂隙；脉冲多普勒示主动脉瓣于舒张期有从主动脉根部反流入左室流出道的异常湍流。

5）同时存在二尖瓣风湿性病变。

判定：具备第1）~4）项即可诊断，兼有第5）项可确诊。

2. 鉴别诊断

1）梅毒性主动脉瓣关闭不全：本病梅毒血清反应阳性，发病年龄一般在 40 岁以上，心杂音于胸骨右缘第 2 肋间最响，呈收缩期和舒张期来往性杂音，X 线检查显示升主动脉明显增大等特点，可资鉴别。

2）高血压或动脉粥样硬化性主动脉瓣关闭不全：本病多见于 60 岁以上患者，主动脉瓣区第二心音亢进，X 线检查显示主动脉屈曲延长并扩张，有助鉴别。

3）二叶式主动脉瓣：属先天性发育异常，主动脉瓣呈二叶畸形，临床可不出现症状或体征，当大叶脱垂后，可引起关闭不全表现，超声心动图检查结果有利于鉴别诊断。

五、并发症

感染性心内膜炎较常见；室性心律失常常见；心脏性猝死少见；心力衰竭在急性者出现早，慢性者于晚期始出现。

六、治疗

（一）急性

外科治疗（人工瓣膜置换术或主动脉修复术）为根本措施。内科治疗一般为术前准备过渡措施。应尽量在 Swan – Ganz 导管床旁血流动力学监测下进行，主要目的是降低肺静脉压、增加心排血量、稳定血流动力学。可酌情使用硝普钠、利尿剂和正性肌力药物。

（二）慢性

1. 内科治疗

主要预防并发症和对症治疗。无症状时要预防感染性心内膜炎，预防风湿病和梅毒性主动脉炎，并定期随访。有心力衰竭者，可应用利尿剂和洋地黄，必要时短期应用血管扩张剂，积极预防和治疗心律失常，控制感染。目前认为药物治疗有一定疗效。

2. 手术治疗

人工瓣膜置换术为严重主动脉瓣关闭不全的主要治疗方法，手术应在不可逆的左心室衰竭发生之前进行。对于存在明确手术适应证的患者，应考虑尽早行主动脉瓣置换术，可以改善预后。部分病例如创伤、感染性心内膜炎致瓣叶穿孔可行瓣叶修复术。

（弓洁）

第五节　多瓣膜病

多瓣膜病又称联合瓣膜病，是指两个或两个以上瓣膜病变同时存在的心瓣膜病。

一、病因

（一）一种疾病同时损害几个瓣膜

最常见为风心病，近一半患者有多瓣膜损害。其次为黏液样变性，可同时累及二尖瓣和三尖瓣，二者可同时发生脱垂。感染性心内膜炎也可累及多瓣膜。

（二）不同疾病分别导致不同瓣膜损害

如先天性肺动脉瓣狭窄伴风湿性二尖瓣病变。

二、病理生理和护理评估

临床表现取决于受损瓣膜的组合形式和各瓣膜受损的相对严重程度。常见的多瓣膜病有以下几种。

1. 二尖瓣狭窄和主动脉瓣关闭不全

二尖瓣狭窄和主动脉瓣关闭不全为风心病常见组合形式，约 2/3 严重二尖瓣狭窄患者伴主动脉瓣关闭不全，其中 10% 有严重风湿性主动脉瓣关闭不全，但易被漏诊。严重的主动脉瓣关闭不全合并的二尖瓣狭窄可被漏诊，第一心音亢进和二尖瓣拍击音提示二尖瓣狭窄的可能，要注意与 Austin-Flint 杂音鉴别。

2. 二尖瓣狭窄和主动脉瓣狭窄

二尖瓣狭窄和主动脉瓣狭窄较少见。严重二尖瓣狭窄和主动脉瓣狭窄并存时，前者可掩盖后者的临床表现。二尖瓣狭窄致前向心排血量减少，使跨主动脉瓣压力阶差和左室收缩压下降，从而延缓左室肥厚和减少心肌耗氧，心绞痛发生减少。由于心排血量明显减少，跨主动脉瓣压差降低，因而可低估主动脉瓣狭窄的严重程度。

3. 二尖瓣关闭不全合并主动脉瓣关闭不全

二尖瓣关闭不全合并主动脉瓣关闭不全较少见，通常以主动脉瓣反流的表现为主。由于两个瓣膜的反流均加重左心室的舒张期负荷，后果常较严重。有时经主动脉瓣反流至左室的血再经关闭不全的二尖瓣反流至左房甚至进入肺静脉。极易造成肺水肿。

4. 二尖瓣关闭不全合并主动脉瓣狭窄

二尖瓣关闭不全合并主动脉瓣狭窄是一种危险情况。主动脉瓣狭窄使左心室的血液流出受阻，从而加重二尖瓣反流，同时二尖瓣反流又可降低主动脉瓣狭窄时借以维持左心室排血量所必需的心室前负荷。综合的结果是心排血量下降，左房和肺静脉压明显增高。常需手术治疗，主要是做瓣膜置换术，多个瓣膜置换的手术死亡率比单个瓣膜置换死亡率高，术后 5 年生存率比单个瓣膜置换者低。

三、治疗

内科治疗同单瓣膜损害者，手术治疗为主要措施。多瓣膜人工瓣膜置换术死亡危险高，预后不良，术前确诊和明确相对严重程度对治疗决策至关重要。例如严重二尖瓣狭窄可掩盖并存的主动脉瓣疾病，如果手术仅纠正前者，将致左心室负荷剧增，引起急性肺水肿，增加手术死亡率。左心人工瓣膜置换术时，如不对明显受累的三尖瓣做相应手术，术后临床改善不佳。继发于主动脉瓣关闭不全的二尖瓣关闭不全，轻者于主动脉瓣置换术后可缓解，较重者需做瓣环成形术。因此，术前应用左、右心导管检查和心血管造影以确定诊断。有些情况，如三尖瓣损害在手术中方可确诊。

（弓洁）

第六节　心脏瓣膜病的护理

一、一般护理

1. 患者处于心功能代偿期时，可做力所能及的工作。

2. 心功能不全程度加重时，应逐渐增加休息，限制活动，体位取舒适体位以减少机体消耗。

3. 给予高热量、高蛋白、高维生素易消化饮食，以促进机体恢复。

二、病情观察与护理

1. 发热者每 4 小时测量体温 1 次，注意热型，协助诊断。体温超过 38.5℃时行物理降温，30 分钟后测量体温并记录降温效果。

2. 观察有无风湿活动的表现，如皮肤环形红斑、皮下结节、关节红肿及疼痛不适等。

三、并发症的观察与护理

1. 观察有无心力衰竭的征象，积极预防和控制感染，纠正心律失常，避免劳累及情绪激动，以免诱发心力衰竭。

2. 并发栓塞的护理：左房有巨大附壁血栓者应绝对卧床休息，防止血栓脱落造成其他部位栓塞。病情允许应鼓励并协助患者翻身、活动下肢、按摩及用温水泡脚或下床活动，防止下肢深静脉血栓形成。

四、健康指导

1. 适当锻炼身体，加强营养，高机体抵抗力。避免呼吸道感染，一旦发生感染，应立即用药。

2. 保持室内空气流通，阳光充足，温暖，干燥，防止风湿活动。

3. 告知患者避免重体力劳动和剧烈运动，并教育家属理解患者病情并给予支持。

4. 在拔牙、内镜检查、导尿、分娩、人工流产等操作前应告知医生自己有风湿性心瓣膜病史。

5. 育龄妇女在医生指导下控制好妊娠和分娩时机。

6. 坚持服药，告诉患者坚持按医嘱服药的重要性，定期门诊随访。

7. 告诉患者及家属本病的病因和病程进展特点，鼓励患者树立信心。有手术适应证者劝患者尽早择期手术。

（弓洁）

第十一章　感染性心内膜炎

感染性心内膜炎系微生物感染所致的心瓣膜及心内膜的炎症，致病原有细菌、真菌、立克次体、病毒等，其中以细菌或真菌最为多见。多发生于心脏有瓣膜病变或先天性心血管畸形者。临床特点为发热、心脏杂音、脾肿大、贫血、皮肤黏膜淤点、周围血管栓塞等，血培养常阳性，超声心动图可发现瓣膜赘生物。按病程进展分为急性和亚急性心内膜炎。发生在人工瓣膜和静脉药瘾者分别称为人工瓣膜和静脉药瘾者心内膜炎。

一、病因

感染性心内膜炎绝大多数发生于心脏病的基础上。近年来发生于原无心脏病变者显著增多，已占首位。其原因可能与经血管的各种创伤性检查与治疗，各种内镜检查日渐增多，使感染机会明显增加有关。亦可见由药物或疾病引起免疫功能抑制的患者。发生于冠心病基础上的患者有增加趋势，多见于老年男性，主要侵犯主动脉瓣；而风湿性心脏病所占的比例明显减少。先天性心脏病史，以动脉导管未闭，室间隔缺损，法洛氏四联症最常发生。感染性心内膜炎约90%是链球菌或葡萄球菌。草绿色链球菌发病率在下降，但仍占优势。金黄色葡萄球菌、肠球菌、表皮葡萄球菌、革兰阴性菌或真菌的比例明显增高。近年来由于普遍地使用广谱抗生素，致病菌种已明显改变，几乎所有已知的致病微生物都可引起本病。各种条件致病菌亦明显增多。同一病原体可产生急性病程，也可产生亚急性病程。两种细菌的混合感染时有发生。草绿色链球菌为口腔及上呼吸道的常居细菌，因此牙齿、扁桃体、咽喉部是病原菌的常见侵入途径；此外，在尿路、肠道、产科方面的感染和手术操作等均易致菌血症。当心脏瓣膜存在病理变化或有先天性缺损时，侵入的细菌可在心瓣膜、心内膜和动脉内膜的损伤部位上黏附、繁殖、引起炎症，最常见的部位为病变的瓣膜和受血流漩涡冲击最强之处，而黏附力量最强者为金黄色葡萄球菌及肠球菌，其次为草绿色链球菌、表皮葡萄球菌及绿脓杆菌。黏附力最差的是大肠杆菌。在黏附、繁殖过程中的细胞被冲入血流形成菌血症，菌血症反复发生可使机体产生循环抗体，尤其是凝集素，它可促使病原体集聚于心内膜损伤处，数量增多而引起感染。有人认为革兰阳性菌常侵犯瓣膜，而革兰阴性菌则好侵袭心内膜游离壁。

二、发病机制

在心脏瓣膜病损、先天性心血管畸形等心脏基础病变处，存在着异常的血流压力阶差，产生血流的强力喷射和涡流。高速喷射的血流强力地撞击低压腔侧心内膜，使心内膜损伤，胶原暴露，引起血小板和纤维蛋白沉积，形成血小板纤维蛋白微栓，并可机化，为细菌的黏着创造了条件。另外，涡流可使病原体沉淀于低压腔的近端、血液异常流出处的受损心内膜上。在正常人的血液中，虽时常有少数细菌由口腔、鼻、咽部及其他部位侵入而引起菌血症，但大多为时短暂，很快被抗体清除。但反复的菌血症可使机体产生特异性抗体，尤其是凝集素，可使细菌凝集成团，黏附于血小板纤维蛋白微栓上，从而引起感染。另外，有些细菌有很强的黏着力。当大量细菌入侵血液后，对富含纤维素之类的糖蛋白的心内膜、瓣膜表面有较强的黏着力，即可黏着、繁殖，引起炎症。黏着力最强的细菌为金黄色葡萄球菌及肠球菌，其次为草绿色链球菌、表皮葡萄球菌及绿脓杆菌，最差的是大肠杆菌。

免疫对感染性心内膜炎的发病和治疗亦起着一定的作用，瓣膜感染后所产生的免疫反应可引起无菌性关节炎、关节痛以及肾脏损害。过去认为感染性心内膜炎并发弥漫性肾小球肾炎是微小栓子引起肾栓塞所致，但近年来认为，它是一种免疫复合物所致疾病。本病患者血液中补体（主要为 C_3）浓度降低，说明其在抗原—抗体反应中被结合掉。而且循环血液中出现抗原抗体复合物，用免疫荧光检查，可在电镜下观察到肾小球基底膜上有抗原抗体复合物沉积。再者，感染性心内膜炎并发弥漫性肾小球肾炎患者死亡之后，尸检时其肾小球洗脱液能与生前培养出的细菌发生特异性结合。

主动脉瓣关闭不全时，常见的感染部位在主动脉瓣的左室面和二尖瓣腱索上；二尖瓣关闭不全时，感染灶位于二尖瓣的心房面和左房内膜上；室间隔缺损则位于左右室间隔缺损处的内膜面和肺动脉瓣的心室面。但当缺损面积大到引起左右心室不存在压力阶差或并发肺动脉高压使分流量减少时，则不易患本病。

心脏外科手术时，污染的人造瓣膜、缝合材料、器械等容易使术后出现菌血症。同时手术时血液经过体外循环转流后，其吞噬作用被消除、破坏；减弱了对病原体的清除能力。这些都参与形成术后感染性心内膜炎。

三、病理

感染性心内膜炎的基本病理变化是心内膜赘生物，由血小板、纤维蛋白、红细胞、白细胞和感染病原体沉着而组成。后者可延伸至腱索、乳头肌和室壁内膜，赘生物底下的心内膜可有炎症反应和灶性坏死。心脏各瓣膜均可累及，以二尖瓣和主动脉瓣关闭不全最常见，在病变严重时，心瓣膜可形成深度溃疡，甚至发生穿孔，偶可见乳头肌的腱索断裂。由于赘生物质脆、易碎落成感染栓子，随大循环血流播散到身体各部位产生栓塞和脓肿；来自左心者多至脾、脑、肾、四肢。也可至心肌并由支气管动脉至肺；来自右心者至肺。栓塞阻碍血流，或使血管壁破坏，管壁囊性扩张形成细菌性动脉瘤，常为致命的并发症。如脑部的动脉滋养血管栓塞而产生的动脉瘤往往可突然破裂引起脑室内或蛛网膜下隙出血导致死亡。微栓堵塞皮肤、黏膜血管可致结节及出血疹。感染病原体和体内产生相应的抗体结合成免疫复合物，沉着于肾小球的基底膜上引起微血管炎，可发生显微镜下血尿、球性肾炎，还可致心肌炎、皮肤及眼底出血性损害、弥漫性脑炎，严重者可引起肾功能衰竭。

四、护理评估

（一）临床表现

多发于青壮年，男:女为 2:1，草绿色链球菌是最常见的致病菌，患者常有获得性或先天性心脏病病史，如风湿性心瓣膜病、法洛四联症、动脉导管未闭等。多数患者无前驱症状，部分近期有手术、器械检查或感染史，起病缓慢而无特异性。

起病多缓慢，出现低热、疲倦、食欲下降，但亦有起病急骤，伴寒战、高热和器官栓塞现象。

1. 感染中毒症状

发热最常见，热型多不规则，可呈弛张、间歇热，体温多在 38～39℃ 之间，也可高达 40℃，伴以寒战，也可低热，其他症状有全身乏力、食欲下降、体重减轻、出汗、肌肉关节疼痛和进行性贫血，半数以上患者脾肿大，约 30% 患者呈杵状指。

2. 心脏病变的表现

①由于赘生物形成、脱落、瓣膜穿孔和腱索断裂，可致心脏杂音的性质、部位常不断改变是本病的特征，并可出现新杂音；②心功能不全常见，与瓣膜结构破坏和心肌受损有关；③心律失常，以房颤、过期前收缩动较常见，约 15% 的患者出现一度房室传导阻滞。

3. 重要脏器栓塞表现

重要脏器栓塞是重要的表现之一，仅次于心力衰竭，可在发病后数天或数月出现，全身大动脉及重要器官均可发生栓塞，发生率在 36%～66%，依次以脑、肾、脾、肺、肠系膜及冠状动脉、四肢动脉栓塞较为常见。

1）脑血管栓塞：占 32.2%～42%，好发于大脑中动脉及分支，表现为头痛、偏瘫。

2）肾动脉栓塞：占 10%～21.9%，可出现腰痛、腹痛、蛋白尿、血尿或菌尿。

3）脾动脉栓塞：占 10%～16.4%，可表现为突然左上腹痛，放射至左肩、心前区左胁肋部痛，伴有脾肿大、压痛、发热，脾区有摩擦音。极少数病例脾破裂或脾动脉瘤破裂导致腹腔感染、膈下脓肿、内脏出血甚至死亡。

4）肺动脉栓塞，占 3%～11.6%，多发生于原有先心病的病例，因左侧心瓣膜赘生物可通过未闭卵圆孔，缺损房、室间隔发生肺栓塞，表现为突然的剧烈胸痛、咯血、气短、发绀或休克，X 线胸片可见大片楔状或不规则小块阴影。

5）肠系膜动脉栓塞：占 6%，表现为腹部剧痛、肌紧张、反跳痛、血便等，易与急腹症相混淆。

6）四肢动脉栓塞：占 4%，表现为突然肢体剧痛、局部发凉、苍白、发绀、动脉搏动消失。

7）视网膜动脉栓塞：占 2.5%，表现为突然的完全或部分视力丧失。

8）皮肤黏膜栓塞：现比以往少见，典型者表现为中心呈灰白色淤血点，多见于睑结膜、口腔黏膜、胸前和四肢皮肤。有时手指或足趾末端掌面可出现微隆起的紫红色淤块，直径 5～10 mm 大小，有压痛，这种栓塞小结即欧氏结。

4. 临床特殊类型

以下感染性心内膜炎较为难治，容易复发，病死率较高。

1）金黄色葡萄球菌心内膜炎：起病急，病情重，全身中毒症状严重，常侵害二尖瓣和主动脉瓣及其他正常心脏瓣膜，临床表现有显著的心脏杂音、心律失常和心力衰竭，并有多个脏器感染和脓肿。

2）革兰阴性杆菌心内膜炎：常见致病菌有大肠杆菌、绿脓杆菌、产碱杆菌、变形杆菌、副伤寒杆菌等，经肠道或尿道感染而引起严重心内膜炎和瓣膜损害。临床表现为高热、寒战，并有心音及心律明显变化。

3）肠球菌性心内膜炎：近年来发病有上升趋势，此菌对心瓣膜破坏性极大，难以治愈，常来自泌尿生殖道和前列腺的感染。

4）真菌性心内膜炎：多为念珠菌、曲菌、组织胞质菌、隐球菌感染，赘生物大而脆，易导致大血管栓塞和严重的瓣膜功能障碍，又因抗真菌药物疗效不高和毒性较大，预后极差，大多数以争取手术而降低死亡率。

5）药瘾性感染性心内膜炎：由于药瘾者习惯滥用麻醉剂胃肠道外注射，可直接将微生物注射静脉或局部发生蜂窝织炎及静脉炎，使感染性心内膜炎发病率明显增加。这种危及生命的疾患较难诊断和治愈，则需长期住院治疗。

6）老年性感染性心内膜炎：近年来发现一系列报道中，感染性心内膜炎平均年龄已由过去的接近 50 岁，部分上升到 60 岁以上，占感染性心内膜炎病例的 20% ~50%。多认为退变性心内膜疾病、动脉硬化性心脏病是老年人罹患感染性心内膜炎的重要基础。上呼吸道及泌尿生殖道感染（有无器械操作史）、糖尿病、营养不良、拔牙、压疮和介入性及外科手术操作是重要的病因。起病隐匿，临床表现不典型，病情危险，易出现严重并发症，死亡率较高。因此，应提高对本病的认识，及早诊治。

7）复发性感染性心内膜炎：是指正规的抗生素治疗结束后 6 个月内，或在治疗过程中又出现感染征象或血培养阳性再度出现，是因深藏于赘生物中的微生物不易杀尽，或抗生素治疗不够强有效所致，病死率较高。

8）右心感染性心内膜炎：临床少见，多发生在左向右分流的先心病或右心介入手术者。患右心内膜炎后，可累及三尖瓣、肺动脉瓣发生关闭不全，表现为肺部症状、右心衰竭。赘生物脱落引起肺动脉栓塞，产生呼吸窘迫综合征。

9）人工心脏瓣膜性心内膜炎：此病为置换瓣膜严重的并发症，病死率较高。在术后的早期，多由表皮葡萄球菌、类白喉杆菌、革兰阴性杆菌和真菌所引起，在迟发性感染中，链球菌为最常见的致病菌，人造生物瓣心内膜炎主要破坏瓣叶产生关闭不全，很少产生瓣环脓肿。而机械瓣感染主要是累及瓣环附着处，造成瓣环和瓣膜缝合处的缝线脱落，导致关闭不全及溶血，易形成瓣环脓肿扩散临近心肌组织及其他脏器脓肿和栓塞。

（二）实验室及其他检查

1. 血培养

血培养对本病的诊断有重要意义，阳性血培养结果不仅可作为诊断本病的最直接证据，而且可同时做药物敏感试验，以利选用抗生素。有 75% ~85% 患者血培养阳性。目前认为，感染性心内膜炎的病原体可以随赘生物不间断地进入血循环中，产生持续的菌血症状态。但是，24 小时内血中细菌数量不一，可影响培养的阳性率。为了提高血培养的阳性率，应注意以下几点：①严防污染；②在应用抗生素前 24 小时内采集 3 ~5 次血液标本，每次至少取血 10 ml，取血时间以寒战或体温升高时为好；③血培养前如用过抗生素，培养瓶肉汤量应多些，达到采血量的 20 倍，以降低抗生素浓度，或行消除抗生素作用的处理，如曾用过青霉素，在培养瓶中加入青霉素酶，用过磺胺药者加入对氨甲基苯甲酸，以利细菌生长；④培养观察时间不应少于 3 周，对疑为布氏杆菌、生长缓慢的革兰阴性杆菌以及小嗜氧链球菌感染者应培养 4 周，并选用特殊条件；⑤常规应行需氧和厌氧菌培养，必要时应做霉菌（主要为念珠菌）检查；⑥如静脉血培养阴性，骨髓培养可获较高的阳性率。

2. 血液检查

红细胞和血红蛋白降低，后者大都在 60～100g/L，偶有溶血现象。白细胞数轻度增多或正常，核左移。脾肿大明显时，白细胞数减少。如白细胞显著增多，常提示有较严重或广泛的栓塞或合并有脓肿。血沉大多增快，血小板正常，偶可见到严重血小板减少伴有出血倾向和广泛的紫癜。

3. 血清免疫学检查

部分患者血清 C 反应蛋白阳性，γ 球蛋白增多，补体降低，类风湿因子滴度增高，壁酸抗体试验阳性；浓缩静脉血检查，在吞噬细胞内可发现细菌。

4. 尿常规和肾功能

发热期可有轻度蛋白尿。肾栓塞或肾小球肾炎出现后可见血尿、菌尿，前者还可有红细胞管型。

5. 心电图

心电图呈现各种心律失常、传导阻滞。

6. 胸部 X 线检查

根据具体病情，心脏扩大、肺水肿、肺栓塞、胸腔积液等均可在胸部 X 线检查中被发现。

7. 超声心动图检查

超声心动图检查可直观地观察心脏的形态、运动状况和各瓣膜的形态、活动等。发现心腔内或瓣膜表面有赘生物存在时，对感染性心内膜具有诊断意义。

8. 放射性核素检查

用 ^{67}Ga 心脏扫描及 ^{201}Tl 灌注技术对发现心肌脓肿有意义。

（三）诊断和鉴别诊断

1. 诊断

对不明原因发热 1 周以上伴有心脏杂音，伴或不伴有栓塞表现，均应考虑本病的诊断。血培养阳性或超声心动图发现赘生物有确诊价值。对于无发热或无心脏杂音或血培养阴性者，如有不能解释的贫血、心瓣膜病变进行性加重、顽固性心力衰竭、反复周围动脉栓塞、多发性肺栓塞、肾脏损害等均应考虑本病的诊断。

2. 鉴别诊断

对于以发热为主要表现，心脏体征变化不明显者需与败血症、伤寒、结核、上呼吸道感染、肿瘤、胶原组织疾病等鉴别。以心力衰竭表现为主，无自觉发热或仅偶有低热者极易漏诊，对心力衰竭顽固不易控制者，应注意是否合并本症。因栓塞致使身体某一局部症状特别明显，如肾栓塞引起肾区痛及血尿者，需与肾结石鉴别。本病以神经或精神症状为主要表现者，在老年人中应注意与脑动脉硬化所致脑梗死、脑出血及精神改变相鉴别。本病与风湿热的鉴别较困难，后者多为年轻人，有发热，多伴有多发性、游走性、非化脓性关节炎，环形红斑，皮下结节，心肌炎，心包炎等损害。而栓塞、淤点、欧氏小结、杵状指、脾大仅见于感染性心内膜炎。血培养阳性更是鉴别的重要指标。此外，在风湿性心脏病的基础上发生本病，经足量抗生素治疗而热不退，心力衰竭不见好转，应怀疑合并风湿活动的可能。两病可同时存在。

五、治疗

（一）抗生素治疗

1. 一般原则

1）应用要早，治疗成功的关键在于早期诊断和早期治疗。于采血培养后即可根据情况选用抗生素，先按经验给药，3天后视病情再行调整。

2）用杀菌药，长时间应用无严重毒性作用的药物，并且加用有协同作用的药物，具有以上特点的药物以青霉素为首选，与链霉素、卡那霉素或庆大霉素合用有协同作用。

3）剂量要足，通常需要维持抗生素血清浓度为杀菌水平的4倍以上。

4）疗程要长，一般在4周以上。致病菌对抗生素敏感度较差，或有并发症的患者，疗程宜延长至8周。

2. 选用抗生素的原则及用法

在临床上拟诊为感染性心内膜炎的患者，先连续抽血3~5次送血培养，之后即开始抗生素治疗，一般在获得血培养结果之前先按临床入侵途径推测最可能的致病菌选择药物，待血培养报告出来后再按药物的敏感试验调整。对临床高度怀疑本病，而血培养反复阴性者，可凭经验按肠球菌及金黄色葡萄球菌感染选用药物，同时行血培养和血清学检查除外真菌、支原体、立克次体引起的感染。具体用药考虑如下：

1）鉴于金黄色葡萄球菌感染近年来有增加趋势，已成为常见的致病菌，可用新型青霉素，如苯唑西林（新型青霉素Ⅱ）、氯唑西林、氨氯青霉素，剂量一般为每日6~12 g静脉滴注，病重者宜联合用药，可加用阿米卡星每日0.4 g；庆大霉素每日16万~24万U；林可霉素每日1.8~2.4 g静脉滴注，也可选用头孢类抗生素。若对青霉素过敏或以上药物耐药时，可应用万古霉素每日2 g，分2次静脉滴注。治疗过程中应仔细检查是否有必须处理的转移病灶或脓肿，避免细菌从这些病灶再度引起心脏病变处的种植。

2）草绿色链球菌目前仍是常见的致病菌。首选青霉素每日800万~1 000万U静脉滴注，同时加用氨基糖苷类抗生素如庆大霉素、阿米卡星、妥布霉素。青霉素属细胞壁抑制剂类，和氨基糖苷类药物合用，可增进后者进入细胞内起作用。以上治疗若有效，4 mg连用6周；若3天后无效，青霉素加量至每日1 500万~2 000万U，如3天后仍无效，换用其他抗生素。对青霉素过敏者，可选用红霉素、万古霉素类。

3）革兰阴性杆菌引起的心内膜炎病死率较高。与肠球菌性心内膜炎（入侵门户在泌尿、生殖或胃肠道）同可采用氨苄西林、羧苄西林、哌拉西林等与氨基糖苷类联合应用，也可用头孢类静脉滴注。

4）真菌性心内膜炎死亡率在80%~100%，且抗真菌治疗期间应早期手术切除受累的瓣膜组织。药物治疗可选用酮康唑。每日1次口服。氟胞嘧啶每日2~8 g，口服或静脉注射。两性霉素B较上述两药作用强，但不良反应较大，剂量为每千克体重每日

0.05~0.1 mg 静脉滴注，滴注时间不少于 6 小时。

5）绿脓杆菌感染者，联合用羧苄西林和庆大霉素。某些厌氧菌或立克次体感染时，可用四环素类。厌氧菌感染还可用甲硝唑静脉滴注。

3. 在下列情况下可在强有力的抗生素治疗下配合使用激素

1）革兰阴性杆菌感染伴有内毒素性休克。

2）毒血症严重，发热持续不退。

3）应用抗真菌药两性霉素 B 治疗时，药物反应严重时可在用药前先静注氢化可的松。

4）并发顽固性心衰或完全性房室传导阻滞者。

5）抗生素有严重过敏反应者，多选用氢化可的松或地塞米松短期静滴。

（二）加强支持对症治疗

可少量多次输新鲜血，冻干血浆或人体白蛋白、多种氨基酸等，适当应用营养心肌药物，注意水电解质平衡。

（三）手术治疗

手术治疗已成为药物治疗的重要辅助手段，手术适应证为：①难治性心力衰竭；②难以控制的感染（持续培养阳性）；③瓣膜破坏，腱索或乳头肌断裂；④瓣周或心肌脓肿伴心脏传导阻滞；⑤霉菌性心内膜炎；⑥多数的早期肝内门脉支栓塞；⑦动脉瘤切除术；⑧1 次以上大的栓塞事件且赘生物较大。

决定手术时机的关键是患者的血流动力学状态，而不是感染是否已得到控制，即术前是否有活动性感染并不是主要问题，如有急性心力衰竭应尽早手术，即使给予抗生素准备的时间只有 3~5 天，甚至不足 24 小时，术后应给予有效用药达到足够长的疗程。术后继续能用抗生素 4~6 周。

六、预后

本病不经治疗大都死亡，用抗生素治疗后死亡率约 15%。感染控制后瓣膜因瘢痕形成而变形导致心衰，尤其是主动脉瓣的损害会迅速发生心衰，需行手术治疗。患者可因恶病质、贫血、脑和肺栓塞或心肾功能衰竭致死。心脏手术后感染、革兰阴性杆菌和霉菌感染预后最差。

七、护理

（一）一般护理

1. 病情严重时应卧床休息，随着病情好转，实施渐进性活动计划。在适量活动中注意患者的反应，观察有无出汗、头昏、软弱、血压和心率变化等，发现异常应及时调整活动量。

2. 给予高热量、高蛋白、高维生素、易消化的半流质或软食，补充热量的消耗，做好口腔护理，以增进食欲。

3. 发热时采取物理降温，必要时遵医嘱给予药物降温，注意降温效果，防止受凉感冒。

4. 耐心解释患者提出的疑虑，鼓励患者树立信心，配合治疗，以利康复。

（二）病情观察与护理

1. 密切观察病情变化，随时注意体温、脉搏、呼吸、血压、心律的改变。仔细观察淤点的好发部位，如上肢、口腔黏膜、睑结膜、前胸、手足等处有无淤点出现，一旦发现可为诊断提供依据。加强对栓塞症状的观察，及时发现栓塞现象及心力衰竭表现。出现病情变化时及时通知医生，并做好相应的抢救及护理。

2. 早期治疗给予大剂量抗生素时，注意用药前做过敏试验及观察用药后反应。

3. 当肢体栓塞处发生疼痛时，可用热水袋或湿热敷，以改善血液循环，减轻疼痛。有腰痛、血尿应及时留尿检查。有偏瘫时按瘫痪患者护理常规护理。肺栓塞咯血、呼吸困难时给半卧位，同时给予氧气吸入。有胸痛、休克症状时应及时配合抢救。

4. 当栓塞患者需行抗凝治疗时，应密切注意出血倾向及有关护理。

5. 患者发生心力衰竭时，按心力衰竭护理常规护理。

6. 高热时按发热护理常规护理。寒战时注意保暖。

7. 本病的细菌常深居赘生物中，为纤维蛋白和血栓所掩盖，常需长期应用大剂量抗生素静脉滴注，所以应注意保护静脉，轮流选择不同部位的静脉做穿刺，同时应预防静脉炎的发生。

8. 准确记录患者每日液体出入量，根据尿量、血电解质情况，补充水分，维持水和电解质的平衡。

9. 患者一旦出现并发症，应按并发症护理常规护理。

（三）健康教育

1. 教授防治知识

1）本病的病因和病程。

2）长期应用抗生素的意义。

3）预防本病的重要性和具体方法，如在拔牙、切除扁桃体及做其他手术前应告诉主管医生自己有过心内膜炎病史，并接受预防性应用抗生素治疗；平时保持口腔卫生和皮肤卫生等，以减少病原体侵入的机会。

4）自我监测的目的和方法，以评估治疗效果，识别并发症的早期征兆以及本病复发的征兆。一般在停止治疗后 2 周内出现体温再度升高、结节、食欲缺乏和乏力等应考虑复发。

2. 心理疏导

对于患者提出的各种顾虑，应作出清晰的解释，鼓励患者树立信心，经验表明，一个有信心的患者既可顺从治疗，又能增加治疗效果，促进恢复。

（时东新　穆平）

第十二章　肺源性心脏病

肺源性心脏病简称肺心病，是由于支气管—肺组织、胸廓或肺血管病变致肺血管阻力增加，产生肺动脉高压，使右心室结构或（和）功能改变的疾病。根据起病缓急和病程长短，可分为急性和慢性肺心病两类。临床上以后者多见。

第一节 急性肺源性心脏病

急性肺源性心脏病是由于内源性或外源性栓子堵塞肺动脉或其分支使肺循环阻力增加，心排血量降低，引起右心室急剧扩张和急性右心功能衰竭的临床病理生理综合征。大块肺动脉栓塞尚可引起猝死。肺栓塞曾被认为是我国的少见病，以至长期以来国内临床界在很大程度上忽视了对该病的识别与诊断，这种现象使临床肺栓塞的识别与检出率低下。实际上，肺栓塞绝非少见，且病死率很高，近年来由于对肺栓塞诊断的重视，临床病例有增加趋势，欧美国家的流行病学调查更是说明了其多发性。

一、病因和发病机制

引起急性肺源性心脏病的肺动脉栓塞主要由右心或周围静脉内血栓脱落所形成。

（一）血栓来源

肺栓塞常由下肢深部静脉系统血栓迁徙所致。也可源于盆腔静脉、肾静脉、肝静脉，以及锁骨下静脉或上腔静脉长期留置导管处的血栓。有时非血栓物质，如脂肪颗粒、羊水、空气、瘤细胞团等亦可引起。据国内报道，有30%左右的栓子来自右心室，特别是心脏病患者并发心肌梗死、房颤、心功能不全时，易发生附壁血栓引起的肺栓塞和肺梗死（肺栓塞后肺组织缺血、坏死）。

（二）心脏病

心脏病为我国肺栓塞的最常见原因，几乎包括各类心脏病，并发房颤、心力衰竭和亚急性细菌性心内膜炎者的肺栓塞发病率较高。以右心腔血栓最常见，少数来源于静脉系统。细菌性栓子除见于亚急性细菌性心内膜炎外，亦可由于起搏器感染引起。前者感染性栓子主要来自三尖瓣，偶尔先心病患者的二尖瓣赘生物可自左心经缺损分流处进入右心而到达肺动脉。

（三）肿瘤

肿瘤在国内为第二位原因，占35%，远较国外6%为高。以肺癌、消化系统肿瘤、绒癌、白血病等较多见。恶性肿瘤并发栓塞仅约1/3为瘤栓，其余均为血栓。据推测，肿瘤患者血液中可能存在凝血激酶以及其他能激活凝血系统的物质，如组蛋白、组织蛋白酶和蛋白水解酶等，故肿瘤患者肺栓塞发生率高，也可以是其早发症状。

（四）妊娠和分娩

孕妇肺栓塞发病率较年龄配对的非孕妇高数倍，产后和剖宫产术后发生率最高。妊娠时腹腔内压增加，激素松弛血管平滑肌，盆静脉受压引起静脉血流缓慢，改变血液流变学特性等均易加重静脉血栓形成。此外还伴有凝血因子和血小板增加，血浆素原—血浆素蛋白溶解系统活性降低。但这些改变与无血栓栓塞的孕妇相比并无绝对差异。羊水栓塞也是分娩期的严重并发症。

（五）其他

少见的病因还有长骨骨折致脂肪栓塞，意外事故和减压病造成空气栓塞，寄生虫和异物栓塞。没有明显的促发因素时，还应考虑到遗传性抗凝因素减少或纤溶酶原激活抑制剂的增加。

（六）诱发因素

血液淤滞、静脉损伤、高凝状态是促进深静脉血栓形成的三要素。

1. 血液淤滞

长期卧床、肥胖、心功能不全、静脉曲张和妊娠等情况易发生血液淤滞。

2. 静脉损伤

外科手术、创伤及烧伤后常易引起静脉损伤。尤其以盆腔和腹部的恶性肿瘤切除等大手术及下肢较大的矫形手术后更易引起下肢静脉血栓形成和肺栓塞。

3. 高凝状态

某些凝血和纤溶系统异常，易引起静脉血栓和肺栓塞。如抗凝血酶Ⅲ、蛋白 C 和蛋白 S 及纤溶系统中某些成分缺乏等。

二、病理生理

（一）呼吸生理的变化

肺栓塞后引起生理无效腔增大，通气受限，肺泡表面活性物质减少，通气/血流比值失调。故常出现低氧血症。

（二）血流动力学改变

肺栓塞后，即引起肺血管床减少，使肺毛细血管血流阻力增加。阻力增加明显时，可引起肺动脉高压，急性右心衰竭，心输出量骤然降低，心率加快，血压下降等。患者平均肺动脉压一般为 25～30 mmHg。

（三）神经体液介质的变化

新鲜血栓在肺血管内移动时，引起其表面覆盖的血小板脱颗粒，释放各种血管活性物质，如腺嘌呤、肾上腺素、组胺、5-羟色胺、缓激肽、前列腺素及纤维蛋白降解产物等。它们可以刺激肺的各种神经受体和气道的受体，引起呼吸困难、咳嗽、心率加快、血管通透性增加等。

三、护理评估

（一）临床表现

肺栓塞的临床表现多种多样，缺乏特异性，实际是一较广的临床谱。临床症状主要取决于血管堵塞的范围、发生速度和心肺的基础状态。不同患者临床表现差异很大，当仅栓塞 2～3 个肺段时，可无任何临床症状；当栓塞 15 个肺段以上时，可发生休克或猝死。

肺栓塞基本上有4个临床症候群：急性肺心病，突然呼吸困难，濒死感、发绀、右心衰竭、低血压、肢端湿冷，见于突然栓塞两个肺叶以上的患者。肺梗死，突然呼吸困难，胸痛、咯血及胸膜摩擦音或胸腔积液。"不能解释的呼吸困难"，栓塞面积相对较小，是提示无效腔增加的唯一症状。慢性反复性肺血栓栓塞，起病缓慢，发现较晚，主要表现为重症肺动脉高压和右心功能不全。另外，也有少见的矛盾性栓塞和非血栓性肺栓塞，矛盾性栓塞系指与肺栓塞同时存在的脑卒中，是由于肺动脉高压导致卵圆孔开放，静脉栓子到达体循环系统引起；非血栓性肺栓塞是由长骨骨折引起的脂肪栓塞综合征或与中心静脉导管有关的空气栓塞。

1. 呼吸困难及气短

呼吸困难及气短为肺栓塞最重要的临床症状，可伴有发绀。呼吸困难的程度和持续时间的长短与栓子的大小有关。栓塞较大时，呼吸困难严重且持续时间长，反复发生的小栓塞可多次发生突发的呼吸困难，呼吸困难的特征是浅而快。

2. 胸痛

胸痛常为钝痛，较大的栓塞可有夹板感。若表现为胸骨后压迫性痛，这可能为肺动脉高压或右心室缺血所致。冠状动脉供血不足，也常可发生心肌梗死样疼痛。有时因栓塞部位附近的胸膜有纤维素性炎症，产生与呼吸有关的胸膜性疼痛。据此可判断肺栓塞的部位。

3. 晕厥

晕厥可提示有大的肺栓塞存在，发作时均可伴脑供血不足。要注意与中枢神经系统疾病相鉴别。

4. 咯血

肺栓塞或有充血性肺不张时，可出现咯血，均为小量咯血，大量咯血少见。

5. 休克

休克多见于巨大栓塞，常伴肺动脉反射性痉挛，可致心输出量急剧下降，血压下降，患者常有大汗淋漓、四肢冷、焦虑、面色苍白等，严重者可猝死。

6. 其他

如室上性心动过速、充血性心力衰竭突然发作或加重。慢性阻塞性肺部疾病恶化、过度通气等。

7. 体征

1）一般体征：大约半数患者有不同程度的发热、呼吸急促，急慢性肺栓塞常伴有心力衰竭而出现发绀，这是右向左分流和周围循环不良所致，此时动脉血氧分压降低。

2）心脏体征：急性肺栓塞时常见肺动脉压升高所致的肺动脉第二心音亢进，有窦性心动过速或呈现期前收缩。慢性栓塞亦可由于肺动脉压升高而导致肺动脉第二心音亢进。

3）肺部体征：慢性肺动脉栓塞在肺部可听到干、湿啰音，少数患者可有胸膜摩擦音及胸腔积液。

4）腹部体征：慢性肺栓塞，由于常并发右心衰竭而肝脾肿大。

5）四肢体征：慢性肺栓塞可见由于右心衰竭而致的四肢水肿或下肢静脉曲张。

肺栓塞临床表现极不一致，微小的肺栓塞可以无任何体征。慢性肺栓塞患者除有慢性右心衰竭外，多数患者并无明显心肺疾患体征。急性肺栓塞者，初期无症状及体征，一旦大的静脉血栓栓塞时，可引起窦性心动过速、室性心动过速、心室纤颤而突然死亡。

（二）实验室及其他检查

1. 实验室检查

血白细胞、血清乳酸脱氢酶、血清纤维蛋白降解产物可轻度升高。血气分析常提示急性呼吸性碱中毒和过度通气。

2. 胸部 X 线检查

典型表现为肺中下部的圆形或楔形的浸润阴影，楔形影的底部朝向胸膜，可有少量胸腔积液。

3. 心电图

出现各种心律失常及右束支传导阻滞，电轴右偏，明显顺钟向转位。肺型 P 波，S_1、Q_I 型改变，T 波倒置。

4. 放射性核素检查

用放射性核素[113]铟或[99m]锝行肺灌注扫描，显示被阻塞的肺动脉供血区缺损有诊断意义。

5. 肺血管造影检查

是肺栓塞最特异性的确诊方法，可探测到直径 3 mm 的栓子。如出现充盈缺损和比衬剂的流动中断，可作为栓塞的依据，其中以充盈缺损更为可靠。

6. 动脉血气分析及肺功能

1）血气分析：肺栓塞后常有低氧血症。PaO_2 平均为 62 mmHg，仅有 9% 肺栓塞患者显示 PaO_2 大于 80 mmHg。原有心肺疾病的肺栓塞患者 PaO_2 更低。但是 PaO_2 无特异性，如果无低氧血症也不能排除肺栓塞。

2）肺泡氧分压与动脉血氧分压差：即 P（A－a）O_2 梯度的测定较 PaO_2 更有意义，因肺栓塞后，常有过度通气，因此 $PaCO_2$ 降低，而肺泡气的 PaO_2 增高，P（A－a）O_2 梯度应明显增高，当 P（A－a）O_2 梯度和 $PaCO_2$ 正常，可作为除外肺栓塞的依据。

3）生理无效腔增大：即无效腔气/潮气量比值（V_D/V_T）在栓塞时增高。当患者无限制性或阻塞性通气障碍时，$V_D/V_T > 40\%$，提示肺栓塞可能。$V_D/V_T < 40\%$，又无临床肺栓塞的表现，可排除肺栓塞。

7. 数字减影血管造影（DSA）

DSA 是一新的以电子计算机为辅助的 X 线成像技术。静脉法 DSA 有周围静脉法（穿刺肘窝或股静脉注入造影剂）及中心法（通过短导管自腔静脉入口或右房内注入造影剂）。不需高浓度的造影剂，从而减少造影剂不良反应。由于 DSA 空间分辨率低，段以下肺动脉分支的显影远不如 CPA 的显影。然而 DSA 在肺栓塞的诊断中仍有假阳性及假阴性，特别周围静脉法的准确性受到一定限制，因此个别病例还要做 CPA。

8. CT 和 MRI

近年来快速 CT（螺旋 CT 和超高速 CT）扫描、肺 MRI 动脉造影和 MRI 周围静脉造影的技术发展很快，已成为准确、无创伤、简易、快速的检出急性肺栓塞的方法。CT 和 MRI 成像的准确性只限于肺段以上的肺动脉分支，但当结合了对下肢深静脉血栓（DVT）的评价后，就足以满足临床需要了。因为肺栓塞患者主要的危险是梗死的复发，故发现下肢深静脉残余的血栓十分重要。这样的准确性足以识别需外科治疗的慢性肺栓塞患者的中心性栓子，并在诊断和术前评价病情时，为常规动脉造影补充信息，甚至可避免行动脉造影检查。一般来说 CT 优于 MRI，这是因为 CT 可获得较好的空间分辨率，血栓和血流间的对比度高，检查时间短，更易于监测和细致地观察纵隔与肺实质的情况。但 MRI 亦有其优势，它不需用碘化的对比剂，有肺动脉和周围静脉联合成像的功能，对血栓性栓塞可作较全面的评价，在检出无症状却有血栓栓塞危险性患者的深静脉血栓方面，准确性要高于超声波和容积阻抗测定法，且较少有人为因素的影响。

9. 超声心动图检查

经胸与经食管超声心动图能间接或直接提示肺栓塞存在征象，是有价值的检查方法。

1）直接征象：右心血栓可有活动和不活动两个类型，活动型右心血栓多为蛇样运动的组织，不活动型右心血栓多为无蒂及致密的组织。活动型 98% 发生肺栓塞，病死率为 44%，不活动型 40% 发生肺栓塞，病死率为 9%。混合型栓子肺栓塞的发生率为 62%，病死率为 29%。

2）间接征象：右室扩张为 71% ~ 100%，右肺动脉内径增加 72%，左室径变小 38%，室间隔左移及矛盾运动 42% 以及肺动脉压增高等。小的肺动脉栓塞和先前的有右心疾病者间接征象易呈阴性。

经胸超声心动图肺栓塞的检出率为 5.6%，经食管超声心动图为 14%。经食管超声心动图对肺栓塞的诊断敏感性为 97%、特异性为 88%，阳性预计准确性为 91%，阴性预计准确性为 96%。当并发肺动脉高压和肺源性心脏病时，出现相应的超声征象，如肺动脉和右心室流出道血流加速、三尖瓣跨瓣压差增加，肺动脉瓣回声曲线 "α" 波变浅，收缩中期提前关闭及右心房室增大等。

（三）诊断

根据病史、临床表现，结合实验室及其他检查可作诊断。肺栓塞的临床表现不典型，容易误诊。

减少误诊的首要条件是提高临床医生对肺栓塞的认识，其次要清楚肺栓塞可能发生的情况，包括：下肢无力、静脉曲张、不对称性下肢水肿和血栓性静脉炎。原有疾病突然发生变化，呼吸困难加重或创伤后呼吸困难、胸痛、咯血；晕厥发作；原因不明的呼吸困难；不能解释的休克；低热、血沉增快、黄疸、发绀等；心力衰竭对洋地黄制剂反应不好；胸片示肺野有圆形或楔形阴影；肺扫描有血流灌注缺损；"原因不明的肺动脉高压" 及右室肥大等。国外资料显示，肺栓塞从出现症状到明确诊断时间在 7 天之内者占 68%，7 ~ 30 天者 23%，大于 30 天者 9%。

（四）鉴别诊断

肺栓塞的临床表现不典型，容易漏诊，因此对临床已发现的可疑患者必须做进一步的鉴别诊断。

1. 冠状动脉供血不足

约19%的肺栓塞可发生心绞痛，原因有：

1）巨大栓塞时，心输出量明显下降，造成冠状动脉供血不足，心肌缺血。

2）右心室的压力升高，冠状动脉中可形成反常栓塞（或矛盾栓塞）。所以诊断冠状动脉供血不足时，如发现患者有肺栓塞的易发因素时，则需考虑肺栓塞的可能性。

2. 细菌性肺炎

细菌性肺炎可有与肺栓塞相似的症状和体征，如呼吸困难、胸膜痛、咳嗽、咯血、心动过速、发热、发绀、低血压，X线表现也可相似，但肺炎有寒战、脓痰、菌血症等。

3. 胸膜炎

约1/3的肺栓塞患者可发生胸腔积液，易被诊断为结核性胸膜炎。但是并发胸腔积液的肺栓塞患者缺少结核病的全身中毒症状，胸腔积液常为血性、量少，消失也快。

4. 支气管哮喘

继发于肺栓塞的支气管痉挛需与哮喘发作时的支气管痉挛相鉴别。肺栓塞患者虽可因支气管痉挛出现哮鸣，但不多见，缺少既往的哮喘病史。哮喘患者的动脉血气也可出现异常，但肺灌注扫描多正常，如临床怀疑肺栓塞时可进一步行肺动脉造影检查。

5. 原发性肺动脉高压

原发性肺动脉高压与肺栓塞症状相似，有乏力、劳力性呼吸困难、胸痛、晕厥及咯血等，临床均可出现右心衰竭，血流动力学有右室压力增加。其不同点是原发性肺动脉高压患者较年轻（20~40岁），女性较多，呈进行性恶化，无间断稳定期，肺动脉收缩压多大于60 mmHg，肺灌注扫描无肺段性缺损，肺动脉造影无"剪枝"样改变等。

6. 夹层动脉瘤

肺栓塞患者在出现剧烈胸痛、上纵隔阴影增宽、胸腔积液及伴休克时，需与夹层动脉瘤进行鉴别。夹层动脉瘤患者多有高血压病史，疼痛部位广泛，与呼吸无关，发绀不明显，超声心电图检查有助于鉴别。

7. 急性心肌梗死

急性肺栓塞可出现剧烈胸痛伴心电图酷似心肌梗死图形，需与急性心肌梗死相鉴别。

（五）肺血栓栓塞症的临床分型

1. 大面积肺血栓栓塞症

大面积肺血栓栓塞症临床上以休克和低血压为主要表现，即体循环动脉收缩压 < 90 mmHg，或较基础值下降幅度 ≥ 40 mmHg，持续15分钟以上。需除外新发生的心律失常、低血容量或感染中毒症所致的血压下降。

2. 非大面积肺血栓栓塞症

非大面积肺血栓栓塞症指不符合以上大面积PTE的标准，即未出现休克和低血压的肺血栓栓塞症。

非大面积肺血栓栓塞症中一部分病例临床出现右心功能不全，或超声心动图表现有右心室运动功能减弱（右心室前壁运动幅度＜5 mm），归为次大面积肺血栓栓塞症亚型。

3. 慢性血栓栓塞性肺动脉高压（CTEPH）

CTEPH 多可追溯到呈慢性、进行性发展的肺动脉高压的相关临床表现，后期出现右心衰竭；影像学检查证实肺动脉阻塞，经常呈多部位、较广泛的阻塞，可见肺动脉内贴血管壁、环绕或偏心分布、有钙化倾向的团块状物等慢性栓塞征象；常可发现深静脉血栓的存在；右心导管检查示静息肺动脉平均压＞20 mmHg，活动后肺动脉平均压＞30 mmHg；超声心动图检查示右心室壁增厚（右心室游离壁厚度＞5 mm），符合慢性肺源性心脏病的诊断标准。

四、治疗

（一）一般治疗

1. 休息

发生肺栓塞后，应立即卧床休息，采取仰卧位，使静脉回流不受障碍。如血栓来自下肢，应抬高下肢，减少活动。

2. 吸氧

一般给予持续鼻导管吸氧。如果缺氧明显，且伴有低碳酸血症者，则用面罩给氧，必要时用人工呼吸机或高频通气。

3. 止痛

剧烈胸痛可皮下注射吗啡 5～10 mg（昏迷、休克、呼吸衰竭者禁用），也可用哌替啶 50～100 mg 肌内注射或罂粟碱 30～60 mg 肌内注射。

4. 抗休克

严重低血压是肺血流大部被阻断或急性右心衰竭的表现，一般提示预后不良。用多巴胺 20～40 mg 或（和）间羟胺 20～40 mg 加入 100～200 ml 5% 葡萄糖液中静滴，根据血压调整升压药物的浓度和滴注速度，使收缩压保持在 90 mmHg 左右。

5. 治疗心力衰竭

可用毒毛花苷 K 0.25 mg 或毛花苷 C 0.4～0.8 mg 加入 50% 葡萄糖 20～40 ml 内缓慢静注。

6. 缓解支气管平滑肌和肺血管痉挛

皮下或静脉注射阿托品 0.5～1 mg，以减低迷走神经张力，防止肺动脉和冠状动脉反射性痉挛。必要时可每 1～4 小时注射 1 次。阿托品还可缓解支气管平滑肌痉挛，并减少支气管黏膜腺体分泌。对支气管平滑肌痉挛明显者给予氨茶碱 0.25 g 加 50% 葡萄糖 40 ml 缓慢静注，必要时可加用地塞米松 10～20 mg 静注。

7. 防治继发感染

肺栓塞可从含菌栓子或支气管引入感染，故宜投以有效抗生素。可选用青霉素、氨苄西林或头孢类、阿米卡星等抗菌药物。

8. 心脏复苏

对于心脏停搏者，应立即复苏，体外心脏按压能使近心脏区肺动脉栓子碎裂而有被推入末梢部位的可能。

（二）抗凝治疗

应用抑制血液凝固的药物，可防止血栓扩大及新血栓形成。但有出血倾向、中枢神经手术后、有消化道溃疡及大量出血史、未经控制的严重高血压病、严重肝肾功能衰竭者等为抗凝治疗的禁忌证。

1. 肝素疗法

无抗凝绝对禁忌证的肺栓塞病例，应立即开始肝素治疗。当肝素与抗凝血酶Ⅲ结合时，可终止凝血活酶生成和抑制其活性，它也可抑制血小板聚集及脱颗粒，防止活动物质（5-羟色胺等）释放，并促使纤维蛋白溶解，从而中止血栓的生长；及促进其溶解。

肝素使用方法：

1）持续静脉内输液：效果最好，出血并发症也减少，适用于巨大肺栓塞，首次应给予一个初始负荷剂量（1万~2万U）静脉内冲入。2~4小时开始标准疗法，每小时滴入1 000 U，由输液泵控制滴速，每日总量为2.5万U。

2）间歇静脉注射：每4小时（5 000 U肝素）或每6小时（7 500 U肝素）静脉内给肝素1次，每日总量为3.6万U。

3）间歇皮下注射：每4小时（5 000 U）、每8小时（1万U）、每12小时（2万U）皮下注射1次肝素，必须避免肌内注射，以防发生血肿。

肝素一般连续使用7~10天。肝素抗凝治疗的主要并发症是出血，出血部位常见于皮肤、插管处，其次为胃肠道、腹膜后间隙或颅内。凡年龄>60岁、异常凝血、尿毒症、酒精性肝炎、舒张压>110 mmHg或严重肺动脉高压症，易发生出血，使用肝素时应非常慎重。一般用肝素前，必须测定凝血时间，部分凝血活酶时间、凝血酶原时间及血浆肝素水平等来调节剂量，以维持凝血时间延长一倍或部分凝血活酶时间延长至对照值的1.5~2.5倍所需用的肝素剂量为所需剂量，当并发出血时，部分凝血活酶时间及凝血时间延长，此时应中断治疗数小时；如出血明显可用等量的鱼精蛋白对抗肝素的作用。待出血停止后再用小剂量肝素治疗，并使部分凝血活酶时间维持在治疗范围的下限。

使用肝素的禁忌证：两个月内有脑溢血、肝肾功能不全、患有出血性疾病、活动性消化性溃疡、10天内刚做过大手术（尤其是颅内及眼科手术）及亚急性细菌性心内膜炎。

2. 华法林

在肝素开始应用后的第1~3天加用口服抗凝剂华法林，初始剂量为3.0~5.0 mg。由于华法林需要数天才能发挥全部作用，因此与肝素需至少重叠应用4~5天，当连续两天测定的国际标准化比率达到2.5（2.0~3.0）时，或凝血酶原时间延长至正常值的1.5~2.5倍时，方可停止使用肝素，单独口服华法林治疗。应根据国际标准化比率或凝血酶原时间调节华法林的剂量。

抗凝治疗的持续时间因人而异。一般口服华法林的疗程至少为 3 个月。部分病例的危险因素短期可以消除，例如服雌激素或临时制动，疗程可能为 3 个月即可；对于栓子来源不明的首发病例，需至少给予 6 个月的抗凝；对复发性静脉血栓栓塞症、并发肺心病或危险因素长期存在者，抗凝治疗的时间应更为延长，达 12 个月或以上，甚至终生抗凝。

妊娠的前 3 个月和最后 6 周禁用华法林，可用肝素或低分子肝素治疗。产后和哺乳期妇女可以服用华法林，育龄妇女服用华法林者需注意避孕。

华法林的主要并发症是出血。华法林所致出血可以用维生素 K 拮抗。华法林有可能引起血管性紫癜，导致皮肤坏死，多发生于治疗的前几周。

3. 苯茚二酮

开始 200～300 mg，以后 50～100 mg/d 维持，每日复查凝血酶原时间（奎克法）使之维持在正常 2 倍左右（25～30 秒），疗程 6 周以上。

（三）溶栓治疗

溶栓治疗可迅速溶解肺栓塞时的血栓，恢复肺组织再灌注，逆转右心衰竭，增加肺毛细血管血容量及降低病死率和复发率。尽管在 1977 年和 1978 年美国食品药物管理局（FDA）先后批准链激酶和尿激酶用于肺栓塞的治疗，但实际上直到 20 世纪 80 年代中期临床上仍很少使用。肺栓塞溶栓治疗的开展与急性心肌梗死溶栓治疗成功有关。目前肺栓塞的溶栓疗法已经比较安全、简便、迅速和更为有效。在美国，估计目前仅有不足 10% 的肺栓塞患者接受了溶栓治疗，该疗法不够普及可能是肺栓塞病死率长期不降的重要原因之一。我国在 20 世纪 90 年代初期，逐渐开展了急性肺栓塞溶栓治疗，特别是经过近 5 年来的临床研究，溶栓方法已趋向规范化。

溶栓疗法是药物直接或间接将血浆蛋白纤溶酶原转变为纤溶酶，迅速裂碎纤维蛋白，溶解血栓；同时通过清除和灭活凝血因子 Ⅱ、Ⅴ 和 Ⅷ，干扰血液凝血作用，增加纤维蛋白和纤维蛋白原的降解，抑制纤维蛋白原向纤维蛋白转变及干扰纤维蛋白的聚合，发挥抗凝效应。

链激酶与尿激酶能渗透到血栓内部激活纤溶酶原，使其转变为纤溶酶，因而可使血栓加速溶解。目前溶栓治疗主要应用在大块型肺动脉栓塞患者或肺栓塞阻塞肺血管床 50% 以上，或伴有低血压者。禁忌证为大手术、分娩、大创伤后不满 10 天者、急性内出血、严重高血压、凝血因子缺乏或有出血倾向者，2 个月内有过脑出血或颅内手术史者。用药时机：起病 6～9 小时用药可直接溶解血栓，也有人指出开始治疗的时间可推迟到 48 小时以内，但最迟不能超过 5 天。具体用药方法：链激酶具有抗原性和致热原性，故给药前应先做皮试。如皮试阴性，先给予异丙嗪 25 mg 肌内注射，半小时后静脉注射 25 万 U，30 分钟内注射完，继以每小时 10 万～15 万 U 持续静脉滴注 24～72 小时，予少量地塞米松（2.5～5 mg）同时静滴，可防止链激酶引起寒战、发热不良反应。尿激酶首次 10 分钟内注入 20 万 U，继以每小时 20 万 U 持续静滴 24～72 小时，链激酶和尿激酶均无选择地激活全身纤溶系统，导致全身纤溶状态和出血倾向，目前应用日益广泛的人组织型纤溶酶原激活剂（t-PA）为一种新型的溶栓剂，对纤维蛋白有较高的亲和力，能选择性的与血栓表面的纤维蛋白结合，所形成的复合物对纤溶酶原有很高的亲和力，在局部有效地激活纤溶酶原转变成纤溶酶，使血栓溶解而不产生全身纤溶状态。此类药物的用法是，以基因重组术组织型纤溶酶原激活剂（rt－PA）50 mg 静滴2 小时，必要时再追加 40 mg 静滴 4 小时，用药后肺栓塞的血栓可在 2～6 小时溶解，其有效率为 94%。也可用生物活性组织型纤溶酶原激活剂（mt－PA）治疗。也可以t－PA 和链激酶合用，t－PA 90～120 mg 溶于 150 ml 生理盐水内静滴 4～6 小时，接着用链激酶 60 万 U 溶于 50 ml 生理盐水内静滴 30 分钟，每天 1 次，共 5 天。除以上溶栓药物外，还可根据情况选用纤维蛋白溶酶、去纤维蛋白制剂——安克络酶等。通常溶栓治疗仅进行 24～72 小时，治疗结束后要等 2～4 小时使纤维蛋白溶酶作用消失后，再继续用肝素治疗 7～14 天，但应注意诱发出血等不良反应。

（四）手术治疗

对溶栓治疗有禁忌，抗凝后仍有反复发作或预计有致命性抗栓塞者，待危险期稳定后可进行必要的造影，然后采取静脉导管吸取栓子或手术取栓子。为了阻断原发病走向肺部的通路，可结扎下腔静脉或经皮下腔静脉安装 Greenfield 过滤器或 Hunter－Session 阻塞气囊。

1. 肺栓塞取栓术

本手术可挽救部分患者的生命。但必须严格掌握手术指征。

1）肺动脉造影证明肺血管 50% 或以上被阻塞；栓子位于主肺动脉或左右肺动脉处。

2）抗凝或（和）溶栓治疗失败或有禁忌证。

3）经治疗后患者仍处于严重低氧血症、休克和肾脑损伤的状态。

2. 腔静脉阻断术

主要预防下肢或盆腔栓子再次脱落入肺循环，以至危及肺血管床。方法如下：

1）下腔静脉结扎术。

2）下腔静脉折叠术，包括用缝线间隔缝合或塑料钳夹，本手术病死率在 5% 以内，术后易发生下肢肿胀、血液淤滞及皮肤溃疡，目前可以做下腔静脉置网术，即在肾静脉至下腔静脉开口之下方，用不可吸收的血管缝线，缝制间隔为 1 mm 的网，这样可滤过由下腔静脉进入肺动脉的致命大血栓，并避免了上述方法的并发症。

3）下腔静脉伞式过滤器法，即从颈内静脉插入特制的器材，直至下腔静脉远端，敞开伞式过滤器，使下腔静脉部分阻塞。这样 3 mm 以上的栓子即被留滞，但其可发生滤器的脱落、移行及静脉穿孔等危险。

上述各种腔静脉阻断术后，复发率为 10%～20%。因术后侧支循环可能增大，栓子能通过侧支循环进入肺动脉，或阻断的器材局部也可有血栓形成，因此术后需继续抗凝治疗。

（五）非血栓性肺栓塞的治疗

1. 肺空气栓塞

立即采用头低脚高位，使空气栓子由低位浮向高位的肢体，从而解除肺栓塞。同时及时采取肝素抗凝，有效的氧疗及抗休克治疗等。

2. 肺脂肪栓塞

及时处理原发病，以切断脂肪栓子的来源为主。同时采用正压面罩给氧，以60%氧浓度，5 cmH$_2$O压力给氧，可改善肺泡水肿，纠正低氧。亦可用高频通气机给氧，可起到持续气道加压作用。

3. 羊水栓塞

本病一旦确诊，应及时采用有效的氧疗，酌情补充血容量，应用硝苯地平10 mg，每天3次，氨茶碱250 mg稀释后缓慢静注以降低肺动脉压，减轻心脏负荷，改善心肺功能，同时采用皮质激素抗过敏及肝素抗凝血治疗。待病情平稳后，及时结束产程。

五、预后

肺栓塞的部位和原有肺功能情况决定预后。肺栓塞的自然病死率不完全清楚。大约不到10%的栓塞在急性期致死，其中75%在症状出现后1小时内死亡，其余25%在以后的48小时内死亡。大多肺栓塞可在血凝块碎破、脱落和蛋白溶解作用下被消除；或在原位机化收缩后血流动力学改善，2~8周可恢复至原来水平。肺栓塞极少导致慢性肺部疾病，发生永久性肺动脉高压亦为罕见。当频繁反复发生栓塞而吸收不充分时可发展成慢性肺动脉高压，主要见于慢性病患者。

六、预防

积极防治静脉血栓形成或血栓性静脉炎。如口服阿司匹林肠溶片25~50 mg，每天1次或双嘧达莫25~50 mg，每天3次，有一定预防作用。长期卧床患者应经常翻身、活动肢体，以助静脉血回流通畅。手术后患者早期下床活动，腹带或肢体绷带勿过紧或压迫过久，以免妨碍膈肌运动及下肢静脉回流。保持大便通畅，避免突然用力使腹压升高，栓子脱落。

（高灵芝 吴雅琪）

第二节 慢性肺源性心脏病

慢性肺源性心脏病是由肺部、胸廓或肺血管的慢性病变引起的肺循环阻力增高，导致肺动脉高压和右心室肥大，或伴右心衰竭的一类心脏病。本病是我国比较常见的一种心脏病。

一、病因和发病机制

（一）病因

1. 支气管、肺疾病

以慢性阻塞性肺疾病（COPD）最为多见，占80%~90%，其次为支气管哮喘、支气管扩张、重症肺结核、肺尘埃沉着病、特发性肺间质纤维化和各种原因引起的肺间质纤维化、结节病、过敏性肺泡炎、嗜酸性肉芽肿、药物相关性肺疾病等。

2. 胸廓运动障碍性疾病

较少见，严重的脊椎后凸或侧凸、脊椎结核、类风湿关节炎、胸膜广泛粘连及胸廓形成术后造成的严重胸廓或脊椎畸形，以及神经肌肉疾患如脊髓灰质炎，均可引起胸廓活动受限、肺受压、支气管扭曲或变形，导致肺功能受损。气道不畅，肺部反复感染，并发肺气肿或纤维化。缺氧导致肺血管收缩、狭窄，阻力增加，引起肺动脉高压，逐渐发展成慢性肺心病。

3. 肺血管疾病

肺血管疾病甚少见。累及肺动脉的过敏性肉芽肿病，广泛或反复发生的多发性肺小动脉栓塞及肺小动脉炎，以及原因不明的原发性肺动脉高压症，均可使肺小动脉狭窄、阻塞，引起肺动脉高压和右心室负荷过重，而发展成为肺心病。

4. 呼吸中枢功能障碍造成通气不足

呼吸中枢功能障碍造成通气不足包括原发性肺泡通气不足、慢性高原病、呼吸中枢损害等。

（二）发病机制

肺心病发生的先决条件是肺动脉高压。持久而日益加重的肺动脉高压使右心负荷加重、右心室肥大，最终导致右心衰竭。

1. 肺动脉高压原因

1）肺血管阻力增加的因素：我国的肺心病大多由慢性支气管炎发展而来，细支气管及其周围的慢性炎症，可累及邻近肺细小动脉，引起细小动脉炎，造成管壁增厚、管腔狭窄，甚至完全闭塞；随着肺气肿的加重，肺泡内压力不断增高，压迫肺泡壁毛细血管，同时肺泡膨胀破裂，造成毛细血管网破坏，使肺泡壁毛细血管床减少，当其减少超过70%时，可造成肺动脉高压。

2）肺细小动脉痉挛：由于支气管、肺及胸廓疾病，使肺泡通气不足，导致缺氧和高碳酸血症，可使肺血管收缩、痉挛，从而使肺循环阻力增高。

3）血容量增多和血液黏稠度增加：长期慢性缺氧继发红细胞增多使血液黏稠度增加，血流阻力加大。缺氧和高碳酸血症，使交感神经兴奋，全身小动脉收缩，肾小动脉收缩，肾血流量减少，肾小球滤过减少而水、钠潴留，血容量增加。上述因素均可加重肺动脉高压，导致肺心病。

2. 右心肥大及心功能不全

肺循环阻力增加，右心负荷加重，发挥其代偿功能而肥厚。早期右心室尚能代偿，随病情发展，尤其当急性呼吸道感染时，加重了肺动脉高压，当超过右心负荷时则发生右心功能不全。此外，由于心肌缺氧，乳酸堆积，高能磷酸键合成降低，血容量增多，电解质及酸碱失衡所致心律失常等，均可促使心功能不全的发生。

3. 其他器官的损害

由于反复或持续缺氧及高碳酸血症，脑细胞及其间质水肿，可导致颅内高压，甚至发生脑疝、脑出血，肝肾功能受损，胃及十二指肠黏膜糜烂、水肿、溃疡或大出血等，多器官功能损伤。

二、护理评估

（一）临床表现

本病发展缓慢，临床上除原发疾病症状、体征外，主要是逐步出现肺、心功能减退及其他器官受损的征象。临床依据病情将其分为心肺功能代偿期和失代偿期两个阶段。

1. 心肺功能代偿期

1）症状：长期慢性咳嗽、咳痰、喘息，逐渐出现乏力、呼吸困难、心悸，活动后加重。

2）体征：程度不同的发绀、肺气肿体征、肺部干湿性啰音、肺动脉瓣区第二心音亢进、剑突下明显心脏搏动、三尖瓣区收缩期杂音等。

2. 心肺功能失代偿期

失代偿期多由急性呼吸道感染所诱发，除代偿期症状加重外，相继出现呼吸衰竭和循环衰竭的表现。

1）呼吸衰竭：主要表现为缺氧和二氧化碳潴留。

（1）症状：严重的呼吸困难（夜间为甚），伴有头痛、失眠、食欲下降等，可出现表情淡漠、神志恍惚、谵妄等肺性脑病的表现。

（2）体征：皮肤潮红、多汗、明显发绀、球结膜充血水肿（严重时可有视网膜血管扩张、视神经乳头水肿等颅内压升高的表现）、腱反射减弱或消失、锥体束征阳性。

2）右心衰竭：主要是体循环淤血的表现。

（1）症状：心悸、气促、腹胀、食欲下降、恶心、少尿等。

（2）体征：颈静脉怒张及肝颈静脉回流征阳性、肝脏肿大伴有压痛、上行性水肿（重者可发生腹水）、心率增快、三尖瓣区可闻及收缩期杂音等。

（二）实验室及其他检查

1. X线检查

除肺、胸基础疾病及急性肺部感染的特征外，尚可有肺动脉高压症，如右下肺动脉干扩张，其横径≥15 mm；其横径与气管横径比值≥1.07；肺动脉段明显突出或其高度≥3 mm；中央动脉扩张，外周血管纤细，形成"残根"征；右心室增大征，皆为诊断慢性肺心病的主要依据。个别患者心力衰竭控制后可见心影有所缩小。

2. 心电图检查

主要表现有右心室肥大的改变，如电轴右偏、额面平均电轴≥+90°、重度顺钟向转位、$R_{V1}+S_{V5}≥1.05$ mV 及肺型 P 波。也可见右束支传导阻滞及低电压图形，可作为诊断慢性肺心病的参考条件。在 V_1、V_2 甚至延至 V_3，可出现酷似陈旧性心肌梗死图形的 QS 波，应注意鉴别。

3. 超声心动图检查

通过测定右心室流出道内径（≥30 mm）、右心室内径（≥20 mm）、右心室前壁的厚度、左右心室内径比值（<2）、右肺动脉内径或肺动脉干及右心房增大等指标，可诊断慢性肺心病。

4. 血气分析

慢性肺心病肺功能代偿期可出现低氧血症或合并高碳酸血症，当 $PaO_2 < 60$ mmHg、$PaCO_2 > 50$ mmHg 时，表示有呼吸衰竭。

5. 血液检查

红细胞计数和血红蛋白增高，血细胞比容正常或偏高，全血黏度、血浆黏度和血小板黏附率及聚集率常增高，红细胞电泳时间延长，血沉一般偏快；动脉血氧饱和度常低于正常，二氧化碳分压高于正常，以呼吸衰竭时显著。在心力衰竭期，可有丙氨酸氨基转移酶和血浆尿素氮、肌酐、血及尿 β_2 微球蛋白（$\beta - M$）、血浆肾素活性（PRA）、血浆血管紧张素 II 含量增高等肝肾功能受损表现。合并呼吸道感染时，可有白细胞计数增高。在呼吸衰竭不同阶段可出现高钾、低钠、低钾或低氯、低钙、低镁等变化。

6. 其他

肺功能检查对早期或缓解期慢性肺心病患者有意义。痰细菌学检查对急性加重期慢性肺心病可以指导抗生素的选用。

（三）诊断和鉴别诊断

1. 诊断标准

1）病史：有慢性支气管炎、肺气肿及其他引起肺的结构或功能损害而导致右心肥大的疾病。

2）临床表现：有慢性咳嗽、咯痰症状及肺气肿体征，剑突下有增强的收缩期搏动和（或）三尖瓣区心音明显增强或出现收缩期杂音，肺动脉瓣区第二心音明显亢进（心肺功能代偿期）。在急性呼吸道感染或较剧烈活动后出现心悸、气短及发绀等症状及右心功能不全体征（心肺功能失代偿期）。

3）胸部 X 线诊断

（1）右肺下动脉干扩张：横径 ≥ 1.5 cm。经动态观察右肺下动脉干横径增宽达 2 mm 以上。

（2）肺动脉段凸出，高度 ≥ 3 mm。

（3）中心肺动脉扩张与外周分支纤细两者形成鲜明对比，呈"残根状"。

（4）右前斜位圆锥部凸出高度 ≥ 7 mm。

（5）右心室增大（结合不同体位判断）。

具有（1）~（4）项中两项以上或第（5）项者可诊断。

4）心电图检查

（1）主要条件

①额面平均电轴 $\geq +90°$；②重度顺钟向转位 $V_5R/S \leq 1$（阳性率较高）；③$V_1R/S \geq 1$；aVR R/S 或 R/Q ≥ 1（阳性率较低）；④$V_1 \sim V_3$ 呈现 QS、Qr、qr（需除外心肌梗死）；⑤$RV_1 + SV_5 > 1.05$ mV；⑥肺型 P 波：P 波电压 ≥ 0.22 mV；或电压 ≥ 0.2 mV 呈尖峰型；或低电压时 P 电压 $> 1/2R$ 波呈尖峰型；P 电轴 $\geq +80°$。

（2）次要条件

①肢体导联普遍低电压；②完全或不完全性右束支传导阻滞。

具有一项主要条件即可诊断，二项次要条件者为可疑。

必要时可行超声心动图、心电向量图检查作为辅助诊断。

5）血流动力学方面的诊断：有条件时可行漂浮导管检查，静息状态下肺动脉收缩压 > 30 mmHg，平均压 > 20 mmHg 作为早期肺心病诊断依据；平均肺动脉压 > 30 mmHg 则应考虑肺动脉高压伴右心室肥厚。

6）超声心动图诊断

（1）主要条件：①右室流出道≥30 mm；②右室舒张末期内径≥20 mm；③右室前壁厚度≥5.0 mm，或者振幅增强者；④左室与右室内径比值 < 2；⑤右肺动脉内径≥18 mm，或主肺动脉内径≥20 mm；⑥右室流出道与左房内径之比值 > 1.4；⑦肺动脉瓣超声心动图出现肺动脉高压征象者（"α"波低平或 < 2 mm，有收缩中期关闭征）。

（2）参考条件：①室间隔厚度≥12 mm，振幅 < 5 mm 或是矛盾运动征象者；②右房≥25 mm（剑突下区探查）。

7）心电向量诊断：在肺胸疾病基础上，心电向量图具有右心室及（或）右心房增大指征者均符合诊断。

8）放射性核素诊断：肺灌注扫描肺上部血流增加下部减少，即表示可能有肺动脉高压。

2. 鉴别诊断

本病需与以下疾病进行鉴别。

1）风湿性心瓣膜病：肺心病心脏增大时，可伴有三尖瓣相对关闭不全而出现明显收缩期杂音，易与风心病相混淆，其鉴别一般可根据风湿性心瓣膜病发病年龄较轻；常有风湿性关节炎和心肌炎的病史；二尖瓣区有明显的杂音；X 线检查除心肌肥厚外，有明显的左心房扩大；心电图有"二尖瓣 P 波"；超声心动图有反映二尖瓣狭窄的改变等特征，与肺心病鉴别。

2）冠心病：肺心病与冠心病均多见于老年人，有相似之处，且可合并存在。其鉴别在于冠心病患者多有典型心绞痛或有心肌梗死、左心衰竭史，常与高血压、高脂血症并存，体检、X 线及心电图检查呈左心室肥厚为主的征象，可资鉴别。肺心病伴冠心病时何者为主，需通过详细询问病史、体检和肺、心功能检查予以明确。

3）充血型原发性心肌病：肺心病心脏扩大伴右心衰竭，可与本病相似，但本病多为全心增大，无明显慢性呼吸道感染史及显著肺气肿征；X 线检查无突出的肺动脉高压症；心电图无明显的心脏顺钟向转位及电轴右偏，而以心肌劳损多见等，可助鉴别。

4）成人呼吸窘迫综合征：是急性呼吸衰竭的一种类型。常见的发病原因有：休克、严重创伤、严重感染、补液过量等。可使肺循环障碍，导致肺毛细血管壁通透性增大，造成肺间质及肺泡水肿；同时肺 II 型细胞损伤，使肺表面活性物质缺失而肺不张。均可导致肺通气和弥散功能障碍而引起低氧血症，造成呼吸窘迫。临床特点为：在严重原发疾病的过程中突然发生呼吸窘迫，呼吸频率超过 35 次/分，给氧不能改善，伴发绀、烦躁、大汗。体征早期无异常，偶可闻及干性啰音，后期可有湿啰音和管状呼吸音。X 线检查示早期肺纹理增多或小片状阴影，可迅速扩大融合成大片状阴影。血气分析 PaO_2 降低，$PaCO_2$ 可正常或降低等。通过病因和临床表现可与慢性呼吸衰竭鉴别。

三、治疗

慢性肺心病急性加重期关键在于迅速有效地控制感染，保持呼吸道通畅，纠正缺氧和二氧化碳潴留，处理好电解质紊乱和酸碱平衡，改善右心衰状态；病情缓解期，应抓紧扶正固本的防治措施，积极治疗基础病变，提高免疫力，减少急性发作，延缓病情发展。

（一）急性发作期治疗

1. 控制感染

有效地控制呼吸道感染是急性发作期治疗成功的关键。

合理应用抗生素是控制感染综合治疗中最重要的环节。应根据可靠的痰菌培养及药敏结果针对性应用，未出结果前一般可酌情经验用药。目前医院外感染及以肺炎球菌、甲型链球菌等为多见，但金黄色葡萄球菌和革兰阴性杆菌明显增多。院内感染以革兰阴性杆菌为主，如铜绿假单胞菌、大肠杆菌等，其次为产酶金黄色葡萄球菌及其他耐药菌株。此外支原体、真菌、病毒等感染有增多趋势。应用抗生素的原则，除针对致病菌选药外，还提倡：早期、足量、联合、静脉给药。联合用药一般以二联窄谱抗生素为宜，必须用广谱抗生素时，要注意二重感染，特别是真菌感染。多主张一种药单独滴注，液体量在 100～250 ml，不宜过多，以尽快达到和保持有效的药浓度，并避免加重心肺负荷。半衰期短的抗生素，应一天内多次给药。通常疗程为 10～14 天，或者感染症状消失后再巩固治疗3～5 天。

院外感染可选青霉素320 万～640 万 U/d，联用阿米卡星0.4 g/d；头孢唑啉或头孢拉定 4～6 g/d；或根据药敏选用大环内酯类，喹诺酮类，其他 β－内酰胺类、氨基糖苷类药物。均以静脉给药为好。院内感染则更重视培养及药敏结果；以哌拉西林、苯唑西林、氯唑西林等半合成青霉素，阿米卡星等氨基糖苷类，三代头孢菌素类以及含 β－内酰胺酶抑制剂的复合抗生素，甚至碳青霉烯类抗生素应用的可能性增大。因此，更应注意药物不良反应的观察。

2. 治疗呼吸功能不全

1）清除痰液、保持气道通畅：给予化痰药物溴己新等，或结合雾化吸入清除痰液。同时配合使用氨茶碱等支气管解痉剂解除气道痉挛，保持气道通畅，改善肺通气功能，以利于氧气吸入和二氧化碳的排出，缓解机体缺氧状况。

2）吸氧：慢性肺心病多为Ⅱ型呼吸衰竭，因此，吸氧应采取 24 小时持续低流量、低浓度、鼻导管方式。尤其当二氧化碳分压 > 80 mmHg 时，此时由于二氧化碳对呼吸中枢不仅没有兴奋作用，而且抑制呼吸，而呼吸中枢的兴奋性刺激主要来自低氧血症，若给予高浓度吸氧会造成外周血氧分压突然升高，减少或停止对呼吸中枢的刺激，加重呼吸衰竭或导致呼吸停止。另外，呼吸衰竭患者禁止使用镇静药物，以免抑制呼吸。

3）使用呼吸兴奋剂及呼吸机：严重呼吸性酸中毒或呼吸衰竭患者可通过使用呼吸兴奋剂如尼可刹米、洛贝林等，必要时使用呼吸机改善呼吸功能。

4）经鼻人工气道技术的应用：经鼻人工气道技术的引进是降低呼吸衰竭死亡率的关键，国内对重症Ⅱ型呼吸衰竭的治疗，多先应用静滴呼吸兴奋剂如尼可刹米、二甲氟林、多沙普仑、氨苯噻唑及洛贝林等。呼吸兴奋剂若与抗感染、扩张支气管和排痰等措施配合应用能起到有益的作用，但如气道不通畅，其应用可增加耗氧量反而不利，一般在应用 24 小时后若未能使 $PaCO_2$ 下降、$PaCO_2$ 上升即应停用，考虑建立人工气道，施用机械通气治疗。国内在 20 世纪 80 年代初及以前多经口腔插管建立人工气道，但神志清醒的患者，常难于接受，而且在插管时可能发生迷走神经反射性心脏停搏。近年来气管插管导管的制作材料由橡胶改为塑料，又进而使用硅胶体，其组织相容性较橡胶好，聚氯乙烯塑料导管用热水浸泡后变软有利于通过弯曲的上呼吸道，硅胶管较塑料管更佳。因此，经鼻气管插管患者易于接受，很少引起支气管黏膜的损伤，患者可以进食，便于口腔护理，便于长期应用的机械通气。

5）机械通气技术的应用：机械通气的适应证有以下几种。

（1）肺性脑病时。

（2）呼吸频率 > 30 次/分或 < 7 次/分；潮气量 < 250 ml 或最大吸气压力小于 15 cmH_2O。

（3）在适当控制氧疗情况下 PaO_2 < 45 mmHg。

（4）失代偿性呼酸 pH 值 < 7.25。

（5）$PaCO_2$ 进行性升高时，在未建立人工气道条件下若呼吸衰竭不严重，患者神志清醒能配合治疗时可采用鼻面罩双水平气道正压呼吸可取得一定疗效。

在严重 II 型呼吸衰竭，自主呼吸受到明显抑制时，可采用同步持续强制通气方式（ACMV）通气。当感染得到控制，病情好转，要换用同步间歇通气（SIMV）；在进一步好转准备撤机时，可换用压力支持通气方式（PSV）；在新型机械通气机具有 PSV + SIMV 方式时，将压力下调至 5 cmH_2O 或更低，使其刚刚能克服通气机管道阻力水平，稳定 2 小时后即考虑撤机。

3. 纠正心力衰竭

多数肺心病右心衰竭的患者一般在积极控制感染、改善呼吸功能后，心力衰竭便能得到改善。但部分较重的患者尚需配合使用利尿剂、强心剂或血管扩张剂。

1）利尿剂：有减少血容量、减轻右心负荷、消除水肿的作用，但若利尿过猛，时间过长易造成电解质紊乱、血液浓缩和痰液干结不易咳出而加重呼吸道阻塞，诱发心律失常，导致碱中毒等不良后果，因此，利尿剂应用原则是：缓和、小量、短程。一般可给予氢氯噻嗪 25 mg，1 ~ 3 次/天，尿量多时需加用氯化钾口服或用保钾利尿剂，如氨苯蝶啶 50 ~ 100 mg 1 ~ 3 次/天，个别重度水肿口服治疗无效，可经静脉应用呋塞米。

2）强心剂：肺心病患者由于长期缺氧及感染，对洋地黄类药物耐受性差，易出现毒性作用如心律失常，应掌握其应用指征，即感染已被控制，呼吸功能已改善，利尿剂不能取得良好的疗效而反复水肿的心力衰竭患者；以右心衰竭为主要表现而无明显急性感染的患者；出现急性左心衰竭者。宜选择作用短、排泄快的制剂。剂量宜小，一般为常规量的 1/2 ~ 2/3。常用制剂有毛花苷 C 0.2 ~ 0.4 mg 或毒毛花苷 K 0.125 ~ 0.25 mg 加入葡萄糖 20 ml 中静脉缓慢推注。用药前应注意纠正缺氧，防治低钾血症，以防药物中毒。洋地黄制剂对减慢肺心病患者心率作用不明显，故不宜以心率作为衡量洋地黄制剂应用和疗效考核的唯一指征。

3）扩张血管的药物：按照 Rubin 提出的评价血管扩张剂治疗肺动脉高压的标准，①肺血管阻力下降20％；②心输出量增加或不变；③肺动脉压降低或不变；④周围动脉血压不变或降低，但未产生不良反应，不影响氧合。在临床经常使用的血管扩张剂有如下几种：

（1）酚妥拉明：通过对肺小动脉 α 受体的阻滞作用，使血管扩张，肺动脉压下降，减轻右心室的后负荷。用法：本品 10～20 mg 加入 10％ 葡萄糖液 250～500 ml 中静滴，每分钟 30～40 滴，每天 1 次，维持 3～11 天。

（2）多巴胺：在综合治疗基础上加用本品 30 mg、山莨菪碱 30～60 mg 加入 10％ 葡萄糖液 250 ml 内静滴，每分钟 20～30 滴，每天 1 次。

（3）多巴酚丁胺：通过改善心肌的收缩力，增加心输出量，减轻右心室的淤血状态。用法：本品 250 mg 加入 5％ 葡萄糖液 500 ml 中，以每分钟 2.5～10 μg/kg 的速度静滴。房颤者禁用。

（4）硝普钠：国内近来研究表明，硝普钠能直接扩张肺血管床使肺循环阻力降低，从而降低右心室射血阻力，肺动脉、右心房压力下降，心排血量增加，应用硝普钠后临床症状改善明显，患者能从端坐位转为平卧或高枕位，发绀、浮肿、颈静脉怒张、呼吸频率及心率等均有改善，静脉压下降。故认为硝普钠对于肺心病心力衰竭患者亦是有用的药物之一。

4. 肝素疗法

肝素不仅能抗凝，又能激活多种活性物质，结合抗体抗原复合物，抑制细菌毒性作用，增强吞噬细胞对病原菌的吞噬作用，加快炎症的吸收。有人报告 480 例重症肺心病患者在综合治疗基础上给肝素（125 U/mg）100 mg 分两组加入 5％～10％ 葡萄糖中 500～1 000 ml，每分钟 30 滴静滴，每日 1 次，7 天为一疗程，总有效率为 80.3％，对照组总有效率为 63.8％，两组对比 $P < 0.05$。

5. 控制心律失常

肺心病心律失常多因感染，缺氧，高碳酸血症，电解质紊乱或洋地黄过量引起。经积极控制呼吸道感染，纠正缺氧、高碳酸血症和电解质紊乱或停止使用洋地黄后，多数患者心律失常即可消失。经上述处理后，仍有心律失常者，可考虑应用抗心律失常药物，如属室上性心律失常且未使用过洋地黄者，可考虑选用毛花苷 C 或维拉帕米等；室性异位心律者可给予利多卡因或美西律等。对于药物不能控制的快速性心律失常，根据指征，必要时电击复律。多源性房性心动过速不宜用洋地黄或抗心律失常药物治疗，应治疗基础病，调整全身情况。由于 β 受体阻滞剂对呼吸道的作用，不适宜于肺心病患者。

6. 并发症的处理

1）肺性脑病：肺性脑病的治疗基本上和呼吸衰竭的治疗相同，对脑水肿应降低颅内压，除纠正缺氧与二氧化碳潴留的各项措施后，可再用脱水剂和地塞米松、20％ 甘露醇或 25％ 山梨醇，剂量 1～2 g/kg，静脉快速滴注，每日 1～2 次。在应用脱水剂时要注意血液浓缩和加重电解质与酸碱平衡紊乱等不良反应。对躁动者使用镇静剂应慎重。可用 10％ 水合氯醛 10～15 ml 保留灌肠，或奋乃静口服，每次 4 mg，已做气管插管或气管切开及辅助呼吸者，呼吸由人工控制，镇静剂可放手使用。

2）其他并发症的治疗：如积极纠正酸碱失衡及电解质紊乱、消化道出血、休克、DIC 等治疗，参见有关章节。

（二）缓解期治疗

缓解期防治是改善预后，减少急性发作和住院次数，增强劳动力和延长患者寿命，降低病死率的重要措施。因此应积极预防呼吸道感染、防治慢性支气管炎和支气管哮喘等肺部疾患，提高机体免疫力等。

根据患者情况，选用下列方法提高机体免疫能力。

1. 免疫疗法

1）死卡介苗做皮肤划痕治疗，每周 1 次，3 个月一疗程。

2）左旋咪唑，50 mg，每日 3 次，每隔 2 周服 3 天，连用 3~6 个月。

3）支气管炎菌苗疗法，开始剂量 0.1 ml，每周 1 次，皮下注射，每次递增 0.1~0.2 ml，至 1 ml 为维持量，每年用 2~3 个月，有效者可连用 2~3 年。

2. 扶正固本疗法

据机体情况不同进行辨证施治；或给予归脾丸、金匮肾气丸、百合固金丸或固肾定喘丸等。此外，胎盘组织液及丙种球蛋白亦可酌情使用。

（三）营养疗法

肺心病多数有营养不良（占 60%~80%），营养疗法有利于增强呼吸肌力及改善免疫功能，提高机体抗病能力。应按具体情况给以合理营养，碳水化合物不宜过高，因为糖的呼吸商高，过多二氧化碳生成会增加呼吸负荷。

四、预后

肺心病常反复急性发作，随肺功能的损害，病情逐渐加重，多数预后不良，病死率一般在 10%~15%，但经积极治疗可以延长寿命，提高患者生活质量。

（高丽君　屈振）

第三节　原发性肺动脉高压

原发性肺动脉高压是指原因不明的肺血管阻力增加所致的持续性肺动脉高压，原发性肺动脉高压是一种少见的、进行性加重的疾病，其发病率目前尚不清。其病理改变主要是肺肌型动脉和小动脉中层肥厚、内膜纤维化和丛状改变。临床特点是肺动脉高压和右室肥大，由于其临床表现缺乏特异性，故其诊断通常在排除肺胸疾病、肺血栓栓塞和心脏疾病所致的继发性肺动脉高压之后才可确定。原发性肺动脉高压这一诊断在临床上可能包括三种疾病，即真正的原发性肺动脉高压、慢性哑型反复肺血栓栓塞症和肺静脉闭塞性疾病。对上述三种疾病临床上鉴别较困难，因此世界卫生组织将它们统称为不能解释的肺动脉高压。近年由于诊断技术提高，临床发现的病例增多，已成为心血管病鉴别诊断中经常遇到的重要问题，引起广泛重视。

一、病因和发病机制

原发性肺动脉高压迄今病因不明，目前认为其发病与遗传因素、自身免疫及肺血管收缩等因素有关。

（一）遗传因素

家族性至少占所有原发性肺动脉高压的6%，家系研究表明其遗传类型为常染色体显性遗传。

（二）免疫因素

免疫调节作用可能参与原发性肺动脉高压的病理过程。有29%的原发性肺动脉高压患者抗核抗体水平明显升高，但却缺乏结缔组织病的特异性抗体。

（三）肺血管内皮功能障碍

肺血管收缩和舒张由肺血管内皮分泌的收缩和舒张因子共同调控，前者主要为TXA$_2$和内皮素1（ET-1），后者主要是前列环素和一氧化氮（NO）。由于上述因子表达的不平衡，导致肺血管处于收缩状态，从而引起肺动脉高压。

（四）血管壁平滑肌细胞钾离子通道缺陷

原发性肺动脉高压患者存在电压依赖性钾离子（K$^+$）通道（Kv）功能缺陷，K$^+$外流减少，细胞膜处于去极化状态，使Ca^{2}进入细胞内，从而使血管处于收缩状态。

二、护理评估

（一）临床表现

原发性肺动脉高压可发生于任何年龄，但多数在30~40岁，女性多于男性。

进行性乏力和劳力性呼吸困难是最常见的早期症状，逐渐发展到休息时也感气急。晕厥是本病的常见症状，其产生原因由心输出量明显减低，一过性脑缺血引起；也有人认为是肺动脉壁压力感受器通过血管迷走神经反射所致。劳累时常有胸骨后压迫感，有时出现明显的心绞痛，可能由于心输出量减低造成相对性冠状动脉供血不足，以及右心室肥厚使右心室相对缺血所致。部分患者发生间歇性少量咯血，可能与局限性小动脉瘤破裂有关。个别病例可因左肺动脉扩张，压迫喉返神经，出现声音嘶哑。难治性右心衰竭是主要死亡原因。

严重患者多有发绀，多系周围性，如卵圆孔再开放则出现中心性发绀。颈静脉充盈，出现心房收缩波（a波）。肺动脉瓣区有肺动脉收缩期搏动，肺动脉瓣关闭音增强及第二心音分裂，并可听到收缩期喷射音及喷射性杂音，主肺动脉高度扩张时，可在胸骨左缘第2~3肋间听到肺动脉瓣相对关闭不全的反流性杂音。胸骨左下缘可听到室性或房性奔马律及三尖瓣关闭不全的反流性杂音。右心衰竭时可出现室性或房性奔马律，颈静脉怒张，肝大及下肢水肿等。

（二）实验室及其他检查

1. 心电图改变

1）电轴右偏。

2）右心室大并伴劳累。

3）肺性 P 波。

2. 超声波扫描

1）右心室内径大，室壁增厚。

2）室间隔矛盾性运动。

3）肺动脉增宽。

3. X 线透视

1）肺动脉段突出，左、右肺动脉粗大，周围动脉细小呈截断现象。

2）右心室增大。

3）上腔静脉影增宽。

4. 右心导管检查

提示右心室和肺动脉压力增高。一般不予造影，以防检查中出现意外。

5. 放射性核素肺灌注扫描和肺动脉造影

放射性核素肺灌注扫描多数正常，也可呈不规则的灌注缺损或放射性核素分布稀疏。肺动脉造影可见肺动脉干增粗及肺动脉主要分支扩张，末梢动脉细小，造影剂在肺内循环时间延迟。此两项检查对诊为原发性肺动脉高压的特异性不高，但可除外较大的肺动脉栓塞。

6. 肺活组织检查

肺活组织检查（简称肺活检）是鉴别不能解释的肺动脉高压病因（即对真正的原发性肺动脉高压、慢性反复肺血栓栓塞症及肺静脉闭塞性疾病进行鉴别）的唯一依据。主要病理改变的特点是：

1）原发性肺动脉高压呈典型致丛性肺动脉病变。

2）慢性反复多发性肺栓塞的病理改变可见新、旧血栓，血栓机化、再通，内膜偏心性纤维化，肌型动脉中层肥厚较轻。

3）肺静脉闭塞性疾病的病理改变是肺静脉和肺小静脉内膜纤维化、血栓形成，致管腔狭窄或堵塞；肺动脉中层肥厚，内膜纤维化及血栓形成，常伴有肺间质充血、水肿、纤维化和含铁血黄素沉着。

肺活检对上述 3 种疾病的鉴别虽有决定意义，但在严重肺动脉高压时进行肺活检有一定危险，所取标本也未必有代表性，因此限制了临床应用。

（三）诊断和鉴别诊断

根据临床表现、实验室检查，包括右心导管检查，证实肺动脉压增高，且无引起肺动脉高压的其他心、肺疾病，即可考虑原发性肺动脉高压的诊断。但必须与肺静脉闭塞性疾病及慢性反复肺血栓栓塞相鉴别。

三、治疗

（一）一般治疗

如注意休息，饮食清淡等。

（二）氧疗

吸氧以纠正低氧血症，缓解肺动脉痉挛，改善血流动力学肺动脉高压，对于伴有呼吸功能衰竭者甚为有益。

（三）降低肺动脉压药物

1. 血管扩张药

1）肼屈嗪：为之较好，降低肺动脉阻力，降低动脉型肺动脉高压，又能增加氧分压，降低二氧化碳分压。12.5～25 mg，3 次/天，口服，当出现耐药时，可予加大剂量。

2）硝酸甘油：对于动脉型肺动脉高压伴有高血压病和冠心病者比较适用，10 mg，加入 5% 葡萄糖 250 ml 液体内静滴，必要时还可舌下含化。

3）硝普钠：该药治疗动脉型肺动脉高压作用强，但作用维持时间短，同时引起动脉血压下降者需要监测，不能作为经常性给药，50 mg 加入 5% 葡萄糖 250～500 ml 或相同量的生理盐水内，以 20～500 μg/min 速度静滴，因为可演变为氰化物，所以用时现配药。

2. 钙通道阻滞剂

该类药可缓解肺血管痉挛，松弛支气管平滑肌，降低动脉型肺动脉高压，常用药物有：硝苯地平 10 mg，3 次/天，口服，或维拉帕米 40 mg，3 次/天，口服，或硫氮䓬酮 30 mg，2～3 次/天，口服。

3. α 受体阻滞剂

阻断 α 受体的药物，使血管扩张，血压下降，肺动脉阻力和肺动脉高压均可下降，同时解除支气管痉挛。常用药物有：酚妥拉明 10 mg 加入 5% 葡萄糖 250 ml 或相同剂量生理盐水内静滴，或用哌唑嗪，开始剂量为 0.5 mg，逐渐增至 1～2 mg，2～3 次/天，口服。

4. β 受体兴奋剂

这类药物可兴奋心肌，增加心搏出量，解除支气管痉挛，因此适用支气管痉挛、喘息性病变而导致的动脉型肺动脉高压。常用药物：多巴酚丁胺 20～40 mg 加入 5% 葡萄糖 250 ml 内静滴，还有异丙肾上腺素、吡布特罗等。

5. 卡托普利

为 ACEI 类，可降低肺血管阻力，降低肺动脉压，增加心搏出量，常用量 25 mg，3 次/天，口服。

其他还有丹参、川芎嗪、氨茶碱和前列腺素等，均有不同程度降低肺动脉高压的作用，可予选择给药。

（四）抗凝治疗

组织学研究发现，原发性肺动脉高压患者，由于血管内皮损伤多有弥漫性微血栓形成；同时右心衰竭导致静脉淤血，由此产生深静脉血栓及肺梗死。因此目前倾向于对所有原发性肺动脉高压患者采用抗凝治疗。一般用口服抗凝药物华法林。成人开始口服 5～10 mg/d。3 天后根据凝血酶原时间确定维持量。维持量每日 2.5～5 mg。使凝血酶原时间维持在正常对照值（12～14 秒）的 1.5～2 倍。当凝血酶原时间＞30 秒或出现出血时，应立即停药。如有严重出血，可缓慢静注 20 mg 维生素 K_1，6 小时后，凝血酶原时间可恢复正常。

（五）心力衰竭的治疗

心力衰竭的治疗与其他原因引起的心力衰竭治疗基本相同。但血管扩张剂剂量应小，有人认为洋地黄可使肺血管收缩，肺心病患者易发生中毒，主张不用或与钙通道阻滞剂合用，以消除后者的负性肌力作用。

（六）其他药物

目前试用于原发性肺动脉高压的药物有吲哚美辛、阿司匹林、双嘧达莫、糖皮质激素、硫唑嘌呤及组胺拮抗剂等，但它们的疗效目前尚无明确结论。

（七）心肺移植

国外已有对原发性肺动脉高压实施肺或心肺移植的病例报告。但死亡率仍较高，有待积累经验。随着治疗技术的不断提高，心肺移植可望有较快的发展。

四、预后

原发性肺动脉高压的预后差，有报告指出 5 年存活率仅 21%。主要死因有右心衰竭、肺炎和猝死。出现症状大约 3 年死亡。

（王秀男　杜爱英）

第十三章 心肌疾病

心肌病是以心肌病变为主要表现且原因不明的一组心肌疾病，曾称为原发性心肌病。世界卫生组织统一把心肌病分为扩张型、肥厚型、限制型和未定型 4 类，其中临床上以扩张型心肌病最为常见，肥厚型心肌病次之，余二型少见。

第一节　扩张型心肌病

扩张型心肌病（DCM）是以心脏扩大、心肌收缩功能减低、伴或不伴充血性心力衰竭、常有心律失常、可发生栓塞或猝死等并发症为特征的心肌病，以中年为多见。

一、病因

本病病因迄今未明，目前已发现本病与下列因素有关。

（一）病毒感染

动物实验中柯萨奇病毒、脑心肌炎病毒不仅可以引起病毒性心肌炎，且可以引起类似扩张型心肌病的病变，临床上在急性病毒性心肌炎患者长期随访中发现转变为扩张型心肌病的机会显著大于一般人群。

（二）遗传基因

研究发现本病与组织相容性抗原有关，通过家族调查和超声心动图对扩张型心肌病患者家族筛查证实 25% ~ 50% 的患者为家族性，常染色体显性遗传是最常见的遗传方式。

（三）体液和细胞免疫

本病患者中检测到多种抗心肌抗体，包括抗肌浆球蛋白抗体、抗线粒体抗体等。本病患者的自然杀伤细胞活性减低，减弱机体的防御能力，抑制 T 淋巴细胞数量及使其功能减低，由此发生细胞介导的免疫反应，引起血管和心肌损伤。

（四）交感神经系统失调

近来研究发现本病患者中心肌膜 β 受体密度下降，与信使传导有关的 G 蛋白系统受抑制，从而导致心肌收缩功能减退。

（五）内分泌异常

化学或毒素作用、心肌能量代谢紊乱。

二、病理

心室扩张，可伴有心肌轻度肥厚。镜下可见心肌变性、萎缩和纤维化，混有肥大心肌细胞。病变分布呈弥漫性，但多以左室为主。扩大的左房内常有附壁血栓。心肌的病变使心肌收缩力减弱，可逐渐发展为左心功能不全，进而引起右心功能不全。病变累及传导系统组织时，可引起心律失常。

三、护理评估

（一）临床表现

1. 症状

扩张型心肌病是原发性心肌病中最常见的类型，30~50岁最多见，男多于女，起病缓慢，可有无症状的心脏扩大多年，或表现各种类型的心律失常，逐渐发展而出现心力衰竭。可先有左心衰竭，然后出现右心衰竭，肝脏肿大，浮肿、尿少。亦可起病即表现为全心衰竭。由于心搏出量减少，脑供血不足而出现头晕或头痛，甚或晕厥。由于心脏内附壁血栓，可致肺、脑、肾、四肢动脉栓塞。心律失常较常见，以室性期前收缩多见，房颤发生率为10%~30%，也可有各种类型程度不等的传导阻滞。心律失常可能是患者唯一表现。可因心律失常或动脉栓塞而突然死亡。

2. 体征

心脏向两侧扩大，第一心音减弱，常可听到第三或第四心音，心肌松弛。心率增快时可出现奔马律。由心腔扩张引起相对性二、三尖瓣关闭不全时，于二、三尖瓣听诊区可分别听到收缩期杂音，该杂音可随心腔扩大而缩小、心功能的改善而减弱或消失。可发现各种类型的心律失常。

（二）实验室及其他检查

1. X线表现

肺部血管纹理可表现为正常或增多，心力衰竭时可有不同程度的肺淤血和间质性肺水肿改变。心脏多呈中、重度增大，左、右心室可同时增大，但以左心室增大为主，心影呈普大型或主动脉型。透视下心缘搏动减弱，主动脉结正常或缩小。

2. MRI表现

在任意体位的层面成像，左室腔的球形扩张，左室壁及室间隔厚度正常，收缩期增厚率普遍下降为本病的MRI征象。

3. CT表现

增强扫描可直接显示心室的大小、形态及肌壁厚度，以左心室扩大为主。电影CT能直接观察左室整体收缩功能减弱，有助于本病的诊断。

4. 超声表现

1）二维超声心动图

（1）心脏各房室腔均扩大，左心型者以左心扩大为主，左房室明显扩大；右心型者则以右房室扩大明显；全心型者四个心腔皆明显扩大。

（2）各房室壁运动幅度普遍减低。

（3）二尖瓣前后叶开放幅度小，是因舒张末期压力增高，左室充盈受阻，心脏排血量降低，经二尖瓣口的血流量减少，导致二尖瓣开放幅度明显降低，瓣口面积缩小，形成大心腔小瓣口的现象。

（4）血流速度缓慢、淤滞，房室腔内可形成附壁血栓。

（5）心肌组织超声背向散射异常，平均背向散射积分（IB）均高于正常人，而心肌背向散射积分的周期性变异（CVIB）值低于正常人，这是DCM心肌纤维化成分增多、心肌收缩力丧失的表现。

2) M型超声心动图

（1）心室内径扩大。

（2）主动脉主波幅度减低，瓣口开放幅度变小。二尖瓣口开放幅度小，类似"钻石"样改变的波形曲线。E峰距室间隔的距离明显增大，大于15 mm。

（3）室间隔及室壁活动幅度减低，但未见节段性室壁运动异常，室间隔收缩期增厚率小于30%。

3) 多普勒超声心动图：彩色多普勒血流显像因心功能减退，各瓣口血流速度减慢，心腔内血流显色暗淡。左、右心房内可出现多色斑点的二尖瓣和三尖瓣反流束。左、右心室流出道内亦可见主动脉瓣或肺动脉瓣反流束。脉冲多普勒检查显示主动脉血流频谱曲线的加速肢上升缓慢，形成近似于对称的频谱曲线，由于肺动脉高压，肺动脉的血流频谱曲线加速肢上升加快，近于三角形。另外也可记录到二尖瓣及三尖瓣收缩期反流信号。连续多普勒可记录到二尖瓣及三尖瓣反流的高速血流频谱曲线。

5. 心电图

有各种心律失常，ST-T改变，病理性Q波。病理性Q波与广泛的心肌纤维化有关，但异常Q波有时需与心肌梗死相鉴别。

6. 心音图

第三心音或第四心音增强，颈动脉波动图上可见颈动脉重复波，心尖搏动图上可见α波振幅增高。

7. 心血管造影及导管检查

核素检查可见舒张和收缩末左室容量增加，左室排血量降低，左室扩大，左室壁运动低下，冠状动脉造影正常，排除冠心病。

（三）诊断

1. 体检和X线及（或）超声心动图检查证实有心脏增大。

2. 有充血性心力衰竭的表现，但病因不清。

3. 心电图出现异常心律、传导阻滞、心肌损害或异常Q波等，但病因不清。

4. 昏厥发作史。

5. 栓塞性并发症。

6. 临床上排除了其他心脏病及其他原因引起的继发性心肌病。

判定：确诊1或2加其余任何2项。

中华心血管病学会组织专题研讨会，提出本病的诊断参考标准如下：

1. 临床表现为心脏扩大、心室收缩功能减低，伴或不伴有充血性心力衰竭，常有心律失常，可发生栓塞和猝死等并发症。

2. 心脏扩大，X线检查心胸比>0.5，超声心动图示全心扩大，尤以左心室扩大为主，左室舒张期末内径≥2.7 cm/m²，心脏可呈球形。

3. 心室收缩功能减低，超声心动图检测室壁运动弥漫性减弱，射血分数小于正常值。

4. 必须排除其他特异性（继发性）心肌病和地方性心肌病（克山病），包括缺血性心肌病，围产期心肌病，乙醇性心肌病，代谢性和内分泌性疾病如甲状腺功能亢进、甲状腺功能减退、淀粉样变性、糖尿病等所致的心肌病，遗传家族性神经肌肉障碍所致的心肌病，全身系统性疾病如系统性红斑狼疮、类风湿性关节炎等所致的心肌病，中毒性心肌病等才可诊断为特发性扩张型心肌病。

有条件者可检测患者血清中抗心肌肽类抗体如抗心肌线粒体 ADP/ATP 载体抗体、抗肌球蛋白抗体、抗 β_1 受体抗体、抗 M_2 胆碱能受体抗体，作为本病的辅助诊断。临床上难与冠心病鉴别者需行冠状动脉造影。

心内膜心肌活检：病理检查对本病诊断无特异性，但有助于与特异性心肌病和急性心肌炎的鉴别。用心内膜心肌活检标本进行多聚酶链式反应（PCR）或原位杂交，有助于感染病因诊断；或进行特异性细胞异常的基因分析。

四、治疗

（一）一般治疗

1. 控制感染

呼吸道和泌尿系感染是促进病情加重的常见诱因，一旦确认感染诊断，应酌情使用抗生素。

2. 休息

对于失代偿期心衰患者，应根据心衰程度适当卧床休息。心衰控制后，应指导患者进行康复性体育锻炼，以增强机体抗感染能力。

（二）心力衰竭的治疗

1. 正性肌力药物

1）常用强心苷类，如地高辛，宜小剂量使用，一般可用 0.125 mg，口服。对伴有房颤快心室率时可静脉慢注毛花苷 C，剂量为 0.2 mg 稀释后静脉缓慢推注（5~10 分钟）。

2）磷酸二酯酶抑制剂，如国产米力农，是一种新型的非苷、非儿茶酚胺类正性肌力药，兼有血管扩张作用，能增加心肌收缩力，增加心排血量，降低心脏前、后负荷，降低左室充盈压，改善左心室功能，增加心脏指数，对平均动脉压及心率无明显影响，且不引起心律失常。此外，尚可使房室结功能和传导功能增强，故对伴有室内传导阻滞患者较安全。此药作用机制是通过抑制磷酸二酯酶和增加环磷酸腺苷（cAMP）的浓度，使细胞内钙浓度增加，从而增强心肌收缩力，同时有松弛血管平滑肌作用而使血管扩张。使用剂量和方法：每次 0.5 mg/kg，静点速度为每分钟 5 mg/kg，每日最大剂量不超过 5 mg/kg。使用时用生理盐水或注射用水溶解稀释 200 ml 静滴。

3）非洋地黄类正性肌力药物，如多巴酚丁胺，为 β_1 受体激动剂，能增加心肌收缩力，增加心排血量，对心率影响较小，适用于心排血量低及心率缓慢的心功能不全患者，其改善左室功能的作用优于多巴胺。常用剂量为 2.5~10 μg/（kg·min）。

2. 利尿

利尿可缓解患者症状，延长患者生命。给予复方阿米诺片（每片含阿米诺利 2.5 mg、氢氯噻嗪 25 mg）1 片，1~2 次/日，口服；呋塞米 20 mg 或氢氯噻嗪 25 mg，1~2

次/日，口服，必要时呋塞米 20~40 mg 静注；为了防止丢钾，可同时应用螺内酯 20~40 mg 静注；为了防止丢钾可用氨苯蝶啶 50 mg，2 次/日，口服，当利尿效果不好时，应注意心功能和血浆渗透压的调整，并观察肾功能情况。

3. 血管扩张剂

血管扩张剂硝酸异山梨酯与肼屈嗪口服能改善血流动力学和缓解症状，ACEI 长期服用可改善远期预后和降低病死率。顽固心力衰竭病例可用硝普钠（每分钟 0.5~1.0 μg/kg）加多巴胺（每分钟 2~10 μg/kg）或多巴酚丁胺（每分钟 2.5~10 μg/kg）静脉滴注，治疗过程应行血流动力学监测或严密观察血压、呼吸、心率、尿量等指标。

4. β 受体阻滞剂

在血管扩张剂、利尿剂、强心剂治疗的基础上，酌情选用 β 受体阻滞剂，首选卡维地洛、美托洛尔或美托洛尔，从小剂量开始，如美托洛尔 6.25 mg/d 开始，1~2 周酌情增加剂量，最佳剂量因人而异。

（三）抗心律失常治疗

扩张型心肌病常出现各类心律失常，尤以室性心律失常多见，如多发、多源室性早搏、阵发性室性心动过速等。尽管对于抗心律失常治疗能否延长患者生命及预防猝死的发生尚有争议，但对于具有潜在危险的心律失常仍应给予治疗。首选的药物是胺碘酮。对于反复发作而药物治疗无效的室性心动过速或室颤，有条件者可应用植入型心律转复除颤器（ICD）治疗，疗效肯定，但价格昂贵，短期内难以在国内广泛应用。

（四）栓塞并发症的治疗

对于并发房颤或左心室射血分数低于 30% 者，应采取抗凝治疗，以防止体循环栓塞。可用双香豆素类（华法林钠）或阿司匹林。

（五）其他治疗

1. 起搏器同步化治疗

主要适用于药物效果不佳、QRS 波群时限延长 >120 毫秒、EF 值≤0.35、QRS 波呈 cLBB 或心室内传导阻滞的扩张型心肌病患者，可考虑安装左右心室同步起搏的双腔、三腔或四腔心腔起搏治疗扩张型心肌病难治性心力衰竭，通过调整左右心室收缩顺序，改善心功能，缓解症状。对伴顽固性持续快速室性心律失常的患者可考虑安置埋藏式自动复律除颤器（AICD）。

2. 心力衰竭

对长期心力衰竭，内科治疗无效者应考虑做心脏移植，术后积极控制感染，改善免疫抑制，纠正排斥，1 年后生存率可在 85% 以上。限制心脏移植的主要原因是供体严重短缺。

3. 左心机械辅助循环

左心机械辅助循环是将左心的血液通过机械性装置引入主动脉，以减轻左心室做功。为晚期扩张型心肌病患者维持全身循环、等待有限心脏供体及不能进行心脏移植患者的一种有效治疗方法。目前的左心机械辅助循环装置由于价格昂贵，其广泛使用受到一定限制。

4. 左室减容成形术

通过切除部分扩大的左心室，同时置换二尖瓣，减小左室舒张末容积，减轻反流，以改善心功能，被认为是难治性患者的可选方法之一。但减容手术后心衰加重和心律失常有关的死亡率较高，从而妨碍该手术在临床上的应用。

（王秀男 杜爱英）

第二节 肥厚型心肌病

肥厚型心肌病（HCM）是以心肌的非对称性肥厚、心室腔变小为特征的原因不明心肌病。表现为心室血液充盈受限，左心室舒张期顺应性下降。根据左心室流出道有无梗阻而分为梗阻性和非梗阻性肥厚型心肌病。近年来许多学者认为，由于此种分型对病情的估计和预后的判定并无意义，故统称为肥厚型心肌病较为恰当。

一、病因

常有明显的家族史，目前认为是常染色体显性遗传病，肌节收缩蛋白基因如心脏肌球蛋白重链及心肌肌钙蛋白 T 基因突变是主要因素。儿茶酚胺代谢异常、细胞内钙调节异常、高血压、高强度运动等均可作为其发病的促动因子。

二、病理

主要病变为心肌肥厚，导致左心室形态学的改变。常见类型为不均等的室间隔肥厚，因而形成左心室流出道梗阻（非对称性室间隔肥厚型心脏病，ASH）。亦有心肌均匀肥厚或心尖部肥厚型心肌病（APH）。心肌细胞肥大，排列紊乱，形态异常，尤以室间隔改变明显为本病病理特征。

三、护理评估

（一）临床表现

起病缓慢，约1/3 患者有家族史，多见于青年人，男性多于女性。主要症状非梗阻性早期以呼吸困难为主，晚期可出现房颤和心力衰竭；梗阻性者可出现劳累后气急、端坐呼吸、心绞痛、眩晕及晕厥、心力衰竭，可发生猝死。临床可有心浊音界向左扩大，有抬举性冲动和双重性冲动，胸骨左缘第3、4 肋间或心尖内侧可听到收缩中晚期喷射性杂音，部分患者伴有收缩期震颤，第二心音可有反常分裂。周围血管体征颇具特征，桡动脉有迅速上升及跳跃感，无明显脉压增宽等特点。

（二）实验室及其他检查

1. X 线检查

左心室增大，晚期左心房增大。

• 257 •

2. 心电图

左心室肥大及劳损，有些患者在左胸导联和Ⅰ、aVL 导联上有异常 Q 波。

3. 超声心动图

心室间隔厚度增加，梗阻性者其与左心室厚度之比可大于正常的 1.3：1，流出道比较狭窄。

（三）诊断与鉴别诊断

青中年劳力性心绞痛，硝酸甘油不能缓解，有猝死家族史者，应想到本病的可能性，结合体征、心电图、X 线、超声心动图及心导管检查作出诊断。本病需与高血压心脏病、冠心病、主动脉瓣狭窄、先心病如室间隔缺损等鉴别，超声心动图等影像学检查、心血管造影及心肌活检有助于鉴别诊断。

四、治疗策略

治疗原则是阻止疾病的进展，防治猝死及并发症，减轻症状。

（一）一般治疗

避免劳累、情绪激动及剧烈体力活动，防治感染，预防心力衰竭以及感染性心内膜炎。

（二）β 受体阻滞剂的应用

此药能减弱心肌收缩，减轻流出道梗阻，减少心肌耗氧和增加舒张期心室扩张，减慢心率，增加心搏出量。首选药为普萘洛尔。通常从小剂量开始，10 mg，每日 3 次，逐日增加，每日可达 200 mg，但有心衰或心动过缓者慎用。

（三）钙通道阻滞剂

钙通道阻滞剂既有负性肌力作用而减弱心肌收缩，又改善心肌顺应性而有利于舒张功能，故宜用于本病。维拉帕米每日 120～480 mg，分 3～4 次口服，症状可缓解。硝苯地平和硫氮䓬酮初步报告也有效。β 受体阻滞剂与钙通道阻滞剂合用可能效果比单用好。

（四）对症治疗

1. 治疗心力衰竭

洋地黄可增强心肌收缩力，加重流出道梗阻，强力利尿剂可减少左室充盈，亦可加重流出道梗阻，故一般情况下应避免使用。合并心衰时，洋地黄应用应谨慎、小剂量应用并佐以小量作用较缓之利尿剂，同时应减少普萘洛尔用量。

2. 治疗房颤

房颤时可引起心房无效收缩，室律快而不规则，左室充盈更加困难，流出道梗阻加重；左房压显著增高，可引起肺水肿及猝死；同时可促使心腔内血栓形成，增加栓塞危险性。因此，发生房颤，有复律指征时，应首先试行复律，也可洋地黄与普萘洛尔合用以减慢心室律。同时抗凝治疗，以防栓塞。

3. 治疗心绞痛

避免使用硝酸或亚硝酸盐制剂，因可加重左室流出道梗阻，以一般治疗和 β 受体阻滞剂、钙通道阻滞剂为主。

4. 治疗晕厥

发作时可平卧、双腿抬高，或静滴苯肾上腺素等血管收缩药以解除梗阻。用法：苯肾上腺素 10 ~ 20 mg，加入 5% ~ 10% 葡萄糖液 100 ml 中静滴。

（五）手术治疗

手术治疗用于重度梗阻性病例，主要是切除室间隔明显增厚部分。

（王菁　杨雪莲）

第三节　限制型心肌病

限制型心肌病（RCM）主要特征是心室的舒张充盈受阻。以心脏间质纤维化增生为其主要病理变化，即心内膜及心内膜下有数毫米的纤维性增厚，心室内膜硬化，扩张明显受限。本病可为特发性或与其他疾病如淀粉样变性有关，伴或不伴嗜酸粒细胞增多症的心内膜心肌疾病并存。多见于热带和温带地区，我国仅有散发病例。以发热、全身倦怠为初始症状，白细胞增多，特别是嗜酸性粒细胞增多较为特殊。以后逐渐出现心悸、呼吸困难、浮肿、肝大、颈静脉怒张、腹水等心力衰竭症状。其表现酷似缩窄性心包炎，有人称之为缩窄性心内膜炎。

一、病因

迄今未明。除浸润性病变外，非浸润性的本型心肌病的发病机制研究，集中于嗜酸性粒细胞，在热带与温带地区所见的一些本型患者不少与嗜酸性细胞增多有关。早期为坏死期，心肌内嗜酸性粒细胞增多，一般在 5 周以内；在 10 个月时，心内膜增厚并有血栓形成，即血栓形成期；2 年以后进入纤维化期，致密纤维沉积在心内膜及其下 1/3 心肌内，增厚的心内膜可在 4 ~ 5 mm。致密组织常延伸至房室瓣的乳头肌和腱索中，导致二尖瓣和三尖瓣关闭不全。

二、病理

此型心肌病右侧心腔受累占 11% ~ 30%，左侧心腔受累占 10% ~ 38%，双侧心腔均受累占 50% ~ 70%，晚期可发生室腔闭塞。

在急性期，心内膜心肌的血管周围有嗜酸粒细胞浸润及心肌细胞溶解，以后在增厚的心内膜上有广泛血栓覆盖，称血栓期，继之出现纤维化，在纤维化的晚期，嗜酸粒细胞明显减少或消失，心内膜心肌的纤维化是本病的晚期病变，心室内膜为一层很厚的纤维组织所覆盖，增厚的心内膜可在 4 ~ 5 mm，几乎充满了心室腔使心尖部及流入道接近闭塞，通常不累及流出道。

三、护理评估

（一）临床表现

临床表现为心力衰竭和肺动脉高压性症状，如心悸、气短、咳嗽、咯血、头晕、乏力、肝大、颈静脉充盈、心界扩大，当二尖瓣关闭不全时可闻及二、三尖瓣听诊区收缩期杂音等，同时也显示乳头肌功能不全，还可闻及心动过速、奔马律杂音。

（二）实验室及其他检查

1. 心电图改变

异常 Q 波，QRS 波低电压，继发性 ST、T 压低，以及心房大、右心室扩大、束支传导阻滞、不同类型心律失常等。

2. 超声波扫描

提示右心房、右心室增大，二、三尖瓣受损，继而出现关闭不全，心内膜增厚，回声增强，心肌厚薄不均匀，室间隔异常运动，因而心腔变形，心尖部心腔闭塞。彩色多普勒在二、三尖瓣处发生反流性改变。

3. X 线透视

大部分患者显示心脏普大，但以右心房粗大为主，可见肺动脉下段膨出并有心搏减弱。

4. 心导管检查

心室腔小，血流缓慢。病变在右心室者，右心室舒张末压、肺动脉压和肺动脉阻力升高，右心房及腔静脉压力也有升高。

四、治疗

本病缺乏有效的内科治疗方法，水肿者可用利尿剂，以拮抗醛固酮利尿剂为宜。洋地黄除控制房颤的心室率外，应用价值不大。

近年来曾用手术切除纤维化增厚的心内膜，房室瓣受损者同时行人造瓣膜置换术，可获得较好效果，对极重型年轻患者偶尔也行心脏移植术。

（王菁　杨雪莲）

第四节　继发性心肌病

继发性心肌病又称特异性心肌病，是指病因明确或与系统疾病相关的心肌疾病。包括缺血性心肌病、瓣膜性心肌病、高血压心肌病（有左心室肥大伴扩张型或限制型心肌病心力衰竭的特点）、炎症性心肌病（有特异性自身免疫性及感染性）、代谢性心肌病（如糖原贮积症、糖脂质变性、淀粉样变性等）、内分泌性心肌病（如甲状腺功能亢进或减退）、全身疾病所致（结缔组织病、白血病等）、肌营养不良、神经肌肉病变、过敏及中毒反应（乙醇、儿茶酚胺、蒽环类药物、放射线照射等）、围生期心肌病等。

多数特异性心肌病有心室扩张和因心肌病变所产生的各种心律失常或传导障碍，其临床特点类似扩张型心肌病。但淀粉样变性心肌病可类似限制型心肌病，而糖原贮积症类似肥厚型心肌病。

兹重点介绍乙醇性心肌病、围生期心肌病、药物性心肌病及克山病（地方性心肌病）。

乙醇性心肌病

乙醇性心肌病是指长期大量饮酒引起的心脏扩大、心力衰竭、心律失常，而又无其他病因的心肌病。

一、病因和发病机制

本病可能与乙醇对心肌的毒性作用有关，乙醇中毒可使三羧酸循环中的酶（如苹果酸脱氢酶、门冬氨酸氨基转移酶等）及电解质（钾、镁）从心肌中丢失，因而不能有效地利用脂肪酸以产生能量，并使三酰甘油在心肌内堆积。这样，持久的代谢改变导致不可逆的心肌病变。营养不良并不是发病的必需条件，全身营养良好者依然可以发病。本病属低心排血量型，用维生素 B_1 治疗无效，故与维生素 B_1 缺乏所致的高心排血量型脚气性心脏病不同。

二、护理评估

（一）临床表现

本病起病隐匿，患者常有心悸，逐渐发展出现左心功能不全以及心律失常。主要体征是心脏扩大、奔马律、房颤及心尖部收缩期杂音。

（二）实验室及其他检查

1. X 线表现为心脏扩大，肺淤血及胸腔积液。

2. 心电图可表现为房颤，房扑及室性期前收缩等。

3. 心脏超声及心导管检查结果表现与扩张型心肌病相似。

（三）诊断

根据病史饮酒 10 年以上，有心脏扩大，尤以左心室扩大为主伴有心律失常，排除其他心脏病即可确立诊断。

三、治疗

治疗的关键是戒酒。给予高营养、高蛋白饮食及大量维生素 C。早期患者经上述治疗症状消失，心脏在短期内可恢复至正常大小。好转后再度饮酒，病情可复发。并发充血性心力衰竭者预后差，有报道 3 年病死率大于 40%。

围产期心肌病

围产期心肌病是指无心脏病的孕妇于妊娠晚期或产后 6 个月内出现的心脏扩大及心衰。因 80% 以上的患者在产后 3 个月内出现症状，故过去称之为产后心脏病。本病在孕产妇中的发病率为 1/4 000～1/3 000。

一、病因

病因尚不清楚。可能为多因素所致。目前多数学者认为病毒尤其是柯萨奇 B 病毒感染可能是重要因素，病毒在心肌中繁殖造成直接损害，免疫系统识别心肌中的病毒抗原，造成免疫性损害。营养缺乏可能与本病发病有关，妊娠期代谢率增高，若营养摄入不足，尤其蛋白质摄入不足可使心肌对感染和中毒的敏感性增高。故本病多见于发展中国家。药物过敏可能也是本病的病因之一。也有人认为围产期心肌病与妊娠高血压综合征有关，但患者发生心衰之前血压多已降至正常，尿蛋白消失，与围产期心肌病的关系尚难肯定，可能是心衰的诱因。

二、病理

病理改变为心脏扩大，质软、苍白，重量增加，心内膜增厚并可有附壁血栓。组织学所见心肌间质水肿，心肌细胞肥大、断裂，有纤维变性或为瘢痕所替代，间质中可有淋巴细胞浸润。

三、护理评估

（一）临床表现

见于多胎、年长而营养不良的经产妇，症状为心力衰竭，可见乏力、劳力性呼吸困难、浮肿、夜间阵发性呼吸困难、咯粉红色泡沫样痰等左心衰竭表现及心律失常所致的临床改变。

查体：肝大，颈静脉充盈怒张，肝静脉回流征阳性，心界扩大，心尖搏动弥散而弱，心音低钝，可闻及二尖瓣反流性收缩期杂音，加强第三心音和奔马律，肺部闻及湿性啰音等。

（二）实验室及其他检查

1. 心电图

心电图见有心室增大，继发性 ST－T 改变；不同心律失常，房性、室性早搏、房颤和不同传导阻滞等。

2. X 线检查

X 线检查可见心脏肥大，以左心室为主，心尖搏动减弱，还可见有肺淤血，偶见肺栓塞、胸腔积液等。

3. 超声波扫描

可见心腔（左心室为主）扩大，左心室流出道增宽，二尖瓣、主动脉瓣开放幅度小，室间隔与左心室后壁变薄，个别也有变厚者，偶见心包积液存在。

四、治疗

本病如能早期诊断、及时治疗，一般预后良好。安静、增加营养、服用维生素类药物十分重要。针对心力衰竭，可使用洋地黄、利尿剂和血管扩张剂等。对有栓塞的病例应使用抗凝剂。应采取避孕或绝育措施预防复发。

药物性心肌病

在临床上因使用阿霉素等抗癌药物、三环类抗抑郁药和其他药物等，而发生药物性心肌病者近年日益增加。其临床特点为心律失常、室内传导阻滞、ST–T改变、慢性心功能不全等，类似扩张型心肌病或非梗阻性肥厚型心肌病的临床表现。预防这类心肌病的发生，应在用药期间定期体检或用辅酶 Q_{10} 预防发病，做到早期诊断和治疗。

克山病

克山病是一种原因未明的以心肌病变为主的疾病，亦称地方性心肌病。因本病于1935年首先在黑龙江省的克山县发现，故以克山病命名。

一、流行病学特点

（一）发病地区

本病发生在我国由东北到西南的一条狭长过渡地带的偏僻山区、半山区、丘陵地带的农村，包括黑龙江、吉林、辽宁、内蒙古、河北、河南、山东、山西、陕西、甘肃、宁夏、四川、湖北、贵州、云南、西藏等省、自治区的309个县。

（二）发病年度与季节

有明显多发年和多发季节，2次多发年相隔年限不一，多发年的发病率及病死率比非多发年可高10倍或以上。一年四季均可发病，发病季节特点为东北地区急性型多发生在寒冷的冬季，而西南地区则主要发生在炎热的夏季。

（三）性别与年龄

病区男女老幼皆可发病，但多见于生育期妇女及断奶后的幼儿。生育期妇女比同龄组的男性发病多5倍以上，而乳儿几乎不发病。

（四）家庭与职业

本病约1/3有家庭发病史，且常是当地生活困难的农业户，尤其是新迁入病区连续居住3个月以上的困难户。在病区的非农业人口基本未有发病的。

（五）其他特点

卫生条件差；烧炕受烟熏；农业生产并自产自给；一些地区同时存在有大骨节病、地方性甲状腺肿和地方性氟病。

二、病因

尚未清楚。目前有两种说法，即生物地球化学病因学说和生物病因学说。前者认为水土及营养因素与发病有关，例如病区的水和粮食缺乏稀有元素硒，是发病的主要因素。后者认为克山病由感染，特别是病毒感染所引起。

三、病理

主要病变是心肌实质的弥漫性变性、灶性坏死和坏死后的纤维瘢痕形成，以上改变交错存在。通常以左室及室间隔部位病变较重。心壁通常不增厚，部分患者可见附壁血栓。急型病例，可见心内膜下心肌呈弥漫性坏死。

四、护理评估

（一）临床表现

临床上根据此病急缓、病程长短及心脏代偿情况，将本病分为急型、亚急型、慢型及潜在型。

1. 急型

起病急，病情重，变化快。多见于成人，可由健康人突然发病，或在潜在型、慢型的基础上急性发作。常有呼吸道感染、暴饮暴食、精神刺激、劳累、妊娠、分娩等诱因。起病前有头晕、心悸、全身不适等前驱症状，发病时主要临床表现为心源性休克伴有严重的心律失常，患者多诉心难受、恶心，频繁剧烈呕吐，常吐出黄色胆汁。患者面色苍白、发绀，四肢冰冷，脉细弱，血压下降，呼吸浅快，呈休克状态。心音减弱，重者呈钟摆律或奔马律，心尖部可闻及Ⅰ～Ⅱ级吹风样收缩期杂音，常有严重心律失常如室上性心动过速、室性心动过速或完全性房室传导阻滞。

2. 亚急型

发病较急型略慢。多见于小儿。先是精神萎靡、面色萎黄、颜面浮肿、腹痛等。一般在起病5天后转重，同时出现心源性休克及全心功能不全的症状和体征，心律失常亦可见到。

3. 慢型

起病缓慢，多在不知不觉中发病，亦可由急型、亚急型或潜在型转化而来。临床表现主要为慢性充血性心力衰竭。主诉有心悸、气短，劳累后加重，并可有腹胀、水肿和少尿。体检示心脏向两侧明显扩大，心音低，可闻及轻度收缩期吹风样杂音和舒张期奔马律，后期可有右心衰竭的体征如颈静脉怒张、肝肿大和下肢浮肿等。严重者可有胸、腹腔积液，心源性肝硬化等表现。心律失常常见如室性早搏、心动过速、传导阻滞、房颤等。

4. 潜在型

可发生于健康人，亦可为其他型好转的阶段。前者常无症状，可照常从事劳动，而在普查中被发现，此属稳定的潜在型。由其他型转变而来者可有心悸、气短、头昏、乏力等症状。心电图可有 ST－T 变化，QT 间期延长和室性早搏。潜在型心脏虽受损，但心功能代偿良好。心脏不增大或轻度增大。

（二）实验室及其他检查

1. 血液检查

急型和亚急型者白细胞总数和中性粒细胞可增高、血沉块。急型重症者血清 AST、LDH 及同工酶可升高。

2. 心电图

心电图可出现多种改变，如心脏肥大、心肌损害和心律失常最常见。

3. X 线检查

主要表现为心脏增大，呈肌源性扩张，搏动弱。以慢型心脏大明显，可呈球形普遍增大，常伴有肺淤血。

4. 超声心动图检查

超声心动图改变与扩张型心肌病极相似，如各心腔增大，左右室流出道增宽，室壁多数变薄，心搏动减弱。

5. 心内膜心肌活检

将取得的心内膜心肌组织做病理切片检查，有助于本病诊断。

（三）诊断和鉴别诊断

根据克山病的流行病学特点，即地区、时间、人群发病特点，结合心脏扩大、心律失常、奔马律等体征和心功能不全程度以及 X 线、心电图、超声心动图检查和心血管造影等，可诊断各型克山病。

1. 诊断标准

1）临床所见：①急、慢性心功能不全。②心脏扩大。③奔马律。④心律失常：多发性室性期前收缩（每分钟 5 次以上）；房颤；阵发性室性或室上性心动过速。⑤栓塞（如肺、脑、肾等）。

2）心电图所见：①房室传导阻滞。②束支传导阻滞（左右束支，双束支及三束支传导阻滞）。③ST－T 改变。④QT 间期延长。⑤多发或多源性室性期前收缩。⑥阵发性室上性或室性心动过速。⑦房颤或房扑。⑧低电压及窦性心动过速。⑨ I、aVL、$V_{1~6}$ 出现病理性 Q 波。

3）X 线所见：①心脏扩大。②心脏搏动减弱、不规则及局限性搏动消失和反常搏动。③肺静脉高压。

判定：具备克山病发病特点，再有上述诊断指标中之一条或其中一项，而能排除其他疾病者，即可诊断为克山病。

2. 鉴别诊断

根据本病流行病学特点、临床表现和辅助检查，诊断并不困难。广义地讲，克山病是属于原发性心肌病的一种。其临床表现、心电图、X 线、超声心动图等均与扩张型心肌病相类似，但结合克山病显著的流行病学特点，还是能够基本上作出鉴别诊断的。

五、治疗

本病宜采用综合治疗。重点应注意控制心力衰竭、纠正心律失常和抢救心源性休克。

（一）急型

在处理上应做到"三早"，即早发现、早诊断、早治疗。

1. 大剂量维生素 C 静注

首剂应 5～10 g 静脉注射，24 小时总量可在 20～30 g。连用 7～10 天，可同改善心肌代谢药辅酶 A、辅酶 Q_{10}、ATP 等一起静滴。

2. 冬眠疗法

急型呕吐频繁、烦躁不安者应用冬眠后机体代谢率降低，心肌耗氧量减少，有利心功能恢复。成人氯丙嗪 50 mg 肌注（小儿用量 1～2 mg/kg），或用氯丙嗪 25 mg、异丙嗪 25 mg、哌替啶 50 mg 静脉滴注。

3. 血管活性药物应用

对低血压或休克患者可用多巴胺、间羟胺和去甲肾上腺素等升压药，如低血压同时有左心衰竭，可将多巴胺或多巴酚丁胺与硝普钠合用。多巴胺 20～40 mg 加入 5% 葡萄糖液 150～250 ml 内静滴，每分钟 1～10 μg/kg；多巴酚丁胺 20～40 mg 加入 5% 葡萄糖液 100～200 ml 中，按每分钟 2.5～10 μg/kg 静滴；硝普钠以 5～10 mg 加入 5% 葡萄糖液 100 ml 中静滴，滴速为每分钟 20～100 μg。

4. 给氧

心力衰竭明显和有低血压休克时，一定充分供氧。

5. 强心药

急型、亚急型有心力衰竭者，宜用快速洋地黄制剂如毛花苷 C 0.4 mg 或毒毛花苷 0.25 mg 稀释后静脉注射。此外，应用血管扩张剂治疗急、慢性心力衰竭，疗效较好。肺水肿时可静脉注射呋塞米等快速利尿剂。

6. 抗心律失常

频发室性早搏、室性心动过速可静脉注射或滴注利多卡因，待基本控制后可选用下列口服药维持，如美西律、胺碘酮、丙吡胺、普罗帕酮等。室上性心动过速或快速房颤可静脉注射毛花苷 C。高度或三度房室传导阻滞心室率慢者，可用阿托品（静脉注射、肌内注射或口服）、异丙肾上腺素（静脉滴注或含用），其至可用肾上腺皮质激素等治疗，必要时可安置人工心脏起搏治疗（参见"心律失常"）。

（二）亚急型及慢型

亚急型患者病情严重，出现低血压或休克时，按急型进行抢救，一般按慢型患者处理。慢型克山病除控制心力衰竭和心律失常外，要注意休息，避免受凉，防止感染，以免加重心脏负担。强心药一般选用地高辛口服，每日 0.125～0.25 mg，有水肿者加用利尿剂如氢氯噻嗪、螺内酯等口服。注意纠正水、电解质平衡。

（三）潜在型

要定期随访观察，注意营养，防止过劳，预防感染，以维持正常心功能。

六、预后

急性如能早期就地合理抢救，临床治愈率可在 85% 以上，约 20% 的可能转为慢性，死亡多为心源性休克或猝死。

慢性、亚急性患者心脏明显增大且有严重心律失常者预后较差。两型的 5 年存活率在 20 世纪 70 年代为 40% 左右，但近年由于治疗方法的改进，5 年存活率明显延长，但 10 年存活率仍较低。半数左右的患者死于难治性心力衰竭，其次为猝死。

七、预防

积极开展综合性预防措施，改善环境卫生，注意个人卫生，防止粮食霉变；保护水源，改善水质；改善饮食结构，保证足够营养供给。采用亚硒酸钠预防服药，饮水中补充镁等。

（王菁　杨雪莲）

第五节　病毒性心肌炎

心肌炎指心肌本身的炎性病变，在尸检中出现率为 4% ~ 10%。近年来由于风湿热和白喉等所致心肌炎逐渐减少，原因不明即所谓特发性心肌炎相对增多，其病因现在多认为是病毒感染。如 Fiedler 心肌炎认为是柯萨奇 B 组病毒所致的暴发型心肌炎。近年，病毒性心肌炎（VMC）与扩张型心肌病之间的关系引人注目。心肌炎病毒，如某些肠道病毒，不但能引起动物病毒性心肌炎，而且能导致动物扩张型心肌病样改变。

一、病因

病毒性心肌炎是指嗜心性病毒感染引起的，以心肌非特异性间质性炎症为主要病变的疾病。几乎每一组病毒都可引起特异性的心肌炎，但很多呈亚临床型。大多数研究认为柯萨奇病毒、肠道孤儿病毒及流感病毒是引起心肌炎的常见病毒。而柯萨奇病毒（以 1~5 型为多）感染约占病毒性心肌炎的 40%。有人报道流感流行时发生的流感病毒性心肌炎可高达 57%，心肌病变多为局限性。肠道孤儿病毒性心肌炎多见于儿童。肝炎病毒也可引起心肌炎。病毒不仅侵犯心肌，尚可侵及心内膜、心瓣膜、传导系统及心包。

二、发病机制

有关发病机制至今尚未阐明，但由于病毒性心肌炎实验动物模型及培养搏动心肌细胞感染柯萨奇 B 病毒致心肌病毒性心肌炎模型的建立，用分子杂交标本检测心肌标本中病毒核酸的广泛应用，其发病机制逐渐阐明。一般认为与下述因素有关：

（一）病毒本身所致溶细胞作用

柯萨奇 B3 病毒（CVB3）感染小鼠后，心肌就产生散在坏死病灶、炎症细胞浸润及坏死，免疫组化示巨噬细胞及其他细胞增多，表现为非特异性吞噬或溶细胞作用。有学者在 10 例婴儿死于急性心肌炎的心肌中，2 例用 PCR 及原位杂交均检得 EVs – RNA，且阳性信号见于炎症及心内膜下，亦认为心肌病变是病毒的直接溶细胞作用，病毒 RNA 的优先转译曾长期认为是扰乱细胞代谢的主要方面，由此而导致细胞死亡。因此认为，直接病毒作用机制在 CVB3 感染鼠中所致心肌损害似较以往认识为重要，特别在非限制性病毒增殖的组装方面。

（二）细胞免疫损伤作用

很多实验证明病毒性心肌炎发病与病毒感染导致细胞介导的细胞毒（CMC）作用有关。在某些病毒性心肌炎的病理过程中，最严重的心肌炎症改变，即大量的细胞浸润和坏死往往出现于病毒滴度明显降低时；此外用抗胸腺血清或射线去除小鼠的 T 细胞，可阻止发生病毒性心肌炎，提示 CMC 可能是致心肌损害的重要因素。

（三）基因及自身免疫作用

1. 病理观察

自不同种小鼠感染 CVB3 后所致心肌炎的早、晚期病理观察，有人认为，早期病变系病毒使心肌产生单核细胞浸润的炎症反应及心肌坏死；而后期心肌出现纤维瘢痕、单核细胞浸润少见的病理改变，系免疫反应所致。早晚期病变均受基因所控制。Hextomty 认为，CVB3 感染时免疫反应有矛盾作用，首先此反应能阻止病毒继续复制，其次使心肌炎症反应继续进行，并伴同心肌特异性自身抗体产生，这些自身抗体是否提示心肌炎后期是一种自身免疫疾病，或仅是进行性心肌损害的标记尚不清楚。

2. 线粒体内层 ADP/ATP 载体自身抗体

ADP/ATP 载体是位于线粒体内膜上的一种疏水性蛋白质，它以耗能过程将 ATP 转移至细胞质中，再将 ADP 送入线粒体经氧化磷酸化生成 ATP。在病毒性心肌炎患者血清中常有 ATP/ADP 载体抗体，而在正常人及冠心病患者中则极为罕见；并发现含该抗体的血清的确可特异性抑制心肌细胞线粒体膜的核酸转运，且这种抑制作用具器官特异性，认为病毒感染可先引起细胞坏死，暴露出 ADP/ATP 载体，再由载体的自身免疫而引起自身免疫性心肌炎。

3. 抗肌凝蛋白重链抗体及抗原分子拟似机制

本病的早期免疫反应起自病毒渗入细胞，二期反应起自在早期反应后病毒抗原与心肌肌浆抗原决定簇间的反应。其中最主要的心肌肌浆膜有关抗原（自身抗原）是肌凝蛋白的异构体。有认为在遗传基因人群中，心肌肌凝蛋白可能是导致病毒感染后心肌炎的一种自身抗原。用心肌肌凝蛋白免疫同种动物诱发的心肌炎，与 CVB3 引起的自身免疫性心肌炎（慢性心肌炎阶段）颇为相似。此外，心肌肌凝蛋白位于心肌细胞内，与免疫系统隔绝，正常情况下不能诱发免疫反应，但在病毒感染致心肌细胞破坏后，大量的肌凝蛋白释放入血或淋巴道，与免疫系统接触而诱发自身免疫反应，产生抗肌凝蛋白重链抗体。抗肌凝蛋白重链抗体可能通过与 α – HC 反应而使肌凝蛋白失活。然而，有人认为该抗体并不能直接作用于完整的心肌细胞，其可能主要通过激活抗体依赖性细胞毒作用损害心肌。

4. 白介素 – 1（IL – 1）、γ 干扰素（IFN – γ）及肿瘤坏死因子（TNF）等作用

NK 细胞除直接杀伤细胞外，还通过释放 IFN – γ、TNF 等细胞因子诱导增强了心肌

细胞主要组织相容抗原－Ⅰ类抗原表达，促进毒性 T 淋巴细胞在感染后期杀伤和破坏心肌细胞，致细胞凋亡以致死亡。

（四）其他机制

1. 一氧化氮的作用

研究发现，浸润 CVB3 心肌炎小鼠的巨噬细胞及粒细胞可表达一氧化氮合成酶（iNOS），且 iNOS 具有较高活性，提示 NO 在病毒性心肌炎发病中有一定的作用。

2. 信号传递系统

即 G 蛋白—腺苷酸环化酶信号系统异常变化。

3. 神经体液的变化

Kanda 的研究显示在心肌炎小鼠心肌细胞中，β_2 受体上调及血管紧张素 Ⅰ 和 Ⅱ 的暂时升高，均可能在病毒性心肌炎的病理生理过程中有重要作用。

三、病理

心肌炎按照组织病理学可分为心肌变性为主的实质性心肌炎和以间质损害占优势的间质性心肌炎。根据病变范围的大小，又可将心肌炎分为弥漫性心肌炎和局限性心肌炎。按病情又可分为急性心肌炎和慢性心肌炎。

病变较重者肉眼可见心肌非常松弛，呈灰色或黄色，心腔扩大。化脓性心肌炎可见有小脓肿。如与心内膜炎或心包炎合并存在，则尚可见心包肿胀，并有渗出液，以及心内膜、心瓣膜的赘生物或溃疡变化。有时在大体检查时不易发现病变，只有在显微镜下才能作出诊断。心肌炎的病理学检查必须在心脏的各个部位的心肌进行多处切片，方能免于遗漏。

心肌炎可在心肌纤维之间与血管四周的结缔组织中发现组织细胞、淋巴细胞、嗜酸性粒细胞以及中性粒细胞浸润。心肌纤维可能有脂性、颗粒性或玻璃样变性，也可有心肌溶解或坏死。在化脓性心肌炎中，镜下常可发现小脓肿。少数患者病变局限于心肌而无心包和心内膜的炎性变化，过去称之为"孤立性心肌炎"。此种心肌炎心肌呈弥漫性变化，心肌间质有炎性浸润，心肌纤维有各种程度的变性，散在坏死区域与纤维化区域相间。由药物过敏或变态反应所致的心肌变化，大多以心肌纤维的变性为主，炎性渗出较轻，常以嗜酸粒细胞渗出为主。心肌炎的病变不仅发生于心肌和间质，也可涉及心脏的起搏与传导系统，如窦房结、房室结、房室束和束支，从而成为心律失常的发病基础。

四、护理评估

（一）临床表现

临床特点为病情轻重悬殊，多在出现心脏症状前 1～3 周有上呼吸道或肠道病毒感染史。有时病毒同时侵犯其他系统，出现其他系统感染表现。

1. 症状

病初可有头晕、乏力、心悸、气急、胸部不适及心前区疼痛等。少数无明显自觉症状。临床上诊断的心肌炎中，大部分以心律失常为主诉或首发症状，其中少数患者可由此而发生晕厥或心源性脑缺氧综合征。极少数患者可在短期内迅速发生心力衰竭或心源性休克。

2. 体征

持续性心动过速与体温不成比例，或心率异常缓慢。心尖区第一心音多减弱或分裂，心音可呈胎心样。心包摩擦音的出现表示并发心包炎。约有半数的患者心脏扩大，在心尖区可听到收缩期吹风样杂音或舒张期杂音，此乃左心室扩大造成相对性左房室瓣关闭不全或狭窄所致。心肌炎好转后，杂音即减轻或消失，心律失常极为常见，各种心律失常都可出现，其中以期前收缩和房室传导阻滞最常见。心律失常是造成猝死的原因之一。重症患者可出现急性心力衰竭，室性或房性奔马律和交替脉常见。严重者因排血量过低易并发心源性休克。

（二）实验室及其他检查

1. 实验室检查

在病程早期白细胞总数可增高，血沉可增快。血清酶（肌酸激酶、AST、LDH）可升高，主要以肌酸激酶的同工酶 CPK - MB 和 LDH 的同工酶 LDH_1 测定的灵敏度较高，特异性强，对病程 2 个月以上的病例心肌酶谱测定意义不大。在急性期从咽部、血液、粪便、心包或胸腔渗出液分离出病毒；急性期和恢复期前后 2 次血清中特异性补体结合抗体、中和抗体、血凝抑制抗体效价有 4 倍或以上升高；血清中特异性 IgM 在 1:32 以上阳性等都是可能而不肯定的病原学诊断指标。急、慢性病毒性心肌炎病原学诊断可从心包、心肌、心内膜分离出病毒，或应用电镜、荧光免疫抗体技术、过氧化物酶或铁蛋白标记抗体等方法在心包、心肌或心内膜病变部位证实有特异性的病毒抗原。这些方法需要在心肌活检或尸解时进行。

2. X 线检查

重病患者有心脏轻、中度扩大。合并心包炎时心脏明显扩大，心影呈球形或烧瓶状，搏动减弱。重度心肌炎尚可见到肺淤血及肺水肿。

3. 心电图

具有多变、突变特点。部分心肌炎患者无症状，体征仅有心电图改变；也有在发病后心电图由于正常突然出现改变，随感染的消退或反复而消失或再现。主要变化为：

1) ST - T 改变：T 波低平、反向或倒置，ST 段下降一般较轻。

2) 心律失常：窦性心动过速或过缓，不同程度的窦房、房室、室内传导阻滞，房性、结区性、室性期前收缩可以偶发或频发成联律。单源性或多源性，甚至并行心律。室上性或室性心动过速、房颤也偶可见到。心室颤动的出现可致猝死。Ⅲ度房室传导阻滞也是猝死的原因。上述变化多见于急性期，在恢复期逐渐消失。亦有部分病例因瘢痕灶形成而产生固定性传导阻滞或期前收缩。

3) QT 间期可延长，有时出现病理性 Q 波。

4) 超声心动图

轻者无改变，重度可有心腔扩大，心室壁搏动幅度降低，心输出量减少等变化。

5) 核素检查

放射性核素心室显影检测左心室功能受损，左心室射血分数减低。

（三）诊断

根据病毒感染史、临床表现，结合心电图及实验室检查可作出诊断。但因其临床表现差异大，病毒分离困难，明确病因诊断比较困难，易漏诊、误诊。

全国心肌炎心肌病专题研讨会提出的成人急性心肌炎诊断参考标准如下：

1. 病史与体征

在上呼吸道感染、腹泻等病毒感染后 3 周内出现心脏表现，如出现不能用一般原因解释的感染后严重乏力、胸闷头晕（心排血量降低）、心尖区第一心音明显减弱、舒张期奔马律、心包摩擦音、心脏扩大、充血性心力衰竭或阿—斯综合征等。

2. 上述感染后 3 周内出现下列心律失常或心电图改变者

1）窦性心动过速、房室传导阻滞、窦房阻滞或束支阻滞。

2）多源、成对室性期前收缩，自主性房性或交界性心动过速，阵发或非阵发性室性心动过速，心房或心室扑动或颤动。

3）两个以上导联 ST 段呈水平型或下斜型下移 ≥0.05 mV、ST 段异常抬高或出现异常 Q 波。

3. 心肌损伤的参考指标

病程中血清心肌肌钙蛋白 I 或肌钙蛋白 T（强调定量测定）、CK－MB 明显增高。超声心动图示心腔扩大或室壁活动异常和（或）核素心功能检查证实左室收缩或舒张功能减弱。

4. 病原学依据

1）在急性期从心内膜、心肌、心包或心包穿刺液中检测出病毒、病毒基因片段或病毒蛋白抗原。

2）病毒抗体：第 2 份血清中同型病毒抗体（如柯萨奇 B 组病毒中和抗体或流行性感冒病毒血凝抑制抗体等）滴度较第 1 份血清升高 4 倍（2 份血清应相隔 2 周以上）或一次抗体效价 ≥640 者为阳性，320 者为可疑（如以 1∶32 为基础者则宜以 ≥256 为阳性，128 为可疑阳性，根据不同实验室标准作决定）。

3）病毒特异性 IgM：≥1∶320 者为阳性（按各实验室诊断标准，需在严格质控条件下）。如同时有血中肠道病毒核酸阳性者更支持有近期病毒感染。

注：同时具有上述 1、2 中任何一项、3 中任何二项。在排除其他原因心肌疾病后临床上可诊断急性病毒性心肌炎。如具有 4 中的第 1）项者可从病原学上确诊急性病毒性心肌炎；如仅具有 4 中第 2）、3）项者，在病原学上只能拟诊为急性病毒性心肌炎。

如患者有阿—斯综合征发作、充血性心力衰竭伴或不伴心肌梗死样心电图改变、心源性休克、急性肾功能衰竭、持续性室性心动过速伴低血压发作或心肌心包炎等在内的一项或多项表现，可诊断为重症病毒性心肌炎，如仅在病毒感染后 3 周内出现少数期前收缩或轻度 T 波改变，不宜轻易诊断为急性病毒性心肌炎。

对难以明确诊断者，可进行长期随访，有条件时可做心内膜心肌活检进行病毒基因检测及病理学检查。

在考虑病毒性心肌炎诊断时，应除外 β 受体功能亢进、甲状腺功能亢进、二尖瓣脱垂综合征及影响心肌的其他疾患如风湿性心肌炎、中毒性心肌炎、冠心病、结缔组织病、代谢性疾病以及克山病（克山病地区）等。

（四）鉴别诊断

1. 风湿性心肌炎

除有心肌炎的临床表现外，尚有风湿热的特征，如多发性关节炎、皮下结节、边缘性红斑、舞蹈症等症状，并常有近期溶血性链球菌感染的证据。

2. 缺血性心脏病

发病年龄较大，多为 40 岁以上的中年人，常有高血压、高血脂、糖尿病、肥胖症及动脉粥样硬化的表现，可有心肌缺血、损伤或坏死的证据。心血管造影可以明确本病的诊断。

3. 特发性心肌病

特发性心肌病是一种病因不明的、病变主要在心肌的非炎症性疾病，病程较长，与急性病毒性心肌炎不难鉴别。但慢性病毒性心肌炎患者，如无急性心肌炎的病史，则鉴别较为困难。研究表明，部分扩张型心肌病系由慢性病毒性心肌炎迁延而致。

五、治疗

（一）一般治疗

急性病毒性心肌炎主要病理改变是广泛散在心肌细胞坏死灶及周围间质炎性细胞浸润。尽早卧床休息，可以减轻心脏负荷。有严重心律失常、心衰的患者，卧床休息 1 个月，半年内不参加体力活动。无心脏形态功能改变者，休息半月，3 个月内不参加重体力活动。

（二）抗病毒治疗

1. 干扰素 α 能够阻断病毒复制和调节细胞免疫功能。α 干扰素 100 万 ~ 300 万 U，每日 1 次肌内注射，2 周为一疗程。

2. 黄芪有抗病毒、调节免疫功能，对干扰素系统有激活作用。黄芪注射液 20 g 加入 5% 葡萄糖注射液 250 ml 中，静脉滴注，每日 1 次，连用 2 周，然后改为口服黄芪治疗。细菌感染是病毒性心肌炎的条件因子，在治疗初期常规应用青霉素 400 万 ~ 800 万 U/d 或红霉素 1.2 g/d 静脉滴注 1 周。

（三）改善心肌细胞营养，促进代谢药物

维生素 C 600 ~ 1 000 mg 静滴，1 次/日；肌苷 200 ~ 400 mg 肌注或静注，1 ~ 2 次/日；1，6 - 二磷酸果糖 5 g 静滴，1 ~ 2 次/日；辅酶 Q_{10} 10 ~ 20 mg，3 次/日。上述药物可适当搭配或联合应用 2 ~ 3 种，一般 10 ~ 14 日为一疗程。

（四）糖皮质激素

适合于病情危重，中毒症状明显或有高度房室传导阻滞时。泼尼松 10 mg，3 次/日，或地塞米松 10 ~ 20 mg，静注或滴注。目前不主张早期使用。

（五）抗生素的应用

继发性细菌感染常诱发病毒感染，特别是流感和腮腺炎病毒，可加重病情，故急性病毒性心肌炎患者可使用广谱抗生素，如氨苄西林、头孢菌素等。

（六）免疫调节药物

1. 免疫抑制剂

有关此类药物治疗病毒性心肌炎的研究颇多，但无论是实验研究抑或临床领域的调查，至今尚未取得一致意见。环孢素通过干扰激活的 T 辅助淋巴细胞释放 IL-2 而产生免疫抑制作用。国内研究提示重症心肌炎应尽早应用激素治疗，以保护心肌细胞和减轻心肌水肿。对心肌炎患者用泼尼松合并环孢素或硫唑嘌呤进行了一组临床治疗试验，发现免疫抑制治疗不能进一步改善左心射血分数或降低病死率，认为心肌炎不应常规用免疫抑制治疗。

2. 免疫调节剂

目前多数研究发现病毒性心肌炎的患者存在免疫失控，故通过免疫调节剂纠正免疫失控是可行的。干扰素的抗病毒及调节细胞免疫作用已被肯定。许多研究均提示其对病毒性心肌炎有防治作用。Matsumori 的有关研究表明适时使用 α-干扰素 A/D 在小鼠病毒性心肌炎模型中能抑制心肌内病毒复制，从而起到保护作用。Kishimoto 的研究结果也有同样结论。最近已观察到在一组与病毒感染有关的扩张型心肌病患者中用重组 γ 干扰素治疗，结果在 1 个月的疗程结束后心肌内肠道病毒 RNA 在半数患者中消失，而心脏功能均有改善。

动物实验证实，黄芪能明显减轻心肌的炎症浸润、减少坏死面积等，还能使急性病毒性心肌炎的小鼠心肌细胞异常电活动取得部分改善，包括动作电位振幅、超射及动作电位最大上升速率等。因此黄芪具有抗病毒、调节免疫、保护心肌及部分改善心电活动的作用。临床上用黄芪注射液肌内注射、静脉滴注、黄芪冲剂及黄芪口服液等不同制剂，从不同角度观察了它们在病毒性心肌炎患者中的疗效，发现注射液和口服制剂疗效基本相似。经治疗后胸闷心悸、气急、乏力和易感冒等。临床症状及期前收缩发作均见改善。

（七）ACEI 及其受体阻滞剂

ACEI 已被认为可应用于多种心血管疾病。卡托普利是第一代 ACEI 制剂，认为它的巯基具有氧自由基的清除作用，为其具有心肌保护作用的机制。卡托普利减轻心脏后负荷，减少氧自由基的产生，从而减少心肌炎的心肌损伤。也可能与其对缓激肽系统的调节作用（扩张冠状血管，阻止血管痉挛）有关。小鼠柯萨奇病毒 B3 心肌炎模型研究显示卡托普利是有效的，尤其早期使用，它能减轻心肌重量，减轻心肌炎症反应、心肌纤维化及心肌钙化程度，并能改善充血性心衰。Suzuki 等的心肌炎小鼠模型研究也证明卡托普利能明显改善生存率，减轻心肌损伤，且这种疗效是剂量依赖性的。总之，卡托普利在实验小鼠心肌炎治疗中是相当有效的，运用于人体疗效如何，有待随机临床研究的证实。

近来的研究表明，ARB 对实验性病毒性心肌炎也有较好的疗效，可明显减轻心肌炎小鼠心肌中炎性细胞浸润、坏死及钙化的程度，但对病毒复制无明显影响。

（八）并发症的治疗

1. 心力衰竭治疗

可使用洋地黄类药物、利尿剂及血管扩张剂。因心肌本身有炎症坏死，对洋地黄制剂极为敏感，易出现中毒现象。所以应用洋地黄制剂须谨慎从事，从小剂量开始，逐渐增加。

2. 纠正心律失常

本病心律失常的基础是心肌病变，对心功能无大影响的心律失常如偶发期前收缩等，不必用药控制，而发生严重心律失常时，可选用抗心律失常的药物及时纠正，并随时监测心律。如为完全房室传导阻滞时，应使用临时体外起搏器，因为本病发生完全性房室传导阻滞，经治疗可在短期内恢复。详细治疗参阅"心律失常"。

3. 心源性休克治疗

1）患者应平卧：气急不能平卧时可采取半卧位，注意保暖和休息。

2）纠正低氧血症：吸氧和保持呼吸道通畅，以维持正常或接近正常的动脉氧分压，有利于微循环，得到最大的氧供应；防止发生呼吸性酸中毒或因过度换气而发生呼吸性碱中毒。可用鼻导管或面罩给氧，如气体交换不好，动脉氧分压仍低而二氧化碳分压仍高时，宜及时做气管插管或气管切开，用人工呼吸器辅助呼吸，以定容式呼吸器为佳，最好还用呼气末正压吸氧，要求动脉血氧分压达到或接近 100 mmHg，二氧化碳分压维持在 35 ~ 40 mmHg。

3）输液：需静脉输液以恢复循环、保证入量，全日总量（包括口服）1 000 ~ 2 000 ml/m² 均匀滴入。

4）静脉注射维生素 C：开始抢救即刻用 10% ~ 12.5% 溶液 100 ~ 200 mg/kg 静脉注射，以后每 6 ~ 12 小时 1 次，第 1 日可用 4 ~ 5 次。以后可改用静脉滴注。

5）维持血压：如血压急剧下降，应立即开始静脉滴注多巴胺，以 20 ~ 30 mg 稀释于 100 ml 葡萄糖溶液内，亦可同时加入间羟胺 10 ~ 20 mg，必要时在密切观察血压下，静脉内缓慢推注多巴胺 10 mg，使血压维持在 90 ~ 100 mmHg，保持重要器官的血流灌注。

6）肾上腺皮质激素：以地塞米松 0.2 ~ 0.5 mg/（kg·d）或相当剂量的氢化可的松，分批均匀静脉滴注，好转后减量再停用，一般不超过 1 周。

7）纠治心律失常：伴有显著心动过速或心动过缓的各种心律失常都能加重休克，需积极应用药物，电复律或人工心脏起搏器等予以纠治或控制。

8）纠正酸碱平衡失调和电解质紊乱：主要是纠正代谢性酸中毒和高钾或低钾血症。休克较重或用升压药不能很快见效者，可即刻静脉滴注 5% 碳酸氢钠 100 ~ 200 ml，以后参照血 pH 值、血气分析或二氧化碳结合力测定结果及时发现和处理可能出现的呼吸性碱中毒或酸中毒。注意测定血钾、钠、钙和氯化物，按照情况予以补充或限制。低血钾时将 0.4% 氯化钾加入 5% 葡萄糖溶液中静脉滴注；高血钾时除限制钾盐摄入外，可静脉滴注 5% 碳酸氢钠和葡萄糖溶液加胰岛素。

（九）对症治疗

如退热、止痛、镇静、解除焦虑等。注意补液速度，以免引起或加重心力衰竭。伴有严重心律失常时，应进行心电监护，防止恶性心律失常的发生。必要时吸氧。

六、预后

急性病毒性心肌炎的预后多良好，多数可完全治愈。在患病时又处于过劳或睡眠不足等状态，可能在短期内使病情急剧恶化，甚至死亡。未能完全恢复而发展为慢性的患者，心脏增大，心功能低下，心电图异常，此时难以与扩张型心肌病相鉴别。

七、预防

多加锻炼，增强体质，积极防治肠道及呼吸道感染。

（弓洁）

第六节　心肌疾病的护理

一、指导休息与活动

根据心功能指导有心力衰竭症状者休息与活动。给予症状重者半卧位、吸氧。嘱患者避免劳累、情绪激动、饱餐、寒冷及烟酒刺激。梗阻性肥厚型心肌病患者要避免剧烈运动，以免心排血量急剧减少而昏厥或猝死。

二、饮食护理

给予高蛋白、高维生素、富含纤维素的清淡饮食，少量多餐，避免饱餐，戒烟酒。心力衰竭时给予低盐限水饮食。防止因饮食不当所致便秘。

三、病情观察

1. 观察生命体征、监测心电变化，准确记录出入量。
2. 注意有无心力衰竭、心律失常、心绞痛、头晕、昏厥、缺氧等情况，发现异常，及时通知医生。

四、对症护理

1. 梗阻性肥厚型心肌病患者胸痛护理

胸痛发作时可下蹲或握拳；给予吸氧；遵医嘱使用β受体阻滞剂，禁用硝酸酯类药物；安慰患者，告知如何避免诱因。

2. 心力衰竭护理

参见"心力衰竭的护理"相关内容。扩张型心肌病慎用洋地黄制剂；梗阻性肥厚型心肌病禁用洋地黄制剂。

3. 心律失常、昏厥护理

参见"心律失常的护理"相关内容。

五、心理护理

多与患者交谈，帮助患者消除不良情绪，解除患者思想顾虑。避免情绪激动使交感神经兴奋性增加、心肌耗氧增加而加重病情。

六、健康教育

1. 知识宣传

向患者介绍本病基本知识，使其能够做到：

1）高度重视本病，但又不过分紧张，能主动配合治疗、护理。

2）能进行自我检测，发现水肿明显、尿量减少、食欲减退、心悸、胸闷、胸痛、脉搏异常、头晕等异常情况，能及时就诊。

2. 生活指导

1）限制体力活动，无论有无症状都要注意休息。

2）梗阻性肥厚型心肌病患者要避免屏气、持重、剧烈运动、情绪激动、突然立起等。

3）避免心力衰竭加重的诱因：如过度劳累、呼吸道感染等。

4）给予高蛋白、高维生素、清淡、富含纤维的易消化饮食。

3. 治疗指导

指导患者遵医嘱用药，告诉所用药物名称、剂量、用法、不良反应以及本病禁用、慎用药物。

4. 定期复查

了解心功能情况，注意有无并发症，调整用药。

（弓洁）

第十四章　心包疾病

第一节　急性心包炎

急性心包炎为心包脏层和壁层的急性炎症，可由细菌、病毒、自身免疫、物理、化学等因素引起。可单独存在或与心内膜炎、心肌炎并存。

一、病因

急性心包炎几乎都继发于全身性疾病，常作为全身性疾病的一部分或其并发症，可被原发病所掩盖。常见病因：

1. 急性非特异性（特发性）。

2. 感染

病毒、细菌、真菌、螺旋体、立克次体、寄生虫等。

3. 自身免疫

风湿热及其他风湿性疾病，如系统性红斑狼疮、结节性多动脉炎、类风湿性关节炎；心肌梗死后综合征；心包切开后综合征及药物性如肼屈嗪、普鲁卡因胺等。

4. 肿瘤

原发性、继发性。

5. 代谢性疾病

痛风、尿毒症等。

6. 物理因素

损伤性、放射性等。

7. 邻近器官疾病

急性心肌梗死、胸膜炎、主动脉夹层、肺梗死等。

上述病因中，常见者为非特异性、病毒或细菌感染性、肿瘤、尿毒症、急性心肌梗死、心脏手术等。

二、病理

正常心包腔内约含 50 ml 液体，急性炎症反应时，在壁层和脏层之间产生由纤维蛋白、白细胞及少许内皮细胞组成的渗出物，液体无明显增加时为急性纤维蛋白性心包炎。当渗出物中的水分增多时，称为渗出性心包炎。渗出液多为浆液纤维蛋白性，也可为脓性或血性。心包渗液一般在数周至数月内吸收，但也可发生壁层与脏层粘连、增厚而逐渐形成慢性心包病变。当渗液迅速积聚和（或）渗液量超过一定的水平，心包内压力即急骤上升，妨碍心室舒张和充盈，使心搏出量降低，动脉收缩压下降，同时，心包内压力增高也影响血液回流到右心，使静脉压升高，这些改变构成了急性心脏压塞的临床表现。

三、病理生理

纤维蛋白性心包炎不影响血流动力学，而心包积液是急性心包炎引起一系列病理生理改变的主要原因。如果渗液进展缓慢，心包过度伸展，心包腔内虽容纳 1～2 L 液体而不增加心包内压力，这种不伴有心脏压塞的心包积液患者可以没有临床症状。如果渗液急速或大量蓄积，使心包腔内压力急剧上升，心室舒张期充盈减少，心搏出量降低，血压下降。此时机体的代偿机制通过升高静脉压以增加心室的充盈，增加心肌收缩力以提高射血分数，加快心率使心排血量增加，升高周围小动脉阻力以维持血压。如心包渗液继续增加，一旦心包腔内压和右室压力升至左室舒张压水平，上述代偿机制衰竭而出现急性心脏压塞表现。

四、护理评估

（一）临床表现

1. 症状

急性心包炎常见症状为心前区痛和呼吸困难。

1）心前区痛：多见于急性非特异性心包炎和感染性心包炎，结核性或肿瘤性心包炎则不明显。可表现为胸闷或呈缩窄性或尖锐性痛，部位在心前区或胸骨后，在吸气和咳嗽时疼痛加重。

2）呼吸困难：是心包渗液时最突出的症状，由肺淤血、肺或支气管受压而引起。在心脏压塞时，可有端坐呼吸、身体前倾、呼吸表浅而快，伴发绀等。

3）其他症状：发热、出汗、乏力、干咳、嘶哑、吞咽困难、烦躁不安等。

2. 体征

1）心包摩擦音：是纤维蛋白性心包炎的典型体征。一般在心脏的收缩期和舒张期可听到抓刮样的声音，常位于胸骨左缘第 3、4 肋间，只存在数小时或数日。由结核、尿毒症或肿瘤引起的可持续数周。一旦心包积液增多，将两层心包隔开，则摩擦音消失。

2）渗液性心包炎体征：心尖搏动微弱或不能触及，常在心实音界内有一段距离，听诊时心音遥远。叩诊时心实音界向左、右两侧扩大，并随体位而变动。

3）心脏压塞征：有颈静脉怒张、静脉压升高、肝大、胸水、面部及下肢水肿。患者发生急性心脏压塞时，静脉压不断上升，动脉压持续降低，心排血量显著下降，血压低下，可发生休克。

（二）实验室及其他检查

1. 血常规

白细胞计数及血沉对病因诊断可提供参考。如化脓性心包炎者白细胞计数及嗜中性粒细胞增多，血沉增快。

2. 心电图

急性心包炎的典型心电图变化可分成 4 个阶段：①除 aVR 导联 ST 段压低外，其余导联 ST 段均呈弓背向下抬高；②ST 段回到等电位线，T 波变低平；③T 波在原有 ST 段抬高的导联中倒置，可持续 2~3 个月；④ST-T 恢复正常。当出现心包积液时，可出现 QRS 波群低电压或电交替。

3. X 线检查

心包积液量少于 300 ml 则心影正常，当积液量超过 300 ml 时，心影向两侧增大，并可随体位而变化，当心包大量积液，超过 1 000 ml 时，心影向两侧普遍增大呈烧瓶状，正常心缘弧度消失，心膈角呈锐角，上腔静脉影增宽，肺纹理稀少。透视下见心脏搏动减弱或消失。

4. 超声心动图

超声心动图是目前诊断心包炎、心包积液可靠的方法。当心包积液超过 50 ml，即可发现在心室后壁及肺反射之间出现液性暗区，并可估计心包积液量及心包的厚度。

5. 放射性核素心脏血池显影

其影像学表现特点：①心脏各心腔大小尚属正常；②心包积液较多时，心脏血池影像周围可出现一圈明显的放射性空白区。还可应用核素检查进行积液量的估计及测量。计算时应用核素血池扫描的心影最大横径值，除以 X 线片上心影最大横径值，所得结果称为 Q 值，正常时 Q 值 <0.75，Q 值越大，积液量愈多。

6. 心包穿刺液检查及活检

通过心包液的性质、生化及细菌学、病理细胞学检查可有助于确定病因。

（三）诊断和鉴别诊断

1. 诊断标准

1）主要依据

（1）出现心包摩擦音。

（2）心包穿刺证实有心包积液。

2）次要依据

（1）有心前区疼痛、呼吸困难、发热等症状。

（2）出现呼吸困难、心动过速、颈静脉怒张、奇脉、心尖搏动消失、心音低远、肝大等急性心包填塞症状。

（3）X 线检查心影大呈烧瓶状、心尖搏动减弱或消失。

（4）心电图出现 ST 段普遍抬高，T 波低平、倒置。

（5）超声心动图显示心包腔有液性暗区。

判定：凡具有主要依据中 1 项或次要依据中 3 项者均确诊为急性心包炎。

2. 鉴别诊断

1）结核性心包炎：是心包炎中最为常见的一种。多发生于中、青年，表现为多发性浆膜炎，可能同时伴有胸水、腹水。症状有低热、乏力、胸痛、气短、咳嗽和不能平卧等。心包积液可为血性渗出液，查找病原菌多为阴性，但结核菌素试验阳性者为多，血沉增快等，有助于诊断。

2）急性非特异性心包炎：原因未明，可能系病毒引起，也可能是过敏或自身免疫反应的表现。起病急，常先有上呼吸道炎症，几乎所有病例都有胸痛，临床症状类于似急性心肌梗死，渗液量可多可少。本症有自限性，病程通常是数日至 3 周，25% 的病例可复发，很少出现心包缩窄。

3）阿米巴性心包炎：现已少见，病原菌在累及心包的同时使肝左叶受损。临床表现为寒战、高热、乏力、消瘦等。心包外影明显增大，抽心包积液为巧克力样，并能发现阿米巴滋养体。

4）尿毒症性心包炎：本病多因重症尿毒症或病晚期因毒素影响而发病。多为纤维蛋白性心包炎，少数为渗出性或血性心包炎，因治疗困难可变为慢性。具有典型胸痛和心包摩擦音。

5）风湿性心包炎：常是风湿性全心炎的一种表现。

五、治疗

急性心包炎的治疗原则包括病因治疗、解除心脏压塞和对症治疗。

（一）对症和支持治疗

卧床休息，胸痛时给阿司匹林或吲哚美辛，对剧痛可用可待因 30 mg 口服，或肌注吗啡或哌替啶等。

（二）解除心脏压塞

最有效的方法是立即进行心包穿刺抽液，并做必要的检查。应严格掌握无菌术，一次抽液量不宜超过 500 ml。抽液要缓慢，注意观察患者，如有面色苍白、气促加剧、头晕、出汗等，应立即停止抽液。常见的穿刺部位有以下几种：

1. 左侧第 5 肋间心浊音界内侧 1～2 cm 或心尖搏动以外 1～2 cm 处进针，针头向内、向后指向脊柱方向推进，此法最常用。优点为操作方便、容易成功和不易撕裂较厚的左心室壁，缺点为针头经左胸进入，有增加胸膜腔感染的机会和容易损伤冠状动脉。

2. 由剑突与左肋缘交界处进针，针头向上，略向后紧贴胸骨后推进。优点为不进入胸腔，不易损伤冠状动脉和乳房内动脉，因积液沉积于心包下部，易抽得液体，缺点是操作较困难，有撕裂右心房或右心室的危险。

3. 胸骨左缘或右缘第 5 或第 6 肋间，肩胛中线第 7 或第 8 肋间与右第 4 肋间心浊音界内侧 1 cm 等处。目前心包穿刺在 B 超介入下进行，成功率高，安全性、准确性都大大提高。对反复心脏压塞或心包积血、积液者，用带有套管的穿刺针，在 B 超引导下进入心包腔，然后换以多孔、柔软、易弯曲的不透 X 线的导管进行持续引流，并可导入药物，代替心包切开术。

（三）病因治疗

1. 风湿性心包炎

与急性风湿热治疗相同，可用糖皮质激素、阿司匹林，因其出现填塞症状少见，故一般不做心包穿刺。

2. 结核性心包炎

需同时并用两种以上抗结核药物，疗程为 6 个月至 1 年。有渗液者在抗结核病药物基础上可同时服小剂量泼尼松 5 mg，每日 3 次或于心包穿刺抽液时向心包腔内注入地塞米松 2～5 mg，以促进渗液吸收。

3. 化脓性心包炎

应联合应用大剂量抗生素，本病的致病菌大多为葡萄球菌、链球菌、肺炎球菌，近年来革兰阴性杆菌及厌氧菌性心包炎时有报道。可根据脓液特点大致区分，并经细菌学、药敏试验等指导用药。

1）青霉素类：青霉素 G 对敏感的葡萄球菌、链球菌及厌氧菌有杀灭作用，每日1 000 万 ~ 2 000 万 U，分 4 ~ 6 次使用，异㗁唑青霉素（氯唑西林、苯唑西林、氟氯西林）对产生青霉素酶的菌株首选，每日 10 ~ 18 g，分 4 ~ 6 次使用；氨苄西林、哌拉西林、呋布西林、羧苄西林对革兰阴性杆菌疗效好，每日 8 ~ 12 g，分次均匀使用。禁用于青霉素过敏者。

2）头孢类：对青霉素过敏及使用青霉素类不佳的患者可选用。对革兰菌选用头孢立新、头孢唑啉，每日 6 ~ 10 g，革兰阴性菌用头孢噻肟、头孢曲松，每日每千克体重150 ~ 200 mg，用药应分 3 次以上使用。

3）氨基糖苷类：如庆大霉素对革兰阴性杆菌有效，阿米卡星、核糖霉素对耐药金黄色葡萄球菌有效。

此外，厌氧菌感染可选用甲硝唑每日 1.5 g，静脉滴注，对青霉素及头孢类均过敏者可试用万古霉素、红霉素、氯霉素。

也可心包腔内注药。常用青霉素 G 80 万 ~ 160 万 U，异㗁唑青霉素 0.5 g；氨苄西林 0.5 ~ 1.0 g；庆大霉素 4 万 ~ 8 万 U 注入等。注意注入的药液浓度不宜太高，温度适宜，注入速度要慢。

4. 急性非特异性心包炎

需镇静、止痛。采用肾上腺皮质激素控制急性病变，并给予抗病毒类药物。有继发感染时加用抗生素。对反复发作心包炎渗液而肾上腺皮质激素治疗无效者，可考虑心包部分切除术。

5. 肿瘤性心包炎

应抗肿瘤治疗，对症处理，心包穿刺抽液减压，心包腔内注入抗肿瘤药物。

（四）手术治疗

化脓性心包炎做心包穿刺仍排脓不畅或已形成包裹性积脓时，须及早做切开引流，缩窄性心包炎早期手术疗法是治疗的关键。对有心功能不全者，术前、术中可选用毒毛花苷 K。

六、预后和预防

急性心包炎的自然病程和预后取决于病因，病毒性心包炎、非特异性心包炎、心肌梗死后或心包切开术后综合征通常是自限性的，临床表现及实验室检查在 2 ~ 6 周消退。若心包炎并发于恶性肿瘤、系统性红斑狼疮、尿毒症等则预后差。化脓性或结核性心包炎随着抗生素或抗结核药物疗法及外科手术的进展，预后已大为改善，部分患者遗留心肌损害或发展为缩窄性心包炎。

七、护理

（一）一般护理

1. 休息

患者应充分卧床休息，保持身心安静，反复讲明安静休养的重要性，尽可能地减轻心脏负担，缓解症状。嘱患者避免受凉，防止呼吸道感染，以免加重呼吸困难。

2. 卧位

患者出现气短、呼吸困难时应取坐位或将上身前倾，并给予氧气吸入。协助满足生活自理需要。

3. 饮食护理

全身营养差、进食少的患者，给予低盐高蛋白饮食，以改善全身症状。

4. 其他

加强皮肤护理，防止压疮及感染。

（二）病情观察与护理

1. 非特异性心包炎患者，应注意评估心前区疼痛的部位、性质及其变化情况，是否可闻及心包摩擦音，注意观察其胸痛程度。如疼痛剧烈，应给予镇痛药。并嘱勿用力咳嗽或突然改变体位，以免使疼痛加重。

2. 当病情发展有心包积液时，胸痛往往减轻，而呼吸困难可加重，故应密切观察患者的面色、呼吸、脉搏和血压情况，以及时发现患者是否出现急性心脏压塞征象。此时应取半卧位，给予吸氧，同时报告医生，备好心包穿刺包，配合进行心包穿刺术。

3. 观察患者的体温变化，热型可协助心包炎的病因诊断。有高热时按高热患者进行护理。

4. 慢性缩窄性心包炎患者有大量腹腔积液及下肢水肿时，应给予低盐高蛋白饮食，记录24小时出入量；水肿明显用利尿剂治疗者，应准确记录液体出入量，并观察水肿部位的变化及有无乏力、恶心、呕吐、腹胀、心律不齐等低血钾表现。定期复查血清钾，一旦出现低血钾症状应及时补充氯化钾。

（三）心包穿刺术的护理

1. 护理人员应向患者说明此项手术的必要性和临床意义，取得患者的理解和协助，解除思想顾虑。

2. 嘱患者在术中勿剧咳或深呼吸，必要时于术前应用少量镇静剂。

3. 抽液过程中注意随时夹闭胶管，防止空气进入心包腔，首次抽液量以100 ml为宜。此时心包腔内压力便可明显下降，压塞症状可显著减轻和缓解。还应注意观察患者的表现，注意脉搏、心率、心电和血压，如有异常及时报告医生。为防止穿刺中因迷走神经反射所致的低血压，可于术前注射0.5～1.0 mg阿托品。重症患者穿刺前可采用一些应急措施，如静脉补液以提高静脉压，增加心脏充盈，或静脉滴注异丙肾上腺素，以增加心肌收缩力，使心室排空更为完全，增加心室充盈。并发休克时应使用去甲肾上腺素、美索克新明等。在上述情况下，护理人员应注意维持静脉通畅，并准备好抢救的器械和药物。

（四）心理护理

出现明显的胸痛者，应向患者做好解释工作，避免焦虑及恐惧心理的产生。对于一部分患者从急性心包炎可逐渐发展至心包积液，甚至发生心包缩窄，病程迁延日久，护理人员要细致工作，体贴关怀患者，通过交谈做好劝导工作，使患者树立信心。对于需要做心包切开患者，护理人员要了解患者对手术的顾虑和疑虑，既要向患者说明手术的必要性，又要解释手术的可靠性和采取的各项预防措施，使患者和家属增加心理适应性和对医护人员的信任感。还有的患者，心包疾病系恶性肿瘤所致，此时尤其需要消除患者的不良心理反应，如抑郁悲观的心绪，培养积极乐观的态度。要和患者家属一起做好思想疏导，以良好的精神状态来正确对待各项治疗措施。

（五）健康教育

1. 加强心理指导，鼓励患者表达焦虑的感觉，使患者情绪稳定，在良好的心理状态下接受治疗和护理。

2. 有胸痛和发热时应卧床休息，因活动会使症状加重，应指导患者采取坐位前倾的姿势以减轻胸痛。

3. 指导患者了解疾病的知识，按时服药，发现异常立即就诊。

（弓洁）

第二节　慢性心包炎

慢性心包炎系继发于急性心包炎，其病理变化可分为慢性粘连性心包炎，慢性渗出性心包炎及慢性缩窄性心包炎三种。

一、病因

缩窄性心包炎继发于急性心包炎，目前结核性心包炎仍为最主要的病因。其次为化脓性心包炎和由创伤性心包炎演变而来，少数与需要血液透析的尿毒症性心包炎、心包肿瘤、急性非特异性心包炎、放射性心包炎等有关，部分患者病因不明。

二、病理

本病的心包脏层和壁层因大量的纤维组织增生而广泛粘连、增厚和钙化，厚度可达 $0.3 \sim 0.5$ cm，心包失去弹性，形成一个坚硬的外壳，心脏活动从而受到限制，心肌可以萎缩。

由于心脏舒张充盈受限，心排血量降低，动脉系统供血不足，可引起心率加快，同时静脉回流受限致静脉系统淤血，引起颈静脉怒张、肝大、胸腹水、下肢水肿和静脉压升高。

三、护理评估

（一）临床表现

1. 症状

起病隐匿，常于急性心包炎后数月至数年才发生心包缩窄。最早期症状为劳力性呼吸困难，是由于心排血量相对固定，劳力时不能相应增加所致，呼吸困难严重时不能平卧，呈端坐呼吸。由于肝大及大量腹水可引起食欲下降、腹部胀满或疼痛，此外可有头晕、乏力等症状。

2. 体征

颈静脉充盈、怒张、Kussmaul 征；大量腹水甚或腹部出现脐疝；下肢严重水肿，重者可发展为全身水肿。心界不大，甚至缩小，心尖搏动明显减弱，心音减弱，心动过速，可出现房颤，有时在心尖部内侧闻及舒张早期的心包叩击音，此为心包缩窄后，导致舒张期充盈突然受阻，血流快速冲入心室后突然中止，引起心室壁振荡及回弹而产生响亮短促的拍击音。房室环处缩窄时常在心前区听到舒张中期隆隆样杂音，晚期患者可出现动脉压降低，脉压变小。约35％的患者可触及奇脉。

（二）实验室及其他检查

1. 实验室检查

可有轻度贫血，病程较长者因肝淤血可有肝功能异常和低蛋白血症。

2. X 线检查

心影大小正常或轻度增大，心搏动减弱或消失，心缘平直僵硬，心包可有钙化影。上腔静脉影增宽，肺门阴影增大。

3. 心电图

主要表现为 QRS 波群低电压，T 波低平或倒置，倒置的深度与心肌受累的程度有关，心电轴固定。部分病例可有 P 波增宽、切迹、右心室肥厚、不完全性右束支传导阻滞、房颤等。

4. 超声心动图

右心室前壁和左心室后壁运动幅度变小，心室容量减少，心房扩大，如心包腔尚存少量积液，可发现心包壁层增厚。

5. 静脉压测定

静脉压明显升高，一般在 250 mmH$_2$O 以上，有时可达 400 mmH$_2$O。

6. 心导管检查

右心导管检查示肺微血管压、肺动脉舒张压、右心室舒张末期压、右心房平均压和腔静脉压均显著增高和趋于相等，心排血量减低。右心房压力曲线呈 M 型，Q 波与 V 波几乎同等高度。

（三）诊断和鉴别诊断

如患者有腹水、肝大、颈静脉怒张和静脉压显著增高等体循环淤血体征，而无显著的心脏扩大或心脏杂音时，应考虑缩窄性心包炎。如再有急性心包炎史，心脏搏动减弱，闻及心包叩击音，脉压变小，奇脉和下肢浮肿，X 线检查发现心包钙化和心电图发现 QRS 低电压、T 波和 P 波改变，常可明确诊断。个别不典型病例需行右心导管检查。在诊断时需与肝硬化、充血性心力衰竭和限制性心肌病相鉴别。

四、治疗

首先应积极治疗急性心包炎，以免转化成缩窄性心包炎。后者一经确认，则应在急性症状消退后及早考虑心包剥离手术。病程过久（半年以上），心肌常有萎缩和纤维变性，影响手术后心功能的恢复，手术危险性约为 5%。因此，只要临床表现为心脏进行性受压，用单纯心包渗液不能解释，或在心包渗液吸收过程中心脏受压征象越来越明显，或在进行心包腔注气术时发现壁层心包显著增厚，这表明已有心包缩窄。如心包感染已基本控制，就应及早争取手术。结核性心包炎患者应在结核活动已静止后考虑手术，以免过早手术造成结核的播散。如果结核尚未稳定，但心脏受压症状明显加剧时，可在积极抗结核治疗下进行手术。

手术前应改善患者一般情况，严格休息，低盐饮食和抽除胸水和腹水，必要时给予少量多次输血。有心力衰竭或房颤的患者，可适当应用洋地黄类药物。手术时心包应尽量剥离，尤其是两心室的心包必须彻底剥离。由于心脏长期受到束缚，心肌常有萎缩和纤维变性，所以手术后心脏负担不应立即增加过多，而应逐渐增加活动量。静脉补液必须谨慎，否则会导致急性肺水肿。由于萎缩的心肌恢复较慢，因而手术成功的患者也常在术后 4~6 个月才逐渐出现满意的疗效。

五、护理

（一）手术前护理

术前严格休息，给予低盐、高蛋白及高热量饮食，保证充足的营养。心包剥离术后，应密切观察生命体征及心功能变化，限制静脉补液量和补液速度，以免加重心脏负担和引起急性肺水肿。

（二）手术后护理

术后恢复期应逐渐增加活动量，不宜突然活动过度。术前有心力衰竭者，术后仍应继续抗心力衰竭治疗。但要注意药物的不良反应，尤其是洋地黄过量和电解质紊乱。

（三）健康教育

缩窄性心包炎患者，如诊断明确并及时行心包剥离术，大部分患者预后良好。但少数患者可因病程较长而影响手术治疗的效果。患者在接受手术治疗后，仍应坚持休息半年左右，以利心脏功能的恢复。术前有心力衰竭者，术后仍应继续抗心力衰竭治疗。由于萎缩心肌恢复较慢，常在术后 4~6 个月才出现疗效，临床症状改善，心功能逐渐恢复。

（弓洁）

第十五章　主动脉夹层

主动脉夹层指主动脉腔内的血液通过内膜的破口进入主动脉壁中层而形成的血肿，有别于由于主动脉壁扩张而形成的主动脉瘤。夹层按发病时间分为急性期（＜48小时），亚急性期（48~72小时）和慢性期（＞6周）。主动脉夹层起病凶险、死亡率极高，是心血管疾病的灾难性危重急症。

一、病因和发机制

在美国，急性主动脉夹层每年发病率约5.2/100万，几乎为腹主动脉瘤破裂的两倍，尸检发现为1%~2.5%，所有年龄组均可发生，但多在50岁以上。男：女为（2~3）：1，西方人种比东方人种多见。我国无确切统计资料。

病因中高血压占首位，约75%（51%~93%）；其他有遗传性结缔组织疾病，马方综合征占4%~12%；先天性的主动脉瓣或主动脉病变，如主动脉缩窄为2%；主动脉瓣二瓣化为9%~13%；外科手术亦可引起主动脉夹层，在3785例主动脉瓣置换术中，围手术期发生主动脉夹层者占0.7%；采用股动脉灌注方法中，约3%发生逆行主动脉夹层分离，Nicholson统计10年共7000例心外科手术，发生主动脉夹层约0.3%。其余少见的原因还有妊娠、梅毒性主动脉炎、主动脉霉菌性心内膜炎、结节性多动脉炎、系统性红斑狼疮、特纳综合征等。

二、病理

基本病变为囊性中层坏死。动脉中层弹性纤维局部断裂或坏死，基质黏液样变和囊肿形成。夹层撕裂常发生于升主动脉，此处经受血流冲击力最大，而主动脉弓的远端则病变少而轻。病变如涉及主动脉瓣环则引起主动脉瓣关闭不全。病变可从主动脉根部向远处扩延，最远可达髂动脉及股动脉，亦可累及主动脉的各分支，如无名动脉、颈总动脉、锁骨下动脉、肾动脉等。冠状动脉一般不受影响，但主动脉根部夹层血块可压迫冠状动脉开口造成冠状动脉受压。

多数夹层的起源有内膜的横行裂口，常位于主动脉瓣的上方，夹层与主动脉腔相通。少数夹层的内膜完整无裂口。部分病例外膜破裂而引起大出血，出血容易进入心包腔内造成心包填塞，破裂部位较低者亦可进入纵隔、胸腔或腹膜后间隙。慢性裂开的夹层可以形成一双腔主动脉，见于胸主动脉或降主动脉。

三、分型

De Bakey分型是根据主动脉夹层的起源及受累部位分为3型：Ⅰ型夹层裂口起自升主动脉并延至降主动脉，甚至腹主动脉，是最常见的类型；Ⅱ型夹层局限于升主动脉；Ⅲ型夹层起自降主动脉并向远端延伸，可直至腹主动脉。

Daily和Miller则将主动脉夹层分为2型：凡升主动脉受累者为A型（包括De BakeyⅠ型和Ⅱ型），病变开口在左锁骨下动脉远端为B型（即De BakeyⅢ型），A型约占全部病例的2/3，B型约占1/3。

四、护理评估

（一）临床表现

本病分急性期（发病 24～48 小时）、亚急性期（发病后数天至 6 周）和慢性期（发病后 6 周以上）。急性期症状凶险、死亡率高，慢性期多为幸存者，症状相对较轻，亚急性期临床表现介于两者之间。由于本病基础病变、夹层部与扩展范围不同，临床表现差异较大。

1. 突然出现剧烈、撕裂或割裂样难以忍受的且鸦片类药不能缓解的胸、腹、背部疼痛。

2. 突然出现主动脉瓣关闭不全的体征，这是升主动脉夹层动脉瘤的重要特征。常在主动脉瓣听诊区出现收缩期及舒张期杂音，舒张期杂音沿胸骨右缘较左缘听得更清楚，杂音的强度与动脉血压呈平行关系。如主动脉夹层扩展到腹主动脉则在腹部听到收缩期杂音。

3. 当发生周围动脉堵塞时，外周动脉搏动消失或两侧强弱不等，两臂血压有明显差别。若累及肠系膜或肾动脉，则出现胃肠与泌尿系统的症状与体征。

4. 由于夹层动脉瘤的部位与范围不同，可引起脑或脊髓的缺血，结果可出现各种神经血管综合征。例如颈动脉与无名动脉的起端受压而引起短暂的脑缺血，导致晕厥发生，压迫喉返神经出现声音嘶哑，其他如偏瘫或截瘫均可发生（临床如与急性心肌梗死鉴别，任何神经症状的出现均提示主动脉夹层动脉瘤的可能性较大）。

（二）实验室及其他检查

1. 实验室检查

血尿，白细胞升高，尿素氮和肌酐升高（因高血压肾病或肾脏低灌注），LDH 和 CPK 同工酶检查可与心肌梗死鉴别，急性期贫血提示有失血可能。

2. 心电图

常见的心电图改变为左心室肥厚与劳损，由于夹层动脉瘤合并心肌梗死占 10%～20%，因此有心肌梗死的表现并不能完全排除夹层动脉瘤，然而无心肌梗死的心电图表现则有助于夹层动脉瘤的诊断。约 10% 的患者同时伴有心包炎反应。偶可见到传导阻滞，提示夹层向近心端分离，血肿可能累及心房或心室间隔。

3. 超声心动图

表现为动脉壁增厚、主动脉根部增宽、主动脉瓣反流、漂浮的内膜。经食管超声或二维超声技术能提供更为准确的资料。

4. X 线

胸部 X 线片表现为纵隔增宽、主动脉结阴影模糊不清、升主动脉增宽，或因降主动脉增粗出现双密度影，约 7% 患者可见到钙化的内膜。一半左右病例因动脉瘤压迫致气管右移，此外还可有左侧胸腔积液征。X 线胸部平片的阳性率约 80%。

5. CT 检查

采用造影剂，可显示病变范围，真、假腔及内膜情况，是非创伤性检查的重要方法，也常用于术后复查。

6. MRI

MRI 能准确显示病变情况，不需使用造影剂，因而为更好的诊断手段。

7. 血管造影

血管造影可达以下目的：①显示升主动脉情况；②提示内膜撕裂部位；③假腔的范围；④主动脉主要分支情况；⑤有无主动脉瓣反流；⑥有无其他破口；⑦必要时可行冠状动脉造影。最重要的表现是双腔阴影。为达此目的可在不同的平面注射造影剂，假如经此方法仍未显示假腔，说明假腔内已有血栓，此时可采用间接造影法。CT 能显示壁内血肿。如果未显示 Valsalva 窦或冠状动脉，提示导管在假腔内造影。对于慢性夹层主动脉瘤，判断主要分支的血液供应十分重要，因为此时假腔可能参与了血液供应甚至是唯一的供血通道。

（三）诊断

急起剧烈胸痛、血压高、突发主动脉瓣关闭不全、两侧脉搏不等或触及搏动性肿块时应考虑夹层主动脉瘤。

夹层破裂初起的胸痛常被考虑为急性心肌梗死，但心肌梗死的胸痛开始可以不甚剧烈，以后逐渐加重，或减轻后再加剧，一般不向胸部以下放散，用止痛药常可奏效，伴心电图特征性变化，若有休克外貌则血压常低，也不引起两侧脉搏不等。上述各点足资鉴别。

在诊断比较困难者，必要时须行主动脉造影术。超声检查对诊断也甚有帮助。

五、治疗

（一）早期急症处理

1. 患者卧床休息，给予足够的镇静剂与止痛药（但禁用抗凝剂），同时进行脉搏、血压、心律、中心静脉压、尿量监测，必要时测定肺楔压。一般收缩压应降至 120 mmHg 或至保持生命器官足够灌注的最低血压。同时需减慢左室压力上升速度。首选药物为樟磺咪芬，每分钟 3~5 mg 静滴，应用过程中应密切监测血压，以免引起血压过低。也可用硝普钠静脉滴注，开始用量为每分钟 15 μg，逐渐增加用量，以后根据血压调整用量。因硝普钠有时可增加心肌收缩速度，故需同时应用 β 受体阻滞剂以减慢心肌收缩速度。常用的 β 受体阻滞剂为普萘洛尔，静脉注射，首次剂量为 0.5 mg，以后每分钟静脉注射 1 mg，直至 β 受体达到充分阻滞（我国成人的用量以不超过 5 mg 为宜）。

2. 心律失常、心功能不全、心脏压塞而无外科手术指征者，及时给予相应治疗，包括心包穿刺。

一旦病情稳定，即应做主动脉造影，以确定是否需手术治疗。

（二）内科长期治疗

原则上，对无并发症的 B 型夹层动脉瘤，或主动脉造影未能明确夹层动脉瘤的起终部位者，可继续进行内科治疗。

（三）手术治疗

1. 手术指征

动脉夹层分离进行性发展；出现其他脏器缺血的表现；严重的并发症如血胸、心脏压塞、主动脉关闭不全所致的心力衰竭等；夹层分离位于主动脉、主动脉弓且破裂口明确者。手术方法是切除主动脉内层分裂的一段，争取包括内膜撕裂口，再用人造血管移植，恢复血运。

2. 术后处理

对高血压者可口服普萘洛尔或利血平，控制血压和维持心脏收缩力，能减少渗血和假性动脉瘤的发生。本病手术效果在 20 世纪 70 年代末期，手术治疗的总死亡率为 15%~20%。近年来改进手术操作后，手术死亡率为 5%，收到早期良好效果。

六、护理

（一）一般护理

1. 安排患者住 ICU 病房，卧床休息，限制探视。嘱患者排尿、排便勿过度用力，勿剧咳，防止便秘。

2. 给患者耐心解释本病有关防治知识，提高患者对本病的认知程度及应激能力。

（二）病情观察与护理

1. 密切观察生命体征变化，尤其注意血压变化，发现问题及时报告医生。

2. 密切观察病情变化，发现主动脉破裂先兆等异常，立即通知医生，做好术前准备。

（三）健康教育

患者接受手术治疗后，应避免过分用力活动，遵医嘱用药，调整控制血压，以保证组织愈合。应用人工血管外通呈涤纶编织补片修复缺损和人工血管移植术的患者，均应预防心瓣膜、心内膜炎，注意个人卫生，有感染灶应及时治疗。心脏术后心功能Ⅰ~Ⅱ级的患者经康复医疗鉴定，可恢复适当的学习、工作及体力活动，患者应积极坚持长期康复锻炼，以保持长久良好的手术效果和较高的生活质量。护士还要做好家属的思想工作，为患者创造一个良好的身体休养环境。

（邢朋　陈宪艳）

第十六章　急性心脏压塞

急性心脏压塞是指心包腔内液体急剧聚积，心包囊不能迅速伸张扩大，导致心包内压力增高，妨碍心室舒张期充盈，静脉血液回流受阻，以致静脉压不断升高，回心血量减少，出现心输出量降低、血压下降和心率增快等一系列变化的临床综合征。

一、病因和病理生理

（一）病因

急性心脏压塞最常见的原因为：

1. 急性心肌梗死后室壁瘤破裂，冠状动脉瘤或主动脉夹层破裂。

2. 心包、心脏和大血管因外伤破裂出血。

3. 医源性：如心脏手术后出血，心肺复苏的并发症，心脏起搏电极穿破心脏，心导管检查或造影致心脏穿孔，心脏瓣膜成形术使心脏穿破，或冠状动脉成形术造成冠状动脉破裂使心积血。此外，慢性心包炎、系统性红斑狼疮、尿毒症、黏液性水肿及放射病等引起心包积液压力升高超过右室舒张压时也可发生急性心包填塞。

4. 肿瘤转移至心包最常见。

5. 其他少见原因：心包结核或新生物出血，维生素 C 缺乏病或血小板减少症，血管胶原病等引起的出血。

（二）病理生理

正常心包腔含 10~20 ml 液体，为血浆超滤液，超过生理性的液体称为心包积液。肉眼观察可将心包积液分为浆液性，纤维素性，血性及胆固醇性。

生理状态下心包腔内的压力接近于 0，心包壁层的弹性很小，当心包积液增加时，引起心包内压力升高，开始压力上升缓慢，当心包扩展到极限时，压力会迅速升高，对心腔和大血管形成压迫，即心脏压塞。就引起心脏压塞而言，积液产生的速度比积液量更重要，短时间内产生的积液，即使只有 100~200 ml，也会引起心脏压塞。而较长时间积液量，即使很大也不一定发生心脏压塞。右心室是一个低压力系统，较左心室更容易受压。生理情况下，中心静脉压、右房压、右室舒张压及心包腔的压力是相等的，所以当心包腔内压力迅速增高，超过 10 mmHg 时，右心室的充盈就受到影响。右心室回流受阻，会直接影响体静脉回流，出现颈静脉充盈，外周静脉压升高，肝脏增大，由于回心血量减少导致心搏出量减少，最终出现低血压，休克。患者会出现发绀、烦躁、心悸、出汗等症状，还可以扪及奇脉。奇脉产生的原因主要是由于吸气状态下，心室腔由于受心包内压力的影响，不能随胸腔负压牵拉而扩张，此时，回心血量减少，血压下降超过 10 mmHg，脉搏在吸气时明显减弱，称为奇脉。

二、护理评估

（一）临床表现

心脏压塞发病凶险，病情转归急骤，因心包积液量不一定很大，临床的误诊率较高，临床出现原因不明的休克时应考虑心脏压塞的可能。心肌贯通伤和有创检查引起的心包积血，也是引起心脏压塞的常见原因。

1. 症状

胸闷和呼吸困难是主要的症状，严重时患者往往采取坐位，身体前倾，呼吸快而费力。同时可出现心前区疼痛、出汗、乏力、恶心、焦虑、谵妄，甚至休克和意识丧失。

2. 体征

面色往往苍白，多伴发绀。动脉压下降，脉压小。早期有明显的心动过速，晚期心率变慢，可有奇脉。静脉压升高，体循环静脉淤血，包括颈静脉怒张，呼气时颈静脉扩张（Kussmaul 征），肝肿大和肝颈静脉回流征等。部分患者可有心尖搏动消失或微弱，心脏浊音界扩大，心音遥远和心包摩擦音等心包积液的体征。

（二）实验室及其他检查

1. 心电图

往往对诊断帮助不大，有时可有非特异性的 ST－T 改变和 QRS 波低电压，窦性心动过速等，有时出现各种心律失常。

2. 胸部 X 线检查

如果急性心脏压塞系创伤等急性病变所致，心脏的大小和形状多未发生明显变化。如果心脏压塞发生在大量心包积液基础上，则有心包积液的相应 X 线表现。

3. 超声心动图

对诊断多有很大的帮助，不仅有助于明确诊断，也有助于选择穿刺部位，但在急症情况下，应进行床边检查，同时不宜过分因等待本检查而延误处理。

4. 心导管和血流动力学检查

对诊断、处理和预后判断均有一定帮助，但往往由于病情急重和条件限制而不便实施。在持续低血压情况下，测定中心静脉压高，对诊断很有帮助。

（三）鉴别诊断

1. 急性右心衰

本病有颈静脉怒张及心脏在短时间内扩大等临床表现，这容易与急性心脏压塞混淆。主要区别点是：急性心脏压塞一般不引起肝脏肿大，并且伴有奇脉。

2. 急性心肌梗死

当急性心肌梗死伴有心力衰竭时，胸前剧烈疼痛、呼吸困难、休克等临床表现往往与急性心脏压塞相似。主要区别是：

1）急性心脏压塞心电图无异常 Q 波，ST 段呈弓背下凹型上移，T 波高耸，心电图无动态演变过程。

2）急性心脏压塞一般伴有奇脉。

3）急性心脏压塞肺部无啰音，而急性心肌梗死伴有左心衰时，肺底部有较多啰音。

三、治疗策略

（一）治疗原则

1. 任何急性心脏压塞的患者，收缩压较正常水平下降 30 mmHg，说明病情已十分危急，应行紧急心包穿刺术。

2. 心脏压塞症状发展迅速，常因心脏损伤存在，试验穿刺若取得黏稠全血样积液，即使症状能得到片刻缓解，也应积极进行手术治疗。

（二）措施

1. 常规给患者补充血容量，以保持心包穿刺过程中血流动力学方面的稳定状态，同时开始心包穿刺等治疗。

2. 心包穿刺术为准确、安全、有效地施行心包穿刺，术前应进行超声检查，选择适宜的穿刺点及进针方向。穿刺过程要在严格无菌的条件下进行。常用穿刺部位有：

1）剑突旁穿刺：在剑突与左肋弓角下 1 cm 处，经膈肌穿刺心包前下方，是最常用途径。但肝大时不宜采用。

2）心尖区穿刺：心尖部浊音界内侧 2～3 cm 处。易损伤胸膜及肺脏，产生气胸的危险性较大。

3. 心包腔导管引流法

采用心包穿刺部位，局麻后用带有外套管的穿刺器（大号的静脉穿刺器代替）行心包穿刺，待进入心包后，送入外套管，拔出穿刺针，再从套管内插入端侧孔导管至心包内，退出外套管，留置导管于心包腔内。或经穿刺针插入导引钢丝软头至心包内，拔出穿刺针，再将导管套在导引钢丝上，沿钢丝插入心包腔内，再拔出导引钢丝，留置导管，此法往往因穿刺针针孔较细，进导管感到困难。用导管引流法可避免锐利的针头损伤心外膜或冠状血管；除更好地持续引流外，还可心包腔内用药，或冲洗心包腔，可起到心包造口引流的作用。

（邢朋 刘欣茹）

第十七章　周围血管疾病

第一节　多发性大动脉炎

多发性大动脉炎为主动脉及其分支的慢性、进行性且常为闭塞性的炎症，亦称缩窄性大动脉炎。由于受累动脉的不同而产生不同的临床类型，其中以头和臂部动脉受累引起的上肢无脉症为最多，其次是降主动脉、腹主动脉受累的下肢无脉症和肾动脉受累引起的肾动脉狭窄性高血压，也可见肺动脉和冠状动脉受累。通常所称的"无脉病"大多是本病的头和臂部动脉受累的类型。

一、病因与病理

病因至今不明，曾被认为与结核、风湿、内分泌异常有关，近年又提出系感染后的自体免疫性反应。病变分布范围广泛，可累及整个主动脉及其分支。病变由动脉外膜开始，逐渐向内扩展。

肉眼观：被累及的主动脉管壁明显增厚、变硬，内膜表面凹凸不平。轻者只见少数白色斑块，重者有多数斑块隆起，其间为树皮样皱纹。受累大分支管腔明显狭窄，甚至被纤维组织完全阻塞。

镜下观：以中膜病变最为严重。有弹力纤维断裂和炎性肉芽组织增生，其中有上皮样细胞、朗罕巨细胞和淋巴细胞浸润，颇似结核结节。内膜显著增厚。其中多见大量平滑肌细胞及胶原纤维增生。基质多少不一，内弹力膜断裂或消失。外膜可见大量结缔组织增生，其中胶原纤维常发生玻璃样变，滋养血管壁增厚，其周围有淋巴细胞、浆细胞浸润。

在少数情况下，病变血管壁破坏广泛而结缔组织修复不足，可能引起动脉扩张，甚至导致动脉瘤形成。个别可因升主动脉扩张而致主动脉瓣关闭不全。少数患者病变可累及冠状动脉和肺动脉，而引起相应的病理变化。

二、诊断思路

（一）临床表现

可分为两个阶段：初始的活动期和后期血管闭塞期。

1. 活动期

约 3/4 的患者于青少年时发病。起病大多缓慢，有全身症状如发热、全身不适、食欲下降、消瘦、盗汗、乏力和关节痛等。病变动脉处可有局限性疼痛和压痛。活动期症状可自行隐退，经过长短不等的隐匿期后出现大动脉及分支闭塞的症状和体征。

2. 血管闭塞期

狭窄病变血管处可有血管杂音和震颤，远端的动脉搏动减弱或消失，血压降低或测不出。临床上根据血管受累部位可分三型：

1) 头臂动脉型：病变主要位于主动脉弓和头臂血管。颈动脉和椎动脉狭窄堵塞时，可有不同程度的脑缺血，表现为头昏、头痛、眩晕、视觉障碍等，严重者可晕厥。颈动脉搏动减弱或消失，可听到血管杂音，眼底视网膜贫血。锁骨下动脉受累时，出现患肢无力、麻木和冷感，活动后间歇性肢体疼痛。患侧桡动脉搏动减弱或消失，血压下降或测不出，是为无脉症。

2) 腹主动脉型：累及肠系膜动脉时可致肠道功能紊乱或肠梗死；累及肾动脉时可致肾性高血压、肾区或脐周血管杂音；累及髂总动脉时可致患侧下肢麻木发凉、间歇性跛行、动脉压降低，股、腘、足背动脉减弱或消失，髂总动脉部位可闻及血管杂音。

3) 胸腹动脉型：可同时出现上述两型的临床表现。

4) 肺动脉型：可有心悸、气促、肺动脉瓣区收缩期杂音，严重者可致咯血、发绀等肺动脉高压表现。

（二）实验室及其他检查

1. 实验室检查

急性炎症期有红细胞沉降率增快和白细胞升高；慢性血管闭塞期多有轻度贫血和 α、γ 球蛋白及免疫球蛋白 IgG、IgM 升高等。部分病例可有非特异性 C 反应蛋白、ASO 升高及血清抗主动脉抗体、类风湿因子、抗核抗体阳性。

2. 影像学检查

超声多普勒、DSA 和 X 线血管造影等可检出受累血管异常血流、管壁不规则影、管腔狭窄或闭塞、囊状血管瘤和侧支循环等。导管法 X 线血管造影因有一定危险性及并发症，故仅在术前准备时应用。

3. 其他检查

病变累及主动脉瓣、冠状动脉时，心电图可显示左心室肥大、心肌缺血或心肌梗死等；颈动脉受累者眼底检查可显示视网膜苍白、变性或萎缩等；脑血流图可显示脑部血流量减少等。

（三）诊断和鉴别诊断

根据病史和特殊体征，本病诊断并不困难。

1. 诊断标准

1) 脑动脉缺血症状。

2) 单侧或双侧肢体出现缺血症状。

3) 顽固性高血压，且在腹主动脉或肾区出现二级以上的血管杂音。

4) 血管杂音。

5) 无脉病眼底。

6) 与年龄不符的主动脉结突出，主动脉增宽延长及主动脉内收等。

判定：凡年轻人，尤以女性青年，有上述表现之一者均可高度怀疑或确诊为本病。

2. 鉴别诊断

本病需和以下疾病相鉴别：

1) 先天性主动脉狭窄：有和大动脉炎相同的由于下肢供血不足引起的下肢无力、冷感、酸痛麻木；由于高血压引起的头痛、头晕、耳鸣，肩胛骨附近、腋部、胸骨旁侧支循环的收缩期或连续性血管杂音，以及脉搏微弱或不能触及等症状。但大动脉炎缩窄段往往较长，且常是多数动脉受累。可资鉴别。

2）血栓闭塞性脉管炎：血栓闭塞性脉管炎的无脉、肢冷等症状虽易与大动脉炎混淆。但前者多有严重吸烟嗜好和受冻史，侵犯的多为四肢部的中、小型动脉，以下肢较多。肢体有剧烈疼痛和血管痉挛现象，无血管杂音。常发生干性坏疽，且多局限于足部，可资鉴别。

3）闭塞性动脉粥样硬化：本病的肢体发凉、怕冷、麻木、缺血征象、动脉搏动减弱或消失等和大动脉炎相似，但前者年龄多在 40 岁以上，体表动脉有弦硬、扭曲现象，常伴有高血压、冠心病、糖尿病和偏瘫。眼底检查有视网膜动脉硬化表现，血脂增高。据此不难区别。

三、治疗策略

（一）活动期治疗

在动脉炎症活动期和全身症状明显时，可用肾上腺皮质激素治疗，给泼尼松 5～10 mg 或地塞米松 0.75～1.5 mg，3～4 次/日，至体温下降、血沉趋向正常后逐渐减量以至停药。如有结核或链球菌感染，应同时给予抗结核药物或青霉素 G。

（二）稳定期治疗

1. 免疫抑制药的应用

可试用硫唑嘌呤，每日 0.1 g，口服。环磷酰胺，50 mg 口服，3 次/日。甲氨蝶呤（MTX），5 mg，口服，1 次/日，连用 5 日，停药 7～14 日为 1 个疗程。6 - 巯基嘌呤（6 - MP），每日 2～4 mg/kg，口服，分 2～3 次。左旋咪唑，50 mg，3 次/日。上述制剂可与激素合用，以减少激素用量。由于此类药物不良反应较大，以及效果尚难确定，故较少使用。

2. 血管扩张药的应用

对慢性型患者更为适用。地巴唑 30 mg，3 次/日；烟酸 100 mg，3 次/日；妥拉唑啉 25～50 mg，3 次/日。静滴右旋糖酐 - 40（低分子右旋糖酐）或 706 代血浆 250～500 ml，1 次/日。川芎嗪 80 mg 加 10% 葡萄糖溶液 250 ml，静滴 1 次/日。以上均以 2 周为 1 个疗程。

3. 抗凝药物的应用

双嘧达莫 25～50 mg，3 次/日。或肠溶阿司匹林 50～100 mg，1 次/日。或噻氯匹定 250 mg，1 次/日口服。

4. 降压药物

在高血压时宜与两种以上降压药物合用（参考"高血压病"）。

（三）手术治疗

当有肾动脉狭窄、肾性高血压明显或由于血管严重狭窄引起脑供血不足，如伴有视力减退、晕厥等，或有动脉瘤存在时，均宜争取手术，如血管腔内成形或瘤体切除术。

（四）经皮腔内血管成形术

本法主要用于短段主动脉狭窄和肾动脉起始部狭窄者。

四、护理

（一）术前护理

1. 饮食护理

给予低盐、低脂、高维生素、高蛋白、易消化饮食，少量多餐。动脉瘤患者应保持排便通畅，避免用力排便。

2. 活动

疾病活动期应卧床休息，避免坠床、外伤。

3. 病情观察

密切观察患者神志、意识改变，及时发现脑缺血性损伤。定时监测生命体征，尤其血压监测。锁骨下动脉狭窄者常出现肱动脉、桡动脉搏动减弱或消失，血压测不出，应测量健侧肢体，必要时可测量下肢血压以供参考。肾性高血压者应遵医嘱给予降压药物，避免血压过高引起脑血管意外。

4. 疼痛的护理

头痛者遵医嘱使用甘露醇和降压药，降低颅内压，维持正常血压。必要时遵医嘱服用药物镇痛。

5. 药物的护理

活动期多发性大动脉炎患者口服糖皮质激素和免疫抑制剂治疗，服药期间应注意激素引起的库欣综合征、感染、高血压、高血糖、精神症状和消化道出血等不良反应，长期使用应预防骨质疏松。在免疫抑制剂使用中应注意监测血、尿常规和肝、肾功能，以监测不良反应的发生。

6. 心理护理

由于患者对相关知识缺乏，以及对疾病预后未知，多存在不同程度的焦虑。因此应让患者了解疾病的基本情况和治疗过程，让患者心中有数，增加患者战胜疾病的信心，以积极配合治疗。

（二）术后护理

1. 体位

头臂型大动脉炎患者术后应斜坡卧位，以促进颅内血液回流，避免脑水肿和颅内压升高。腔内治疗术后宜低斜坡卧位或平卧 24 小时，穿刺侧肢体应限制活动，避免穿刺血管出血。

2. 饮食

腔内治疗术后嘱患者饮水，以促进造影剂排空。饮食同术前。

3. 病情观察

头臂型大动脉炎术后应密切观察患者神志、意识的改变，以判断有无脑缺血或脑水肿。监测生命体征，维持呼吸及血流动力学稳定。肾动脉狭窄患者术后应监测 24 小时尿量，以了解肾脏功能。监测患侧肢体血液灌注情况，观察患侧肢体皮肤颜色、温度、感觉及动脉搏动情况。

4. 伤口的护理

腔内治疗后穿刺血管应压迫止血并加压包扎。观察伤口有无红肿及脓性分泌物，有无渗血，定时更换敷料。

5. 疼痛的护理

中重度疼痛者应给予止痛剂。

（三）健康教育

1. 饮食指导

进食低盐、低脂、低胆固醇饮食。尽量少食油炸食物、肥肉、动物内脏、蛋黄、猪脑、鱼子、蟹黄、动物油等，宜食用植物油。

2. 药物指导

正确服用抗凝剂、抗血小板药物，定期监测凝血功能，注意有无出血倾向，如牙龈出血、鼻出血、皮肤淤斑、血便等。口服糖皮质激素和免疫抑制剂治疗期间应注意有无不良反应，如高血压、高血糖、精神症状和消化道出血等，定期监测肝、肾功能，预防骨质疏松。

3. 体育锻炼

适当参加体育锻炼，避免受风寒刺激。

4. 避免情绪过度波动

保持心情愉快及大便通畅，保证充足睡眠。

5. 定期随访

遵医嘱随访，了解血管通畅情况及疾病发展情况。

五、预防

清除感染病灶，尤其要注意潜伏的结核病。

（白欣桐　徐碧霞）

第二节　闭塞性周围动脉粥样硬化

闭塞性周围动脉粥样硬化是指周围的大、中动脉由于阻塞性粥样硬化病变而致肢体血供受阻，表现为肢体缺血症状。动脉粥样硬化是闭塞性周围动脉疾病中最常见的病因。本病好发于 50～70 岁男性，主要累及下肢的大、中动脉，上肢较少见。常与其他动脉的粥样硬化同时存在。

一、病因

本病是全身动脉粥样硬化的一部分，其病因与发病机制尚未完全阐明。涉及的因素很多，但目前已有充分资料说明，脂质代谢的紊乱、血流动力学的改变、动脉壁的功能障碍以及凝血和纤溶系统的紊乱是其重要因素。某些血管区域血流的应力、张力和压力的变化是本病发病的基础。在血管分支或分叉的对角处所产生的湍流和涡流的持续性压力可导致内膜细胞损伤和增殖，故其节段性病变常出现于颈总动脉分出颈内动脉和主动脉分出髂动脉的分叉处。立位时，下半身血压较高可能是下肢受累多于上肢的原因。糖尿病、高血压、吸烟、肥胖和家族史等为动脉硬化的危险因素。

二、病理解剖及病理生理

下肢动脉最常受累，约90%的患者累及股浅动脉，其次是主动脉、髂动脉及腘动脉，上肢动脉较少受累，偶可发生在锁骨下动脉近端和尺动脉，有些老年人伴糖尿病，病变可发生在较小动脉。

动脉壁最明显的改变是内膜下组织中有不规则高出内皮表面的粥样硬化斑块，内膜中有过度的纤维物质沉着，导致内膜增厚和管腔狭窄，狭窄和闭塞呈节段性，但其近侧和远侧的动脉内膜也有动脉硬化的改变。随着内膜的破坏，斑块的溃疡、坏死，继发性血栓形成以及斑块内部的出血等都可导致管腔闭塞而造成肢端缺血。机化的血栓可再通，闭塞血管的远近段可以建立侧支循环。动脉壁中膜可发生肌纤维萎缩和坏死，并被胶原纤维所代替，还可有钙质沉着。少数可导致动脉扩张，形成动脉瘤。病变后期动脉常扩张、变硬，呈条索状或不规则扭曲。

患肢缺血的程度取决于动脉闭塞的部位、程度、范围，闭塞发生的速度以及侧支循环代偿的程度。

三、护理评估

（一）临床表现

1. 症状

主要是动脉狭窄或闭塞引起肢体局部血供不足所致。最典型的症状为患肢发凉、麻木和间歇性跛行。如腹主动脉下端或髂动脉发生闭塞，行走时整个臀部和下肢均有酸胀、乏力和疼痛；如症状发生在小腿，则可能为股动脉或腘动脉闭塞。病情进一步发展，动脉严重狭窄以致闭塞时，肢体在静息状态下也可出现疼痛等症状，称为静息痛，常在肢体抬高位时加重，下垂位时减轻。疼痛在夜间更为剧烈。患肢皮肤苍白、温度降低、感觉减退、皮肤变薄、汗毛脱落、肌肉萎缩、趾甲增厚变形、骨质稀疏。后期可产生趾、足或小腿的干性坏疽和溃疡。糖尿病患者常有湿性坏疽和继发感染。

2. 体征

1）四肢浅表动脉搏动减弱或消失：阻塞远端的动脉搏动减弱或消失以足背动脉为常见。正常人的足背动脉搏动可以消失，不能作为病变的依据。然而如果股动脉或胫后动脉搏动显著减弱或消失，特别是两侧肢体的搏动有差别时，提示有动脉闭塞。有时由于侧支循环供血，局部动脉搏动可接近正常，但当患者行走出现跛行症状时，动脉搏动常显示减弱或消失。

2）肢体缺血的体征：患肢常呈苍白或斑驳状，趾端凉，将肢体上抬60°，在60秒内出现苍白，提示动脉闭塞；将肢体下垂，如肢体转红的时间大于10秒，表浅静脉充盈的时间大于15秒，也提示动脉闭塞，且延长的时间与缺血程度有关。

3）患肢发生组织营养障碍体征：肌肉萎缩、软组织丧失致骨质突出；皮肤变薄，毫毛脱落，趾甲增厚、萎缩等。晚期在足趾和骨质突出部位可见缺血性溃疡。

4）收缩期动脉杂音：收缩期在腹主动脉、髂动脉、股动脉和腘动脉上有杂音，提示动脉狭窄。有时休息时无杂音，运动后才出现杂音。

（二）实验室及其他检查

1. 一般检查

一般检查包括血脂、血糖测定，心电图和运动试验检查等。

2. 行走试验

令患者在规定时间内做一定速度的原地踏步，直到出现跛行症状为止。根据肌肉酸痛、疲劳及紧固感出现的部位及时间，可初步提示病变的部位及严重度。

3. 患肢抬高及下垂试验

在暖室中，把肢体抬高到水平位以上 1 ~ 2 分钟，以观察足底面的皮色。正常者足底仍保持粉红色；患肢侧支循环不正常，则足底呈苍白；如果运动后转为苍白，说明病变不太严重。然后令患肢下垂，观察足背静脉充盈时间及足部发红时间。正常人静脉充盈时间 <20 秒，发红时间 <10 秒。一般认为肢体发红时间在 15 秒，内不恢复为中度缺血，30 秒内不恢复为明显缺血，60 秒内不恢复者为重度缺血。

4. 毛细血管充盈时间

正常时压迫甲床或趾跖侧（指掌侧）软组织后颜色立即恢复，如果颜色恢复 >2 秒应考虑为有缺血。患肢颜色恢复时间显著延长。

5. 超声血管检查

超声血管检查可测出动脉搏动强度、血流状况和管腔内径的大小。

6. X 线检查

X 线平片如发现有动脉钙化阴影，在诊断上有特殊价值。典型的闭塞性动脉钙化，用 X 线检查时，在腹主动脉或下肢动脉显示有不规则斑点分布。整个动脉出现弥散而均匀的钙化或齿状钙化阴影，乃是动脉中层钙化的征象。X 线检查可见同时发生骨质疏松，尤其对有坏死或溃疡的患者，必须行足部摄片，以确定有无骨脱钙、骨髓炎或关节破坏等病变。这些病变都可以影响预后的好坏，并可为选定治疗方法的依据。

7. 动脉造影术或数字减影血管造影

动脉造影术或数字减影血管造影可显示动脉闭塞的正确部位及其牵涉的范围，价值很大。对手术适应证和手术方法的选择具有决定性意义。它不单显示出闭塞或狭窄的部位和侧支循环，而且能了解病变上、下端血管直径大小，尤其是远段血管床的情况。值得指出：造影片上显示的病变尚可，但手术所见其病变常比造影片上所示的病变更为严重，这是因为造影片是单向的。

8. 阻抗性容积描记术

此法在鉴别正常、间歇性跛行与静息痛肢体时很有价值。尤其在下肢反应性充血期测定动脉血流量峰值 ［ml/（s · 100 ml 组织）］，正常人 24.8 ± 1.6，间歇性跛行者 10.5 ± 1.3，静息痛者 5.3 ± 0.5。

9. 经皮组织氧张力测定（Ptc O$_2$）

此法是通过测定局部氧释放量来了解组织血液灌注情况。正常人 Ptc O$_2$ 值为 60.7±7.48 mmHg，在站立位时平均增加 10 mmHg，运动时再增加 4 mmHg，而后缓慢下降，10 分钟后恢复到静息时水平。间歇性跛行者静息时 Ptc O$_2$ 值接近正常，但运动后明显下降。静息痛者运动前 Ptc O$_2$ 仅为（4.38±4.52）mmHg。

（三）诊断和鉴别诊断

男性，50 岁以上，有下肢慢性缺血症状且动脉搏动减弱或消失；伴有高血压、高血脂、糖尿病和（或）其他内脏如脑、心、肾等动脉粥样硬化的临床表现；以及 X 线片显示动脉壁内有斑片状钙化阴影者，均应怀疑本病的可能。动脉造影可以确诊。

本病尚须与其他慢性动脉闭塞性病变相鉴别，包括血栓闭塞性脉管炎、多发性大动脉炎和结节性多动脉炎等。

四、治疗

（一）一般治疗

主要是对患肢的精心护理，经常保持清洁，涂敷乳膏保湿，绝对避免外伤。鞋、袜的选择也应十分注意，使之不致影响局部血流，不会造成皮肤损伤。对已有静息痛的患者，可采用抬高床头的斜坡床，以增加下肢血流灌注，减少肢痛发作。

对于有间歇性跛行发作的患者，应鼓励有规律地进行步行锻炼，坚持每日步行至出现症状为止，长此下去，可延长步行距离。其他如骑自行车或游泳等也是较好的运动。有关导致动脉粥样硬化的危险因素更应积极治疗或禁戒，如调整饮食，控制体重，治疗高血压、高脂血症、糖尿病及戒烟等。

（二）药物治疗

周围动脉闭塞性疾病的药物治疗适用于：①防止疾病发展；②术后或血管成形术后血管再闭塞；③不能进行血管再通手术或手术不成功者。大多数稳定型间歇性跛行患者采用非手术治疗可获得良好效果。

1. 降血脂药物

血脂增高的患者，经过饮食调节及体育活动后，仍不降低者，可选用下列降血脂药物。

1）氯贝丁酯：每日 3~4 次，每次 0.5 g，口服。以后酌情减量维持。其降血甘油三酯的作用较降胆固醇作用明显，适用于重型高血脂蛋白血症，且有减少组织胆固醇沉积，降低血小板黏附性，增加纤维蛋白的溶解活性和减少纤维蛋白原浓度，从而降低凝血作用。与抗凝剂合用，要注意重新调整抗凝剂的剂量。应用此药，少数患者有胃肠道反应、皮肤发痒和荨麻疹，以及一时性血清转氨酶增高和肾功能改变，宜定期检查肝、肾功能。本药经较长时间应用观察，肯定有降血脂的作用，但有人认为对本病的病死率影响并不大。同类药物还有氯贝酸铝盐、双贝特、利贝特、萘酚苯、降脂酰胺、降脂吡醇。

2）亚油酸：每次 1~2 丸（每丸 0.2 g），每日 3 次，口服。能与胆固醇结合成酯，并促使其降解为胆酸而排泄，故有降低血清中胆固醇的作用，亦有降低甘油三酯含量的作用，从而维持胆固醇、甘油三酯等代谢的平衡，防止胆固醇在血管壁上的沉积，防止动脉硬化症。与此相类似：①益寿宁，这是亚油酸及多种维生素复方，每日 3 次，每次 3 粒。②脉通，类似商品"心脉乐"，为亚油酸乙醇、卵磷脂、肌醇、维生素 B_6、维生素 C、芦丁、维生素 E 的胶丸，1 日 3 次，每次 2～4 丸。

3）弹性酶：这是由胰脏提取或由微生物经发酵制得。能影响脂质代谢，阻止胆固醇在体内并促其转化成胆汁酸，因而降低胆固醇，并能防止动脉粥样硬化及抗脂肪肝。每日 3 次，每次 20 mg。

4）考来烯胺：与阴离子交换树脂口服后与肠内胆酸结合，阻断胆酸的肠循环，加速肝中胆固醇分解为胆酸，与肠内胆酸一起排出体外而使胆固醇下降，适用于重型高脂蛋白血症。每日 3 次，每次 4～5 g。有便秘等肠胃反应。

5）维生素：维生素 C，每日至少 1.0 g，口服或加入 25% 葡萄糖液 20～40 ml 内静脉注射，可能有加强肝内排出胆固醇的作用。维生素 B_6 通过参与脂肪酸代谢作用的亚油酸转变为花生四烯酸过程而有降胆固醇的作用，每日 3 次，每次 50 mg 口服。

2. 扩张血管药物的治疗

扩张血管的药物，治疗的主要目的是解除血管运动障碍，或血管痉挛，可用血管扩张剂。其目的是建立侧支循环，重建血流，改善肢体血流供应，消除疼痛，恢复肢体功能，常用的西药有：

1）妥拉唑啉：为 α 受体阻滞剂，能使周围血管舒张而降血压，口服，1 日 3 次，每次 25 mg，肌内或皮下注射，1 次 25 mg。

2）烟酸：本品有较强的周围血管扩张作用。口服后数分钟即有效，可维持数分钟至 1 小时，口服，1 次 50～200 mg，1 日 3 次，饭后服。用于降血脂，剂量可以适当加大。

3）环扁桃酯（抗栓丸）：本品能直接松弛血管平滑肌使血管扩张，对脑、肾、血管及冠状动脉有选择性的持续扩张作用，从而使血液增加。口服，每日 3 次，每次 100～200 mg。个别患者用药后可引起恶心、呕吐、食欲下降等，大剂量可引起低血压。

4）低分子右旋糖酐：静脉滴注可以减轻血液黏稠度，增加红细胞表面负电荷，抗血小板凝聚，因而能改善血循环，防止血栓和促进侧支循环的建立。用法：低分子右旋糖酐静脉滴注，每日 1 次，每次 500 ml，10 次为 1 疗程，还可以加用丹参注射液 10 ml，或当归注射液 4～8 ml 静脉滴注。用药后有少数患者发热、奇痒、头晕、皮疹等反应，使用时应注意。

3. 抗生素的应用

当患者肢体发生坏疽继发感染时，应根据伤口脓液细菌培养和药物敏感实验结果，选用有效的抗生素，以控制感染。如为绿脓杆菌感染，可用多黏菌素 B、黏菌素等治疗。抗生素常规肌内注射和结合静脉滴注，则效果更显著。抗生素溶液局部创口湿敷也有一定作用。

（三）手术治疗

适用于伴有严重静息痛，症状呈进行性加剧，有产生溃疡或坏疽可能者。主要采用人造血管或自体大隐静脉旁路移植术，或行动脉内膜剥脱术以疏通流向患肢的动脉血流。

（四）中医药治疗

本病是气血凝滞、经络瘀阻、气血运行不畅所致，治以活血化瘀、温经通络为主。可服汤剂：当归、熟地、络石藤、黄芪各 15 g，赤芍、川芎、苏木、地龙、牛膝、郁金、制川乌、干姜、桂枝各 10 g，制乳香、制没药、红花各 6 g，鸡血藤 30 g。

五、预后

由于四肢动脉粥样硬化性疾病是全身性疾病的一部分，其预后与同时并存的冠心病、脑血管疾病密切相关。经血管造影证实约 50% 有肢体缺血症状的患者同时有冠心病。间歇性跛行患者 5 年生存率为 70%，10 年生存率为 50%。患者大多死于心肌梗死或猝死，直接死于周围血管闭塞的比例甚小。伴有糖尿病及吸烟者预后更差。本病约 5% 患者需行截肢术。

六、预防

主要在于预防动脉粥样硬化和避免应用收缩血管的药物。在患肢方面，应防止受冷，但不要烘热或晒太阳；不要两腿交叉而坐；保持患肢皮肤清洁和干燥，及时剪去趾甲，但不要剪得太靠近皮肤；不穿太紧的鞋、袜，更不能赤脚走路；及时治疗鸡眼和胼胝，避免损伤；每周自我检查患足有无皲裂和伤口等，并及时局部用药治疗。

七、护理

1. 避免肢体接触温度较高的热水。这是因为下肢动脉硬化闭塞症的患者由于下肢缺血严重，导致下肢对水温敏感度不高。如果水温度过高容易出现皮肤破损，从而引起严重的下肢感染现象发生，部分患者因此而需要截肢治疗。

2. 规范的服用药物治疗。下肢动脉硬化闭塞现象属于动脉粥样硬化疾病。需要在医生指导下规范服用阿司匹林以及他汀类药物，同时积极控制血压和血糖，以免下肢动脉硬化闭塞现象进一步加重。

3. 注意避免下肢损伤。日常生活中避免下肢意外碰撞现象发生，碰撞导致皮肤破损，有可能也会引起严重感染现象发生。

（白欣桐　李卫）

第三节　血栓闭塞性脉管炎

血栓闭塞性脉管炎（TAO）又称伯格（Buerger）病，是一种周围血管的慢性闭塞性炎症疾病，伴有继发性神经改变。病变主要累及四肢的中、小动脉和静脉，以下肢更为多见。本病多发生于男性，占发病的 90% 以上。北方较南方多发。临床上以患肢缺血、疼痛、间歇性跛行、受累动脉搏动减弱或消失，伴游走性浅表静脉炎为其主要特点，严重者有肢端溃疡或坏死。

一、病因

本病病因还不明确，可能与下列因素有关：

（一）吸烟

吸烟是该病的重要原因。在不吸烟的人中，很少见到典型的 TAO，患者中吸烟者占 60%～95%，绝对戒烟可使病情稳定、缓解和减少复发，再度吸烟又可使病情再复发和加重。提示吸烟与发病及病情的关系。吸烟可降低皮肤温度，引起小血管痉挛、血细胞堆积和血流缓慢。对烟敏感者，血流会完全中断。把家兔定时放在烟雾中，和（或）用烟草浸液定时注射，可使肢体或尾巴发生坏疽。患者皮肤对皮内注入烟草产物呈过敏，患者中有Ⅲ、A－A9 和Ⅲ、B－B6 抗原的高发率，提出"烟草过敏学说"。烟草浸液的皮内试验的阳性率在不吸烟者是 9%，吸烟者为 16%～45%，TAO 患者为 78%～87%。少数 TAO 患者并不吸烟，可能与被动吸烟有关。

（二）内分泌紊乱

患者中男性占 95% 左右，且都在青壮年时期发病，故有人认为可能系前列腺功能紊乱或前列腺液丢失过多，使体内具有扩张血管和抑制血小板聚集作用的前列腺素减少所致。因而推测本病发生与男性激素有关。过去认为女性患者少与吸烟者少有关，但实际情况远非如此。近来有报道女性患者随吸烟者增多而增多，但仍不能解释男女发病率的过大差距。目前认为，女性发病率低的基本原因是女性激素对血液具有保护作用，有人注射去尼古丁的烟草浸液，使雄鼠出现血栓性病变，但对雌鼠则无此作用。

（三）自体免疫学说

患者血清中免疫球蛋白 G、A 和 M 明显增高，而补体 C_3 和 CH_{50} 明显降低；患者血清和病变血管中有抗动脉抗体和对动脉有强烈亲和力的免疫复合物以及弹性蛋白抗体等；77% 患者的淋巴细胞对人血管壁中Ⅰ型和Ⅲ型胶原有细胞免疫，大约 50% 患者血中抗胶原抗体水平增高。近来发现 TAO 活动期患者尚有红细胞 C3b 受体活性减低，红细胞免疫复合物花环率增高，红细胞免疫促进因子减少和抑制因子升高等改变。

（四）遗传因素

1%～5% 患者中有家族史；患者中组织相容抗原 HLA－J－1－1、HLA－B_5、HLA－BW_{54}、HLA－BW_{52} 和 HLA－A_9 阳性率增高。其中，HLA－J－1－1 和 HLA－BW_{54} 受遗传因子支配。

（五）血液凝固性增高因素

该病患者全血黏度和血浆黏度增高，红细胞电泳时间减慢；血小板聚集增高和血浆因子相关抗原含量增高，血液和血管组织型纤溶酶原激活药（t－PA）和其抑制因子（PAI）减少，提示存在高凝状态。

（六）寒冷刺激

寒冷刺激可引起血管痉挛，反复和长期刺激，会使血管内膜增生，甚至闭塞。据统计，我国 5 653 例 TAO 患者中有明显寒潮史者占 22%～89.7%。

（七）营养不良

实验证明营养不良的动物更易遭受烟草对血管的损害。TAO 的患者 90% 比较贫穷。我国 TAO 患者中 60% ~70% 是农民。

（八）其他

患肢受潮湿或创伤，病毒或真菌感染，缺乏蛋白质、维生素 B_1 和维生素 C，以及血管神经调节障碍使血管易处于痉挛状态，内皮依赖性血管舒张受损，从而导致血栓形成，血管闭塞。

二、病理

病变主要发生在四肢血管，特别是下肢的中小型动脉，如下肢的胫前、胫后、足背和跖部等动脉，严重者可累及腘、股动脉。偶有累及内脏血管者。伴行的静脉可同时累及。肉眼可见动脉萎缩变硬，动静脉间有炎症性粘连，血管腔有血栓阻塞。阻塞呈节段性。同一血管可有多处阻塞，节段之间的血管壁可能正常。镜下可见病变初期，动脉从内膜到外膜各层都有炎症（全动脉炎），周围组织有非特异性肉芽组织，其中有淋巴细胞、中性粒细胞、组织细胞、浆细胞和巨细胞浸润，伴有血管腔内血栓形成，血栓内可有微型脓肿形成。以后血栓开始机化，含有大量成纤维细胞，并与增厚的血管内膜融合。内弹力膜完整，中层也有大量成纤维细胞和纤维组织增生。晚期，血栓机化，中层收缩，动脉周围广泛纤维化，动脉、静脉和神经被周围的致密结缔组织包裹，形成坚硬索条。同一血管的不同节段可呈现不同期的病理变化。静脉病变与动脉相仿。病程呈周期性发作，在血管闭塞的同时，虽可逐渐建立侧支循环，但常不足以代偿。因此产生疼痛、组织和肢体营养障碍，甚至造成肢体远端坏疽和溃疡。

三、护理评估

（一）临床表现

病变常从下肢趾端开始。以后逐渐向足部和小腿发展，单独发于上肢者少见。根据发病过程，临床上可分为以下三期：

1. 局部缺血期

1）症状：患肢发凉怕冷、麻木、疼痛，走路时小腿酸胀有疲劳感。足底硬胀不舒。寒冷或冬季时症状加重。以后常发生间歇性跛行。病情进一步发展，患者在休息时也出现下肢疼痛，抬足加重，下垂时减轻。40% ~50% 的患者在发病前或病程中小腿或足部可反复出现游走性血栓性静脉炎。

2）体征：患肢抬高后皮肤苍白，下垂后潮红青紫，患肢动脉搏动减弱或消失。手压趾（指）端皮肤或甲床可见其毛细血管充盈缓慢，有游走性血栓性静脉炎者，其浅表静脉呈红色条索、结节状。

急性发作期一般持续 2~3 周，以后红肿消退，但一段时间可重现。

2. 营养障碍期

1）症状：患者麻木、发凉、怕冷、疼痛和间歇性跛行加重，疼痛夜间尤甚，静止时疼痛明显。营养障碍严重者可出现缺血性神经炎，有触电样或针刺疼痛及感觉障碍。

2）体征：患肢动脉搏动消失，局部无汗，趾（指）甲生长缓慢、干厚、脆硬变形，皮肤干燥，呈潮红、紫红或苍白色，汗毛脱落，小腿肌肉萎缩。

3. 坏死期

1）症状：肢体溃烂后，疼痛剧烈难忍，可伴发热、体衰、胃纳减退、消瘦无力、明显贫血，甚至意识模糊，但很少发生败血症者。

2）体征：患肢发生溃疡或坏疽，多局限于脚趾或足部。一般首先发生在足大趾或小趾，以后逐渐累及其他足趾。

血栓闭塞性脉管炎的坏疽多为干性坏疽，当并发感染时可变为湿性坏疽。坏疽和溃疡可同时并存，而溃疡常可使坏疽发展和加重。

（二）实验室及其他检查

1. 红外线热像图测定

红外线热像图测定患肢不同部位强度。

2. 多普勒超声血管、血流测定

多普勒超声血管、血流测定可观察患肢病变动脉形态、血管直径和血流速度。

3. X线动脉造影

X线动脉造影可明确阻塞部位、性质、程度、范围，输入、输出道情况和侧支循环。

4. MRI

MRI可显示血管形态、管壁及血液流动情况。

（三）诊断和鉴别诊断

年龄为20~40岁的男性青壮年，有一侧或两侧下肢间歇性跛行，足背或胫后动脉搏动减弱或消失等下肢动脉慢性缺血的临床表现，伴有游走性血栓性浅表静脉炎的病史，而无高血压、高血脂、糖尿病或动脉粥样硬化病史者，即应考虑本病的可能。本病需与其他闭塞性周围动脉疾病相鉴别（表17-1）。

表17-1 常见闭塞性动脉疾病鉴别表

	多发性大动脉炎	闭塞性周围动脉粥样硬化	血栓闭塞性脉管炎
发病年龄	青年，多<40岁	老年，多>50岁	青壮年，20~40岁
性别	女性多见	男性多见	男性多见
高血压	累及肾动脉时出现	常有	多无
高血脂、糖尿病	多无	常有	多无
受累血管	主动脉主要分支	大中型动脉	肢体中小型动脉
其他部位动脉硬化	无	常有	无
受累动脉X线钙化症	无	可有	无
动脉造影	主动脉主要分支开口处狭窄或闭塞	受累动脉呈广泛不规则狭窄或闭塞，常伴扩张、扭曲和延长	受累动脉呈节段性狭窄或塞，病变上下段血管壁光滑

四、治疗

（一）一般治疗

严禁吸烟，防止受冷、受湿和外伤，也不能过热，以免组织需氧量增加。对疼痛的处理，可用吲哚美辛、布桂嗪等药物。

（二）药物治疗

1. 血管扩张药

常用的有：妥拉唑啉 25 mg，每日 3 次口服，或 25 mg，每日 2 次肌注；烟酸 50 mg，每日 3 次口服；盐酸罂粟碱 30 mg，每日 3 次口服或皮下注射。另外还可静脉内注射硫酸镁，用新配制的 2.5% 硫酸镁溶液 100 ml，静脉缓慢滴注，每日 1 次，15 次为一疗程，间隔 2 周可进行第二疗程。

2. 低分子右旋糖酐

低分子右旋糖酐 500 ml，每日 1 ~ 2 次静滴。10 ~ 14 天为一疗程。并发感染不宜使用。

3. 亚甲蓝

文献报道 0.5% 亚甲蓝注射液 1 ~ 2 ml/kg 于股动脉注射，每周 1 次，3 ~ 5 次为一疗程，有显著疗效。

4. 其他

静止痛剧烈者可选用东莨菪碱每次 1 ~ 3 mg，洋金花总碱每次 2.5 ~ 5 mg，辅以氯丙嗪 12.5 ~ 50 mg，静脉快速滴注，每日 1 次，连续 3 ~ 5 次，以后改为隔日或隔 2 日 1 次。也有用硝酸异山梨酯口服获明显止痛效果的报道。此外，安乃近、吲哚美辛也可选用。吗啡、哌替啶易成瘾，宜慎用。有局部和全身感染者，应根据细菌培养和药敏结果，选用有效抗生素。

（三）手术治疗

1. 腰交感神经切除术

缓解血管痉挛，促进侧支循环建立，从而止痛、加速创口愈合，适用于一、二期患者。

2. 血管重建术

要求先通过动脉造影，证实属于节段性闭塞，并有良好的流出道，可酌情行动脉扩张术、血栓内膜剥脱术和旁路转流术。若肢体缺血严重，又无满意的流出道，则需改用游离延长大网膜血管移植术，即整片切除大网膜，将游离的网膜右动脉与肌动脉吻合，剪裁延长的大网膜经皮下隧道拖至内踝上，并固定于深筋膜处。

3. 截肢术

对趾（指）端已坏死者，须待坏死界线清楚后，才可将坏死部分切除，只有肢体已有比较广泛的坏死、疼痛不能忍受或难以控制时，才可考虑截肢术。

（四）高压氧疗法

在高压氧舱内，通过血氧量的提高，可增加肢体的供氧量。方法是每日进行 1 次，每次 3 ~ 4 小时，一般 10 次为一疗程，有一定的治疗效果。

（五）超声、中频同步叠加疗法

对软化血管及溶栓有较明显的效果。方法是：正弦调制超声、中频同步叠加，声头于患处移动，200 cm² 辅极于同侧腓肠肌，15 分钟，每日 1 次，15 次为一疗程。

（六）超声波疗法

病灶区对和并置，无热—微热量，8 ~ 15 分钟，每日 1 次，10 ~ 15 次为一疗程。用于炎症或坏疽期。或颈腰神经节反射疗法：无热—微热量，10 ~ 20 分钟，每日 1 次，疗程同上（颈部用小超，腰部用大超）。以调节神经血管功能，改善下肢血液循环，解除痉挛。

五、护理

（一）非手术治疗护理/术前护理

1. 疼痛护理

创造安静、舒适的住院环境，选择合适的体位；早期轻症患者可遵医嘱应用血管扩张剂，解除血管痉挛，促进侧支循环建立，改善肢体血供，缓解疼痛；疼痛剧烈的中晚期患者可遵医嘱应用麻醉性镇痛药。

2. 患肢护理

注意患肢保暖，但应避免热疗，以免增加组织需氧量、加重肢体病变程度；保持足部清洁，如有皮肤溃疡或坏死，保持溃疡部位清洁，避免受压及刺激；加强创面换药，并遵医嘱应用抗生素。

3. 心理护理

由于患肢剧烈疼痛，使患者彻夜难眠，甚至对治疗失去信心。应关心体贴患者，引导其说出自身感受，给予情感支持，减轻患者的焦虑，帮助其树立战胜疾病的信心。

4. 体位

休息时取头高脚低位，避免长时间站立或坐位不变，避免双膝交叉，以防动、静脉受压，影响下肢血液循环。

5. 功能锻炼

鼓励患者每日步行，指导患者进行 Buerger 运动，促进侧支循环的建立。Buerger 运动方法：平卧，抬高患肢45°以上，维持 2 ~ 3 分钟；再坐起，患肢自然下垂于床旁 2 ~ 5 分钟，同时做足背屈、跖屈和旋转运动；恢复平卧，将患肢放平休息 5 分钟，每日重复运动数次。

6. 饮食护理

以低热量、低糖及低脂食物为主，多进食新鲜蔬菜、水果等富含纤维素饮食，可预防动脉粥样硬化；嘱其戒烟，消除烟碱对血管的收缩作用。

（二）术后护理

1. 体位

静脉手术后抬高患肢30°，制动 1 周；动脉手术后患肢平放、制动 2 周。自体血管移植术后愈合较好者，卧床制动时间可适当缩短。患者卧床制动期间应做足背伸屈运动，以促进局部血液循环。

2. 病情观察

密切观察生命体征的变化和切口渗血情况；观察患肢远端皮肤温度、色泽、感觉和脉搏强度以判断血管重建后的通畅度。

3. 预防感染

遵医嘱合理使用抗生素，密切观察患者的体温变化和切口情况，若切口有红、肿等现象，应及时处理。

4. 并发症的观察与护理

若切口处、穿刺点出现渗血或血肿，提示切口处出血；若动脉搏动消失、皮肤温度降低、颜色苍白、感觉麻木，提示动脉栓塞；若动脉重建术后出现肿胀，皮肤颜色发紫、温度降低，可能为重建部位的血管发生痉挛或继发性血栓形成。一旦出现，立即通知医生并协助处理。

（三）健康教育

1. 保护肢体

切勿赤足行走，避免外伤；注意患肢保暖，避免受寒；宜穿宽松的棉制鞋袜并勤更换，预防真菌感染。

2. 饮食指导

规律饮食；多食蔬菜、水果，保持大便通畅；戒烟酒。

3. 功能锻炼

鼓励做适当运动，促进侧支循环建立，有利于控制病情发展。

4. 自我保健

遵医嘱服药，定期门诊复查。

（邵泽花　吴照凤）

第四节　雷诺综合征

雷诺综合征是指肢体动脉和小动脉出现阵发性收缩状态，常于寒冷或感情刺激时发病。表现为肢体，尤其是手指呈现明显的苍白，发作缓解后转变为青紫，然后潮红。一般以上肢为主，亦可累及下肢。此病临床并不少见，发病年龄多在 20~30 岁。多见于女性，男性与女性发育的比例约为 1∶10。本病于 1862 年由雷诺首先提出。1932 年 Allen 等主张将具有雷诺症状的患者，分为雷诺病和雷诺现象两类，认为二者均为血管痉挛性疾病，但是前者没有潜在疾病，病程平稳；后者兼患一种或多种其他疾病，病情常较严重，手指偶可坏疽。现在发现许多轻型的雷诺症状经过若干年后常有明显的结缔组织病形成，故目前已将雷诺病和现象合并统称为雷诺综合征。

一、病因和病理生理

雷诺综合征的病因及病理生理仍不清楚。Raynaud 首先提出寒冷诱发过度反射性指（趾）血管收缩学说。在某些病例用肾上腺素阻滞剂及交感神经切除可减少雷诺现象的发生频度和严重程度支持这一学说。另一种学说认为交感神经对寒冷的反应是正常的，但是血管对交感的刺激反应亢进，问题在于血管壁的肾上腺素神经效应性增强。

二、护理评估

（一）临床表现

几乎都发生在妇女，发病年龄常在 20 岁以前，极少超过 40 岁。常在受寒或情绪激动后，手指皮色突然变为苍白，继而发紫。发作常从指尖开始，以后扩展到整个手指甚至掌部，伴有局部发凉、麻木或感觉减退，持续数分钟后逐渐变为潮红、变暖，并感灼热、刺痛，最后皮色变正常。雷诺综合征发病的特征为两手指症状有明显的对称性。例如双手的中指和食指指尖先同时受累，再波及两侧无名指。除拇指外，其他对称也很鲜明。如果是长期单侧、单指受累，有力地提示为由于局限性器质性动脉阻塞，并不是真性雷诺综合征。当解除诱发因素后，发作即可缓解，15～30 分钟可恢复到正常皮色。雷诺综合征发作时除皮色改变外还有手指发冷，但腕部脉搏未见减弱，并不伴有疼痛，但常伴有感觉神经改变症状。初期手指麻木或针刺感、笨重、僵硬，如发作时间较持久，感觉功能即见减退。在恢复期间常有数分钟酸麻和烧灼感。轻度的雷诺综合征虽有反复发作，而病情未见加重。手指也无营养性变化。严重的病例，皮肤光薄，皱纹消失，指端细硬，指尖可有小溃疡。

（二）实验室及其他检查

1. 实验室检查

进行一些特殊的血清试验有助于发现兼患的疾病。这些检查包括抗核抗体测定，类风湿因子，免疫球蛋白电泳，补体值，抗天然 DNA 抗体，冷球蛋白及库姆斯（Coombs）试验等。

2. 辅助检查

1）冷水试验：将手指（足趾）安放于 4℃ 左右的冷水中 1 分钟，可诱发上述典型症状。

2）握拳试验：两手紧握拳 1 分钟后，在弯曲状态下放开，亦可诱发上述症状。

3）X 线检查：末节指骨脱钙现象。

4）甲皱微循环检查：冷刺激时，指端血管明显减少，消失或口径缩小，血流变慢，停滞。毛细血管血流量也显著减少。球结膜血管呈特征性形态改变，即在角膜缘的毛细血管和微静脉呈网状多边形。

3. 特殊检查

1）手指温度恢复时间测定：手指受寒降温后，测定其恢复至正常所需的时间，常有助于建立雷诺综合征诊断的客观依据。

2）手指动脉造影：必要时，做上肢动脉造影，观察手指动脉情况，有助于雷诺综合征诊断。

（三）诊断和鉴别诊断

本病的诊断主要根据典型的临床表现：①发作由寒冷或情绪激动所诱发。②两侧对称性发作。③无坏死或只有很小的指（趾）端皮肤坏死。结合激发试验和指动脉压测定可鉴别痉挛型和梗阻型；通过特殊血液检查，2%~5%患者可找到发病的原因。单侧病变常提示为继发性疾病。

本征主要与手足发绀症、网状青斑、红斑性肢痛症、腕管综合征、类风湿关节炎、手指钙化症和正常人暴露于冷空气中体表血管暂时痉挛的状况相鉴别。

三、治疗

（一）药物治疗

用交感神经阻滞剂及其他血管扩张剂，以解除血管痉挛，降低周围血管对寒冷刺激的反应，可选用下列药物：

1. 盐酸妥拉唑啉

盐酸妥拉唑啉口服开始每次25 mg，每日服4~6次。根据患者的反应调节剂量。局部有疼痛和溃疡形成者，如患者能耐受。每次剂量可增至50~100 mg。肌注剂量为每次25~100 mg。必要时可用25~50 mg溶于20 ml生理盐水内静注或动脉内注射，每日1~2次。

2. 烟酸

烟酸口服100 mg，每日服3~4次。肌注或静注，每次10~50 mg，每日1~2次。

3. 利血平

服用小剂量利血平，每日1 mg，持续1~3年，可使血管收缩的发作次数减少，程度减轻。重者可做肱动脉内注射利血平1 mg（用2.5 ml生理盐水稀释），注射1次后有效期平均为7个月，甚至可使溃疡愈合。

4. 硫酸胍乙啶

硫酸胍乙啶机理是抑制交感神经末梢去甲肾上腺素的释放，并耗竭其贮存从而使交感神经活动降低引起血管扩张。口服5~10 mg，每日3次。也可与酚苄明合用。

5. 双氢麦角碱

双氢麦角碱舌下含片每次0.5 mg，每日数次。口服1 mg，每日3次。

6. 甲基多巴

甲基多巴250 mg，每日3次口服。

7. 硝苯地平

钙通道阻滞剂为一种冠状动脉扩张剂，临床上主要用于治疗高血压、心绞痛等，近来发现对雷诺综合征也有较好治疗效果。文献报告口服硝苯地平（10 mg，每日3次，必要时增至15 mg，每日3次）治疗16例，结果最快1天，一般15天即能迅速控制本病发作，指（趾）溃疡在加用抗生素及局部换药后亦多能随之加速愈合。此外动物实验提示NF可有致畸作用，因此育龄期妇女用药要注意避孕，孕妇应慎用或禁用。

8. 硫氮草酮

此药为钙通道阻滞剂，有人将 26 例雷诺综合征患者平均分成两组，治疗组服硫氮草酮 60 mg，日 3 次，共 2 周；对照组服安慰剂。结果治疗组症状改善率为 51%，对照组 17%（$P < 0.05$）。

9. 哌唑嗪

哌唑嗪为肾上腺素受体阻断药，对血管平滑肌有直接松弛作用。Surwit 等对 19 例硬皮病雷诺现象患者用哌唑嗪 1 mg 日 3 次或安慰剂共 8 周作双盲对照研究，结果发现哌唑嗪在减少血管痉挛次数和严重程度上均有效，且见效快，在用药 1 周内发作次数可减少 50%。

10. 硝酸甘油

该药能扩张周围血管，使周围循环得到改善，国内外报道治疗雷诺征有较好疗效。

11. 卡托普利

有人用卡托普利（每日 37.5 mg）治疗雷诺病，结果用药后指趾的苍白等症状迅速改善，持续用药数月疗效很满意。机理是除抑制血管紧张素的产生外，缓激肽的参与也有一定作用，由于血管紧张素的减少和缓激肽的增加导致血管扩张，末梢血管阻力下降，改善了指趾等处微循环。

12. 酚妥拉明

酚妥拉明能直接扩张血管平滑肌，缓解末梢动脉痉挛，因而可用于雷诺病的治疗。

13. 前列腺素

前列腺素具有血管扩张和抑制血小板聚集，可增加微循环血流量。有人用前列腺素 E_1 100 ~ 200 μg 加 5% 葡萄糖静滴 3 ~ 4 小时，每日 1 次，15 天为一疗程；日本学者用 40 μg 每日 2 次静注，可使雷诺症状改善和皮温升高。

14. 司坦唑醇（羟甲雄烷吡唑）

此药是一种具有激活纤维蛋白溶酶作用的同化类固醇激素。口服 5 mg，每日 2 次，3 月为一个疗程。

15. 三碘甲状腺原氨酸（T_3）

三碘甲状腺原氨酸 25 μg，每日 3 次。此药可使基础代谢率增高，通过体温调节反射使皮肤血管扩张。此药与利血平合用疗效更佳。

16. 己酮可可碱

此药是一种比较新的血管扩张药，它可改变红细胞的柔变性，降低纤维蛋白原和抑制血小板聚集，从而改善血液的流体性质，增加末梢动脉的血液流量，已成为治疗此病的常用药物。用法：每次口服 100 ~ 200 mg，每日 3 次，6 ~ 8 周为一疗程。静滴每次 100 ~ 400 mg，溶于生理盐水或 5% 葡萄糖内静滴 1.5 ~ 3 小时，也可肱动脉内注射。

17. 刺五加注射液

所有患者均按每日 1 ml/kg，即刺五加 60 ml 加入 5% 葡萄糖盐水 300 ml 内，以每分钟 30 滴静脉滴注，每日 1 次，连用 2 周为一疗程。有人用此法治疗 17 例，显效 15 例（88.3%），有效 2 例（11.7%），全部有效。13 例随访 6 个月以上无复发。不良反应有头痛、头晕，减慢滴速可缓解，再次用药无不适。

18. 酮色林

酮色林为 5 - 羟色胺受体阻断剂，因雷诺综合征患者手指皮肤血管系统对 5 - 羟色胺过敏，故有人在双盲研究中发现有 40% 的患者长期口服酮色林（20～50 mg，每日 3 次）可使雷诺病每日发作次数持续时间和强度明显减少，主观症状改善，80% 有溃疡的雷诺患者观察到指（趾）局部缺血性溃疡愈合。

19. 司坦唑醇

司坦唑醇可使沉积在指动脉的纤维蛋白溶解，降低其在血管内沉积和降低血浆黏稠度。有人对 20 例严重雷诺征患者用司坦唑醇 5 mg，日 2 次共 3 月治疗，结果在疗程中均显示手部血流量增加，症状减轻。疗程结束后再测血浆纤维蛋白原降低，手掌和食指复温，约 80% 患者诉主观症状改善，发作次数减少，时间短和程度轻。

20. 其他药物

血液黏稠度增高也是动脉痉挛发作的促发因素，应用降低血液黏度的方法和药物都能改善血液循环，减少血管痉挛发作。常用低分子右旋糖酐 500 ml，每日 1 次静滴，15 天为一疗程。蝮蛇抗栓酶对此病也有一定疗效。此外司坦唑醇 5 mg 每日 2 次也有效。闭经的女患者可试用雌激素治疗。

（二）血浆交换疗法

血浆交换疗法可降低血浆黏滞度。每日抽去血液 500 ml，或 1～2 次抽去 350～1 000 ml，去除量 1 L 以内可用人造血浆 2～2.5 L 代替，去除量更大时必须用新鲜血浆或白蛋白等渗溶液。每周 1 次，共 5 次，疗效至少可维持 6 周。

（三）末梢交感神经封闭法

末梢交感神经封闭法也称静脉阻滞法。这是利用静脉阻滞麻醉的原理，在上肢远端放置静脉注射针头，在肘关节近端扎血压计袖带用弹力绷带驱血后，向袖带内充气压力 250 mmHg，然后将 0.5 mg 利血平溶于 50 ml 生理盐水内注入静脉，20 分钟后放松袖带。Taylar 认为这可使利血平起到药物性局部交感神经切除术的作用。对没有器质性改变的雷诺病效果较好，注射后症状明显缓解，可维持 7～14 天。

（四）手术治疗

重症病例可考虑做交感神经切除术。

（五）其他治疗

热浴及按摩可改善血液循环，对雷诺病有一定效果。高压氧舱疗法治疗本病有良效，是新方法之一。

四、预防

冬季注意保暖，避免受寒，保持全身和四肢局部暖和，保护手指免受外伤。防止情绪过度激动和紧张。戒烟。可饮少量益气活血药酒，如人参酒、当归黄芪酒之类。积极治疗原发病。避免应用各种收缩血管药物及 β 受体阻滞剂。

五、护理

1. 避免各种诱发因素，冬季注意保暖，防止四肢局部暴露于寒冷的环境中，保持病室温度在 22~23℃。禁用血管收缩药物及 β 受体阻滞剂，避免创伤。积极鼓励戒烟，因尼古丁可使血管收缩，影响血液循环，同时积极治疗引起血管损伤的各种疾病。保持皮肤清洁，病室要定期消毒。

2. 避免刺激性饮食，忌生冷、辛辣厚味之品。

3. 做好心理护理，向患者讲明精神因素与本病的关系，避免精神紧张及情绪激动，以保持良好的情绪。

4. 观察患者指（趾）端皮肤血液循环状况，当出现颜色苍白、疼痛及麻木等症状时，可予温水浸泡，加强按摩，必要时可在指（趾）端局部涂以硝酸甘油软膏，每次保留 1 小时后擦干。

5. 患者局部发生溃疡或坏疽时，注意皮肤的清洁，必要时配合药物熏洗和外敷。若兼见发热、恶寒、身痛等全身症状时，更应及时采取对症治疗，控制感染。避免患肢下垂位及活动过久。

6. 发作时出现疼痛，给予局部揉擦、加温，可使疼痛缓解或发作停止。

7. 积极治疗引起雷诺现象的各种疾病，如系统性红斑狼疮、皮肌炎等。

8. 适当进行户外活动，注意保护暴露部位。

（邵泽花　单莹莹）

第五节　血栓性浅静脉炎

血栓性浅静脉炎是临床上常见的病变。血栓性浅静脉炎的病理特点是先有静脉损伤，后有血栓。范围比较广泛，在 2~3 小时即引起静脉壁和静脉壁周围组织明显的炎症反应。病变的部位不同，病理变化亦不相同，故有不同的病名。在四肢，血栓性浅静脉炎可发生于下肢的大隐静脉，小隐静脉及其属支；上肢常位于头静脉，贵要静脉。在胸腹壁，可发生于胸、腹壁浅静脉。所谓游走性类型，病因不明可以迁移性地，此起彼落地，在人体各处交替地发病。

一、病因

血栓性浅静脉炎的病因有：①静脉壁损伤，如静脉穿刺插管、静脉注射刺激性液体和药物、细菌或真菌感染；②静脉曲张，引起血流淤滞、静脉内膜缺氧变性；③其他，偶尔某些癌症或结缔组织疾病侵及静脉。

二、病理

血栓性浅表静脉炎和深部静脉血栓形成目前认为是一种疾病的两个不同阶段，且两者可相互转变。其主要区别在于血栓病理变化的发展程度不同。

血栓性浅表静脉炎的病理变化特点是静脉壁有不同程度的炎变、增厚和血管腔内血栓形成。血栓多与静脉紧黏，不易脱落。

三、护理评估

(一) 临床表现

多发生于四肢浅表静脉，如大、小隐静脉，头静脉或贵要静脉。急性期时患肢局部疼痛、肿胀，沿受累静脉的行径可摸到一条有压痛的索状物，其周围皮肤温度增高、稍红肿。一般无全身症状。1~3周静脉炎症逐渐消退，局部遗留有硬条索状物和皮肤棕色色素沉着，常经久不退。本病有复发倾向。

(二) 诊断和鉴别诊断

1. 诊断

根据浅表静脉区的红肿和扪及压痛的条索状物等特点，血栓性浅静脉炎的诊断即可确立。

2. 鉴别诊断

1) 结节性红斑：多见于青年女性，与结核和风湿有关。结节发生于小腿为多、伸屈侧无明显区别，呈圆形，片状或斑块状。结节不发生溃疡。可有疼痛，发热，乏力，关节痛，小腿浮肿等。血沉加快。

2) 硬结节红斑：为皮肤结核的一种类型，多见于青年女性，结节发生于小腿为多，伸屈侧无明显区别，呈圆形或斑块状，为暗红色或紫红色，逐渐增大，可发生溃破。有明显疼痛，肿胀，每年冬季容易发作，呈慢性病程，可找到结核病灶，结核菌素试验阳性，血沉加快。

3) 结节性动脉周围炎：多见于中年男性，皮损为多形性，有红斑、淤斑、紫斑、网状青斑等，以皮下结节为多见。皮下结节沿小动脉分布，可自由移动，皮肤发红，疼痛，可发生溃疡，此起彼伏，容易反复发作。常有发热、关节痛、多汗等，多有胃、肠、肾、心、肺、神经、肌内、脑等脏器组织同时受累。

四、治疗与护理

血栓性浅静脉炎一般不需要特殊处理，在缠扎弹力绷带或穿弹力袜的条件下，上肢可以活动，下肢能行走，不需卧床休息。如果病变比较严重，局部表现比较明显，可以卧床休息数日。同时采用镇痛药和局部热敷。化脓性血栓性浅静脉炎可酌情选用大剂量敏感而有效的抗生素。急性红肿期也可用33%硫酸镁外敷。

输液时，禁用高渗溶液，在应用刺激性化学性药品时，要缓慢滴注；插管输液时，插管时间不宜过长，以免塑料插管刺激血管而产生炎性反应。一旦有输液的血管发炎时，积极地早期治疗，热敷或熏洗局部。

（张敏　苗广乐）

第六节 深部静脉血栓形成

深部静脉血栓形成是一种静脉内血凝块阻塞性疾病，可导致静脉淤血，组织缺氧，继而发生营养障碍性改变，小腿慢性溃疡，经久不愈，使患者处于病废状态。又可继发肺栓塞等疾病，危及患者生命。在美国各种疾病死亡的患者中，有下肢深静脉血栓形成者占尸检的72%。Sevitt等报道，在一般致命性外伤的伤员中，60%发生下肢深静脉血栓，手术平均并发率为25%~30%，每年因患此病而丧失的劳动力约200万人。在我国，随着诊断技术的发展，下肢深静脉血栓形成的发现率得到提高。

一、病因

引起深静脉血栓形成的病因有以下几种：

（一）血管损伤

肢体外伤时，血管壁的损伤、静脉内插管或各种刺激性溶液、硬化剂或高渗溶液以及细菌毒素等的作用。

（二）静脉血流滞缓

多见于手术后长期卧床、心力衰竭、腹压增高、下肢静脉曲张等。因静脉内血液淤滞，造成内膜缺氧和变性。

（三）血凝状态增高

烧伤、创伤、严重脱水、分娩等可造成血液浓缩，纤维蛋白原和第Ⅷ因子增多；脾切除后血小板的急剧升高；红细胞增多症时血液黏稠度增高，少见的家族性抗凝血酶Ⅲ活性降低；内脏癌肿浸润组织及其破坏所释出的一些物质；某些药物的作用或感染等使血凝状态增高，均可造成静脉内血栓形成。

二、病理

深静脉血栓形成主要是由于血液淤滞及高凝状态所引起，所以血栓与血管壁仅有轻度粘连，容易脱落成为栓子而形成肺栓塞。同时深静脉血栓形成使血液回流受到明显的影响，导致远端组织水肿及缺氧，形成慢性静脉功能不全综合征。

三、护理评估

（一）临床表现

深部静脉血栓形成常累及下肢深静脉，其中以小腿深静脉和腘静脉为最好发部位，其次可累及髂或股静脉，偶有发生于下腔静脉、上肢深静脉和上腔静脉。其症状差异较大，轻者可无症状，重者常有发热、受累肢体肿痛，甚至难以忍受。肺栓塞常为本病的首发症状。

常见体征有：受累静脉处压痛和牵拉痛，有时可触及压痛的条索状静脉（如腘静脉）。直腿伸踝试验（Homan）征和勒文伯格（Lowenberg）征阳性，前者将下肢伸直，使踝关节急速背屈，可因腓肠肌牵拉刺激小腿病变静脉而发生疼痛。后者用血压计袖带在小腿或大腿充气加压，使病变静脉受压而发生疼痛。静脉阻塞体征：患肢肿胀、凹陷性水肿、局部皮肤温度升高、浅表静脉扩张，出现花斑状发绀，严重者常为肢体坏死先兆。下腔静脉血栓形成时可见下腹部及双下肢明显水肿，腹壁浅静脉扩张和向上回流。上腔静脉血栓形成时可见上肢、胸壁、颈和头面部肿胀和静脉回流受阻。

（二）实验室及其他检查

1. 实验室检查

白细胞及中性粒细胞轻度升高。

2. 静脉造影

做深静脉造影检查，如能在电影屏幕监视下，选择显影最清晰的时间拍片，就能明显地提高 X 线照影的诊断率。

3. 其他

小腿深部肌肉有压痛而 Homan's 征或压迫腓肠肌试验（Neuhof）征阳性，血压表充气试验阳性者，强烈地提示小腿肌肉静脉丛有血栓形成可能。

（三）诊断和鉴别诊断

根据上述临床表现和实验室及其他检查，诊断一般并不困难。

1. 诊断标准

1）急性期

（1）临床上发病突然，患肢肿胀、疼痛，皮肤颜色呈暗红色，肢体皮温升高。

（2）急性髂股静脉血栓形成（具有患肢肿胀、浅静脉扩张、股三角区压痛）应该与盆腔肿瘤、急性弥散性淋巴管炎以及急性动脉栓塞相鉴别。

（3）小腿深静脉血栓形成（小腿深部酸胀痛、局部压痛及 Homan's 及 Neuhof 征阳性，应与小腿肌炎、小腿纤维组织炎、小腿肌劳损及腘窝囊肿，以及小腿深部组织肿瘤相鉴别。

2）慢性期：即为深部静脉血栓形成后遗症。因静脉血回流障碍，故下肢肿胀为凹陷性肿胀，站立、久坐、远行后明显，休息或平卧后减轻，晨轻暮重，长时间后，肢体呈淤滞性皮炎，其则皮肤色素沉着、浅静脉怒张、浅表性溃疡，进一步演变为"老烂腿""裙边疮"，长期不愈。即使创口愈口，但很快又复发。

2. 鉴别诊断

需与原发性深静脉瓣膜关闭不全、布—加综合征、淋巴水肿、小腿肌肉自发性损伤、髂静脉压迫综合征等鉴别。

四、治疗

（一）一般治疗

1. 卧床休息 1～2 周，可减轻疼痛，并使血栓紧粘于静脉壁的内膜上。抬高患肢有利于静脉回流，患肢需高于心脏水平，离床面 20～30 cm，膝关节宜安置于 5°～10° 的微屈曲位。床脚抬高 30°。

2. 保持大便通畅，以免用力排便使血栓脱落导致肺栓塞。

3. 开始起床后应穿有压差或无压差长筒弹力袜。

（二）溶栓疗法

1. 静脉溶栓疗法

适用于发病后 24 小时内，链激酶先 25 万 ~ 50 万 U 静脉注射，然后 10 万 U/h 静滴 24 ~ 72 小时。尿激酶先 4 400 U/kg 静脉注射，然后 4 400 U/（kg·h）静滴 24 ~ 72 小时。也可用重组组织型纤溶酶原激活剂（rtPA），特别适用于合并肺栓塞时。总剂量 50 ~ 100 mg，先在 1 ~ 2 分钟内静注 10 mg，剩余剂量在 2 小时内静脉滴入。

2. 介入溶栓疗法

适用于发病后 10 天内或合并肺栓塞时。用尿激酶（UK）灌注有以下几种方法：

1）高剂量法：导管到位后先行团注量灌注，15 分钟内注入 UK25 万 U，然后以 25 万 U/h 速度连续灌注 4 小时，以后剂量减为 12.5 万 U/h 灌注。

2）低剂量法：无团注，15 分钟内注入 5 万 U，然后以 5 万 U/h 速度灌注。

3）中等剂量法：15 分钟内团注 10 万 U，然后以 10 万 U/h 灌注。

UK 的剂量范围为 140 万 ~ 1 600 万 U，平均用量为 400 万 U。灌注时间为 15 ~ 74 小时，平均 30 小时。血栓溶解后，经导管闭注肝素 5 000 U，然后以 800 ~ 1 000 U/h 速度静滴，以防血栓再形成。

另一方案为 UK 4 000 U/min 连续灌注，直至血运建立，再以 2 000 U/min 灌注，直至血栓完全溶解。溶栓率可高达 88%。

亦可考虑应用相应剂量的链激酶溶栓治疗。

（三）抗凝疗法

适用于发病 3 天以上的病例。

1. 肝素

肝素具有抗凝、抗血栓、抗炎、抗过敏等作用，可防止新的（继发性）血栓形成，但没有直接的溶栓效果。临床治疗效果很不理想。国外有人综合报告，肝素治疗下肢深静脉血栓形成 65 例，显效 3 例，好转 8 例，无效者占 83.1%。肝素的用量目前日趋小剂量皮下注射，作为溶栓药的辅助治疗，即 50 mg（6 250 U）皮下注射，每 8 ~ 12 小时 1 次。另有人试用超小剂量肝素疗法，即每小时每千克体重肝素 IU 持续静滴。优点是不需要频繁的化验监护，出血不良反应少，一般用 4 ~ 6 天改用口服抗凝剂。

2. 双香豆素

为口服抗凝剂，与肝素并用 2 ~ 3 天才能获最大有效剂量。首次剂量 300 ~ 600 mg，第 2 天剂量 100 ~ 200 mg，此后每日一般维持量 25 ~ 100 mg。

3. 华法林

华法林为口服抗凝剂，1 ~ 3 天剂量 3 ~ 4 mg，第 3 天后给予维持量 2.5 ~ 5 mg。

（四）血小板抑制剂

常用有下列药物：

1. 右旋糖酐

右旋糖酐可补充血容量，降低血液黏度，改善肢体循环，防止血小板和红细胞凝集，还可以降低纤维蛋白原的浓度和干扰某些凝血因子。每次 500 ml 静滴，日 1～2次，持续 15～20 天。因其本身具有一定抗原性，故易发生过敏反应。

2. 阿司匹林

本品对术后血栓形成有肯定的预防作用，与双嘧达莫有协助作用。每次 0.3～0.6 g，日 3 次口服。肠溶阿司匹林可减轻胃肠道的刺激。

3. 双嘧达莫

单用或小剂量双嘧达莫抑制血小板的作用甚微，且认为有聚集的作用。因而需要大剂量或与其他抗血小板药同用。

（五）手术治疗

只要严格掌握手术指征，手术取栓仍然会使一些患者获得良好的效果。手术指征为：

1. 血栓形成后 48 小时内手术的效果最好，72 小时以后取栓的成功率逐渐降低。

2. 手术适合以血栓为主的病例，而以静脉炎为主的血栓手术效果欠佳。

3. 多普勒超声、静脉流变学图像、B 超或静脉造影检查确定血栓主要在腘静脉以上者手术效果好，而在腘静脉以下并有广泛性血栓者手术成功率低，且血栓复发率较高。

4. 严重的股青肿应早期手术，单纯药物治疗效果不佳。

5. 对于复发性静脉血栓、脓毒症引起的血栓、继发于肿瘤压迫的血栓、身体过分衰弱并有严重并发症或晚期肿瘤的患者，均不宜手术治疗。

实验证明，对于下肢深静脉血栓采用综合治疗效果优于单一方法治疗；手术后患者常常需要抗凝、溶栓来巩固疗效，防止复发。因此，要处理好溶栓、抗凝及手术三者之间的关系，选择好用药时机、用药种类和量，取其利而避其害，以达到最好的近、远期效果。

（六）介入治疗

1. 深静脉血栓形成已延伸到膝以上者，肺栓塞危险性高时；当抗凝剂因并发症而需要终止时；当在足量抗凝剂时仍有反复血栓栓塞发生时；以及当存在不能用抗生素控制的败血性血栓栓塞病变时，可考虑经皮下腔静脉内植入滤过器。

2. 慢性下肢静脉阻塞，主要针对髂静脉、下腔静脉等。静脉造影明确狭窄部位后，从对侧股静脉插管至狭窄处，用球囊扩张并置入支架。

五、预防

着眼于发生肺栓塞的严重威胁，对所有有发生深静脉血栓形成的高危患者均应提前进行预防。股骨头骨折、较大的骨科或盆腔手术，中老年人如有血黏度增高等危险因素，在接受超过 1 小时的手术前大多采用小剂量肝素预防。术前 2 小时皮下注射肝素

5 000 U，以后每 8~12 小时一次直至患者起床活动。急性心肌梗死用肝素治疗也同时对预防静脉血栓形成有利。华法林和其他同类药物也可选用。

阿司匹林等抗血小板药物无预防作用，对于明显有抗凝禁忌者，应采用保守预防方法，包括早期起床活动，穿弹力长袜。定时充气压迫腓肠肌有较好的预防效果，但患者多难以接受。

六、护理

（一）非手术治疗护理/术前护理

1. 休息与缓解疼痛

急性期嘱患者 10~14 日内绝对卧床休息，床上活动时避免动作幅度过大；禁止热敷、按摩患肢，以防血栓脱落。患肢宜高于心脏平面 20~30 cm，可促进静脉回流并降低静脉压，减轻疼痛与水肿。必要时遵医嘱给予镇痛药物。

2. 病情观察

密切观察患肢疼痛的时间、部位、程度、动脉搏动、皮肤温度、色泽和感觉；每日测量、比较并记录患肢不同平面的周径，注意固定测量部位，以便进行对比。

3. 饮食护理

宜进食低脂、富含纤维素的食物，以保持大便通畅，尽量避免因排便困难引起腹内压增高而影响下肢静脉回流。

（二）术后护理

1. 病情观察

观察生命体征的变化；观察伤口敷料有无出血、渗血；观察患肢远端皮肤的温度、色泽、感觉和脉搏强度，以判断术后血管的通畅程度、肿胀消退情况等。

2. 体位

患肢宜高于心脏平面 20~30 cm，膝关节微屈，可行足背伸屈运动。恢复期患者逐渐增加活动量，以促进下肢深静脉再通和侧支循环的建立。

3. 用药护理

遵医嘱应用抗凝、溶栓、祛聚、抗感染等药物对症治疗。药物治疗期间避免碰撞及跌倒，用软毛刷刷牙，观察有无出血倾向。

4. 并发症的观察与护理

1）出血：是抗凝、溶栓最严重的并发症。因此，在应用抗凝血药物期间，观察患者有无创口渗血或血肿，有无牙龈、消化道或泌尿道出血等抗凝过度的现象，发现异常立即汇报医生，并遵医嘱予以鱼精蛋白或维生素 K_1 静脉注射，必要时输血。

2）肺动脉栓塞：若患者出现呼吸困难、胸闷、胸痛、血压下降等异常情况时，提示可能发生肺动脉栓塞，立即嘱患者平卧，避免深呼吸、咳嗽及剧烈翻动，同时给予高浓度氧气吸入，并报告医生、配合抢救。

（张敏 苗广乐）

第十八章　心脏黏液瘤

心脏黏液瘤是最常见的心脏良性肿瘤。各家报告的发病率不尽相同，但是国内文献报告的发病率高于西方国家。本病以女性为多见，男女患者比例约为1：2。可见于任何年龄，已知最年轻的患者为一死产婴儿。但是发病年龄多见于30～50岁。黏液瘤可发生于各个心腔，最常见的是左心房，约占75%；其次为右心房，约占20%；少数位于右心室或者左心室，也可累及多个心腔。黏液瘤绝大部分为单发性，见于一个心腔；但也可为多发性，同时发生在多个心腔内；还有家族性的黏液瘤病例。

一、病因

病因未明，多认为与心脏不断活动的搓揉作用、不断产生乳酸、快速血流及淋巴受阻等因素有关。

二、病理

心脏黏液瘤发生在左房者，常起源于房间隔卵圆窝的边缘上，伸出带蒂的瘤。黏液瘤呈明胶样，表面常附有血栓，也可见到表面有内皮覆盖，其切面可见明胶样物与血栓的分层构造。在组织学上，黏液瘤起源于心内膜下的平滑肌型细胞。

三、护理评估

（一）临床表现

典型的左房黏液瘤有蒂，可活动，经二尖瓣口脱入左室，造成瓣口血流阻断，或二尖瓣反流。因此，症状酷似风湿性二尖瓣病变，出现呼吸困难、端坐呼吸及夜间阵发性呼吸困难、乏力、咳嗽、胸痛，偶尔可发生晕厥。肿瘤嵌在二尖瓣口形成急性循环衰竭，与二尖瓣狭窄不同，上述症状多突然发生，且与患者体位变化有关，房颤不常见。栓塞是心房黏液瘤常见症状，发生率在20%～45%，取决于肿瘤在腔内的位置和脆性。肿瘤碎片或黏液瘤表面的栓子碎屑可造成栓塞。左房黏液瘤引起体循环栓塞，右房黏液瘤造成肺循环栓塞和肺循环高压。若周围血管栓塞，则可通过观察栓子的成分，对黏液瘤作出组织学诊断。黏液瘤患者可有全身症状，如发热、体重下降、不适、关节痛和苍白。这些症状认为与免疫机制有关，是机体对肿瘤的分泌物和肿瘤的坏死组织的反应。

右房黏液瘤导致右心衰竭，如外周性水肿、乏力、腹水和腹部不适，出现三尖瓣血流阻断或三尖瓣反流。肿瘤造成急性瓣叶损伤或正常三尖瓣关闭障碍都导致三尖瓣关闭不全。有体位晕厥、发绀和眩晕。肺动脉栓塞导致肺循环高压。体征有颈静脉怒张伴明显的a波、肝大、腹水、下肢水肿和三尖瓣狭窄或三尖瓣关闭不全的杂音、摩擦音、杵状指、发绀和上腔静脉阻塞的体征等。上述症状酷似缩窄性心包炎、风湿性三尖瓣病变、艾勃斯坦畸形、右侧心脏心内膜炎。

（二）实验室及其他检查

1. 实验室检查

实验室检查可出现贫血、白细胞增高、血沉加快、高球蛋白血症。

2. 超声心动图

超声心动图对本病的诊断极有帮助。可在收缩期见到左房内有云雾状光团，舒张期光团滑向左室流入道，二尖瓣前瓣的舒张期后退速度变慢，形成城墙样。若系血栓团块，则无周期性移动，并多在左房后壁。右房黏液瘤可见右房腔内有异常丝状、层状、淤点状的光团。

3. 心电图

心电图表现是非特异性的。心律通常为窦性。房颤罕见。长程心电图监测可能在心房黏液瘤者记录到室上性心律失常，而于心室肿瘤者记录到室性心律失常。

4. 放射影像学

胸片能够显示左房扩大和肺动脉高压的征象。常规摄片检查发现肿瘤钙化的情况并不很多，肿瘤钙化以右房肿瘤较其他心腔肿瘤为多见。透视检查可显示钙化的肿瘤的移动。虽然国内外均有 CT 及 MRI 用于诊断心脏肿瘤的报道，但目前积累的经验不多。这两种方法的优点是可提供任意平面上不重叠的心脏、纵隔及肺等胸部结构的切面影像，显示出超声检查不易观察到的部位的情况以及肿瘤与毗邻心脏的结构的关系，并与其他心脏肿瘤相鉴别。

5. 门控核素心脏血池扫描和血管造影

门控核素心脏血池扫描和血管造影可显示出心内肿瘤造成的充盈缺损。但是使用导管探测包容着肿瘤的心脏，有造成肿瘤碎片及其表面血栓脱落栓塞的风险。由于其他影像方法的应用，血管造影术的重要性日趋下降。但这一方法可以发现瘤栓造成的动脉瘤样扩张和远端冠状动脉分支的狭窄。

（三）诊断和鉴别诊断

1. 诊断标准

美国纽约心脏病学会：

1）心血管造影或超声心动图有左心房内瘤块的证据。

2）从动脉切除的栓子上发现黏液瘤样组织学证据。

3）从手术切除的心内膜上发现有黏液瘤组织。

符合上述标准之一者，可诊断为本病。

2. 诊断条件

1）并非由体力活动所致的心悸、呼吸困难、咯血、交替性低血压、眩晕、急性心源性脑缺血综合征发作与间歇性发热。

2）有易反复发生的周围动脉栓塞现象，而无细菌性心内膜炎或二尖瓣膜病的证据。

3）听诊有肿瘤"扑落"音，随体位改变心杂音也改变。

4）应用强心剂不能改善肺淤血。

5）超声心动图示左心房内有云雾状反射光团，可随心动周期迅速移动。

判定：具备上述 5 项可确诊。

3. 鉴别诊断

左心房黏液瘤须与风湿性二尖瓣狭窄相区别。

四、治疗

诊断明确者，应手术切除肿瘤，手术疗效良好。术后严密观察有无脑、肠系膜或下肢动脉栓塞的症状及体征。

五、护理

1. 严格卧床休息。

2. 心功能不全者，强心、利尿改善心功能，尽早或急诊低温体外回流手术摘除心腔内肿瘤。

3. 术中未阻断主动脉前，避免搬动心脏和心内、外探查。

4. 瘤蒂处房间隔或心房壁、心内膜、心肌应彻底切除。心脏瓣膜受侵不能修复则行瓣膜替换术。瓣环扩大致关闭不全行瓣环缝缩术。房间隔切除范围较大者行补片修复。

5. 心脏切口宜大，便于肿瘤完整摘除。

6. 肿瘤摘除后，心腔应彻底冲洗，以防肿瘤碎块遗留于心腔内。

（程明丽　陈梅）

第十九章 心血管神经症

心血管神经症是由于神经功能失调所致的心血管功能紊乱，是以心血管、呼吸和神经系统症状为主要表现的特殊类型的神经症，是一种非器质性的功能性心血管疾病，亦称心脏神经症、神经性血循环衰弱症、奋力综合征、Dacosta 综合征、焦虑性神经症。常见于 20～40 岁的女性及更年期妇女。

一、病因

病因不清，可能与工作和生活过度紧张、焦虑、精神创伤、环境刺激等因素有关。患者的性格多内向，情感脆弱、多愁善感、抑郁或焦虑者，交感神经活性增加，糖皮质激素分泌增多，对运动、疼痛刺激过于敏感。

二、护理评估

（一）临床表现

多见于青年或更年期女性患者。患者直系亲属中，既往曾有不同的精神异常表现，神经类型为弱型，平时多愁善感或抑郁寡欢，情绪激动或工作紧张常可诱发本病。

临床症状繁多易变，但缺乏阳性体征。心血管系统最常见的症状是心悸、心前区痛、气短或过度换气。心悸是最常见的症状，患者能感觉到心跳、心前区搏动和心前区不适，运动后或情绪激动时症状更明显。多数患者有心率增快与短暂的血压升高，偶有期前收缩或阵发性室上性心动过速，轻度活动可使心率不相称地明显增快，患者的活动常因此而受到限制。

心前区痛的部位常不固定，以位于左前胸乳部或乳下者为多见，也可在胸骨下或右前胸。疼痛性质不尽相同，多为一过性刺激，每次 1 秒至数秒钟，或持续隐痛，发作可持续数小时或数天。体力活动当时常无心前区痛发作，但活动后或精神疲劳后，甚至休息时均可出现。心前区的肋骨、软组织及其表面皮肤可有压痛点。气短主要是患者主观上感到空气不足，呼吸不畅，呼吸频率常不增快。屋内人多拥挤或通风较差的地方容易引起发作。有时发生在夜间，发作时喜坐起来或起床开窗而在窗口深吸气。平时经常有叹息样呼吸，即深吸气后做一个长而带叹息样的呼气，自觉如此才能解除憋气感。较长时间深吸气可导致血中二氧化碳浓度降低，出现过度换气所致的呼吸性碱中毒，伴四肢发麻、手足搐搦、头晕等表现。

神经系统以焦虑为主要症状，患者可有焦虑和紧张的表情，手掌汗多，两手颤抖，体温有时略升高。

心血管系统体格检查可发现血压轻微升高且易波动。心率增快、偶有期前收缩、心搏强有力和心音增强，可能伴有心前区 1～2 级柔和的收缩期杂音，或胸骨左缘第 2、3 肋间 2 级左右的收缩期杂音。心电图常有窦性心动过速，部分患者可见 ST－T 波改变。大多表现为 ST 段 J 点压低或水平样下移，或 T 波低平、双相或倒置。ST－T 波改变主要局限于 II、III、aVF 或 V_4～V_6 导联，时而消失，时而加重。心率增快常使 ST－T 波异常加重，而心率减慢时，ST－T 波可完全恢复正常。运动试验阳性者亦不少见。β 受体阻滞剂大多能使心率减慢、症状减轻或消失，心电图 ST－T 波改变恢复正常，并使运动负荷试验转为阴性。

（二）实验室及其他检查

1. 心电图

多为正常或窦性心动过速，房性或室性期前收缩，非特异性 ST – T 改变，具有易变性，部分患者运动心电图检查阳性，但普萘洛尔试验可使心率减慢、ST – T 改变恢复正常。

2. X 线检查

心脏、肺部无异常征象。

3. 超声心动图检查　心脏形态和功能正常。

（三）诊断和鉴别诊断

根据上述心血管系统症状多、体征少、无特异性以及未能找到相关的心脏病证据等特点，通常可以作出心血管神经症的诊断。

1. 诊断标准

1）多见于青年或更年期女性患者。

2）心血管功能失调症状如心悸、心前区疼痛、气短或过度换气等。

3）自主神经功能紊乱如乏力、头晕、多汗、失眠、焦虑等。

4）可能心电图改变。Ⅱ、Ⅲ、aVF、$V_4 \sim V_6$，可有 ST – T 改变，但多变。

5）排除器质性心脏病。

2. 鉴别诊断

本症应与下列情况鉴别：

1）内分泌代谢疾病：主要与甲状腺功能亢进和嗜铬细胞瘤鉴别。二者尽管也会出现心率加快、心搏增强、多汗、手颤、激动和紧张等表现，部分患者也会有 ST – T 波的改变，但甲状腺功能亢进者甲状腺多有肿大，常伴有血管杂音和震颤，手颤为细震颤，消瘦，血清 T_3、T_4 和甲状腺吸[131]碘率增高，可资鉴别。嗜铬细胞瘤的心率加快常伴有显著的血压增高，尿中儿茶酚胺及其代谢产物增多，组织胺激发试验或酚妥拉明试验阳性。

2）器质性心脏病：心绞痛者疼痛部位多固定，但患者指不出具体是某一点，在劳力后发作。发作时有胸部紧束感，持续时间仅 2 ～ 3 分钟，含硝酸甘油后疼痛缓解（神经症的胸痛含硝酸甘油无效），不典型心绞痛发作则需依赖心电图改变来确定，如 ST 段下斜或水平样压低，或 T 波倒置等。这与心血管神经症的 ST – T 波改变较难区别，一般多采用静脉注射或口服普萘洛尔的方法。心血管神经症患者，用普萘洛尔后（口服 20 mg 或静脉缓注 2.5 mg 以 25% 葡萄糖稀释），ST – T 波的异常消失，而冠心病者 ST – T 波改变多不受影响。

风湿性二尖瓣病也有心悸、心尖区第一心音增强及收缩期杂音，但其常有皮疹、关节红肿疼痛、血沉加快、抗"O"增高。

二尖瓣脱垂有典型的二尖瓣收缩期 CD 段镰刀形向后移或二尖瓣后叶或（和）前叶收缩期脱入左房等超声心动图的改变，故与本病的心悸及心脏听诊体征不难鉴别。

另外。低血钾、洋地黄反应、"幼年型 T 波"改变等都有 ST – T 波的改变，也要注意鉴别。

三、治疗

治疗原则与神经症相同。医务人员和患者首先要正确认识功能性疾病，区别功能性疾病与"无病""假病"或"思想病"，认识到功能性疾病虽无器质性病变，但确实是一种病态，而且它所造成的功能紊乱可给患者带来很大痛苦。

（一）一般治疗

让患者了解病情，确信自己无器质性疾病，使患者加强对医护人员的信任与合作，消除诱因，加强心理治疗和运动锻炼，合理安排工作。

（二）药物治疗

为减轻症状可服用谷维素 10 ~ 20 mg，每日 3 次；谷氨酸 0.5 ~ 1 g，每日 3 次；小量镇静药，如地西泮、氯氮卓等；心动过速服普萘洛尔 20 mg，每日 3 ~ 4 次。

四、预后

本症不影响人的寿命，但严重患者可长期不能正常生活和工作。

五、护理

1. 生活有规律，合理安排生活，尽量做到劳逸结合。

2. 患者可在医生的指导下适当服用药物进行对症治疗。

3. 经常参加力所能及的体育活动，如打太极拳等，锻炼身体，增强体质。

4. 避免过度紧张，不宜从事持续时间过长、注意力高度集中的工作。

5. 心血管神经症的预后是良好的，它既不会影响患者的寿命，又不会增加患者罹患其他疾病的机会。

6. 选择正确的治疗是关键，对于心血管神经症一定要选用中医中药治疗，中药治疗副作用小，避免长期服用西药可能造成的副作用。

7. 心血管神经症患者多不宜住院治疗，可在家或门诊治疗，因为住院反而容易使患者的病情恶化。患者的亲友和同事要对患者多一分理解和鼓励，以帮助其早日摆脱困境。

8. 患者应适当进行体育锻炼，因为静养反而对疾病的康复不利。具体的运动方式和持续时间可视患者的年龄、体力和病情轻重而定，一般以轻柔的太极拳、散步等为宜。患者在运动时应以不觉累为原则，切忌盲目地加大运动量，更不可急于求成。

（程明丽　李凤莲）

第二十章　心血管常用诊疗护理技术

第一节　心脏起搏术

心脏起搏器是一种医用电子仪器，它通过发放一定形式的电脉冲，刺激心脏，使之激动和收缩，即模拟正常心脏的冲动形成和传导，以治疗由于某些心律失常所致的心脏功能障碍。心脏起搏器简称起搏器，由脉冲发生器和起搏电极导线组成。

一、心脏起搏治疗的目的

正常的窦性心律可维持人体各种功能活动。如果心率过缓，可导致以脑缺血为首发症状的各主要脏器供血不足的临床综合征，此外过缓的心率还可并发或引发快速性心律失常，即慢快综合征和 QT 延长导致多形性室速、室颤等，可危及患者生命，给药物治疗带来困难。人工心脏起搏治疗是通过不同的起搏方式纠正心律和心率的异常，来提高患者的生活质量，减少病死率。

二、安置人工心脏起搏器的适应证

（一）临时起搏的适应证

1. 高度或三度房室传导阻滞及严重病态窦房结综合征等引起的阿—斯综合征。

2. 急性心肌梗死、急性心肌炎、洋地黄或奎尼丁药物中毒及电解质紊乱等引起的暂时性高度或三度房室传导阻滞。

3. 急性心肌梗死并双束支或三束支阻滞。

4. 心脏外科手术中或之后出现严重房室传导阻滞。

5. 为永久性起搏作过渡性应用。

6. 保护性应用，如电击复律前、心动过缓患者外科手术时，可预先安置人工心脏起搏器，以防发生心脏停搏。心力衰竭伴有窦性心动过缓、房室传导阻滞等心律失常，也应先安置人工心脏起搏器，而后再使用洋地黄纠正心力衰竭。

7. 用起搏器超速抑制治疗顽固性心律失常。

（二）永久起搏的适应证

1. 病态窦房结综合征或慢性高度房室或双束支传导阻滞伴阿—斯综合征发作，而病因不能去除者。

2. 病态窦房结综合征或高度房室传导阻滞，虽不伴发阿—斯综合征，但由于缓慢心率引起心功能不全或影响生活和工作能力。

3. 病态窦房结综合征伴有慢快综合征。

三、常用起搏方式的选择

（一）AAI 型

适用于房室传导功能及心房功能正常的病态窦房结综合征；心动过缓伴有低排症状，房室传导功能是良好的，经心房率的调整可改善血流动力学状况者。不适用于病态窦房结综合征伴房室或室内传导阻滞；频发或持续性房颤、房扑、室上性心动过速；巨大心房及 P 波幅度不够高者。

（二）AAIR 型

适用于 AAI 型适应证中伴有变时反应障碍（运动试验窦性频率小于 100 次/分）者及期望能胜任中强度体力劳动者。

（三）VVI 型

适用于任何症状性心动过缓，特别是持续非阵发的房颤、房扑或巨大心房伴心动过缓或三度房室传导阻滞者。不适用于临时性起搏时证明有"起搏综合征"及起搏后有心力衰竭症状者。

（四）VVIR 型

适用于 VVI 型适应证中需获得较大体力活动者。禁用于室房逆传，心率加快后诱发和加重心绞痛、心力衰竭者。

（五）VAT、VDD 型

适用于窦房结功能正常、心房感知正常的房室传导阻滞，过去应用 VVI 起搏已证明有"起搏综合征"者。不适用于病态窦房结综合征及心房 A 波电压过低、有室房逆传者。

（六）DVI 型

适用于病态窦房结综合征伴房室传导阻滞者；心室起搏后有"起搏综合征"者；频发室上性心律失常，起搏加药物治疗有效者。不适用于频发或持续的快速室上性心动过速、房颤、房扑者；巨大右心房者。

（七）DDD 型

适用于房室传导阻滞或病态窦房结综合征心房率稳定者；在较大心率范围内要求房室同步起搏者，如患者年轻或体力活动者对血流动力学有较高的要求，起搏综合征及心室起搏收缩压下降 >20 mmHg；不适用于频发或持续室上性心动过速、房颤、房扑；巨大右心房及心房 A 波电压过低者。

（八）DDDR 型

适用于变时性障碍又需维护的中强度体力活动者，特别适用于持久性室房逆传者。

四、安置起搏器患者的术后护理

1. 术后再记录 12 导联体表心电图，以备对照。
2. 术毕拍正、侧位胸片，观察电极位置及导线系统，以便随访参考。
3. 进监护室进行心电监护，观察起搏效果，按需功能等。
4. 术后 7～10 天卧位，少活动，特别是囊袋侧上肢不能大幅度活动，以免电极脱位。

5. 术后 24 小时左右拔除橡皮片引流条，及时更换敷料，用抗生素 3 ~ 7 天。

6. 积极治疗原发病，纠正电解质紊乱及其他心律失常。

7. 详细填写手术记录单。填写安置起搏器患者随身携带的登记卡，包括患者姓名、住址、安置起搏器的医院、医生及其联系电话号码、安置起搏器的日期、起搏器型号，以备随访和发生意外时处理。

8. 术后 7 ~ 10 天拆线。

五、人工心脏起搏器的不良反应及处理

（一）局部皮肤疼痛

放置电极的局部皮肤受到刺激而产生疼痛，这与电极的大小有关。电极越小，刺痛感越重，但大多数人可以耐受。疼痛严重时可稍微移动电极位置。放置刺激电极前要仔细检查局部皮肤，以避免皮肤上的小伤口。

（二）局部肌肉刺激性收缩

轻微的肌肉收缩患者可以耐受，但时间激频率过快及脉冲电流在 70 mA 以上时患者不易耐受。这时除进行适当的调整外可使用少量的镇痛镇静剂如吗啡或地西泮等。

（三）心律失常

心律失常可发生在安置起搏器的任何时期。早期，当电极进入心室腔，刺激心内膜时，可引起室性期前收缩、室性心动过速、室颤等室性心律失常。有心源性昏厥史的患者尤易发生。多为短暂性，当电极导管固定或稍退出后即可消失，如果不消失可静脉推注利多卡因 50 ~ 100 mg。室颤者应立即拳击心前区及电击除颤。

起搏器性能不同，也是心律失常的原因之一，如：双腔 DVI 起搏器，可因心房刺激脉冲落入心房的"易损期"而诱发房颤；VDD 和 DDD 双腔感知功能的起搏器，由于存在缓慢的室房逆传，可引起折返性心动过速。因此在安置这类起搏器前，应先行电生理检查，以减少心动过速发生的机会。

（四）感染

经皮穿刺的体外携带式（目前主要是临时性）起搏器，因导线暴露，难免导致感染。体内埋藏式因局部囊袋积血、炎症感染形成脓肿，皮肤坏死引起局部感染。全身感染少见，由于心腔内有电极易损伤心内膜产生细菌性心内膜炎。术中应严格无菌操作，术后预防性用抗生素。局部血肿、脓肿应抽吸或切开引流。全身感染时，应大剂量使用抗生素，必要时移除起搏器及导管，另选途径安置。

（五）皮肤坏死

皮肤坏死见于覆盖在起搏器或导管上的皮肤坏死。多见于高龄及瘦弱患者，可能因皮下组织少、囊袋紧、局部压迫致局部循环不良而形成，也可因慢性炎症或异物反应而形成，最常见于颈外静脉插入处。要争取在皮肤没有破溃以前处理。可做局部热敷，以改善血液循环，无效者可改道或移除起搏器。感染时做局部及全身抗生素治疗。

（六）电极脱位

大多数发生在安置后 1 周内，尤其是 24 小时内最高。脱位时起搏不良，但用心电

图机检查，脉冲信号良好，X线透视可确诊。发生脱位者应按初次插管样进行复位。术后1周内发生脱位者，可从原切口处进行复位。后期或因局部感染等，原切口处复位有困难时，可改道重新插管。

（七）心功能减退

安置起搏器后心功能是否减退，主要决定因素是患者的原发病性质和严重程度，原来心功能较差，再加年龄的增长，安置起搏器后心功能可能会逐渐减退。合乎正常生理状态的双腔顺序起搏器，会降低起搏器本身影响心功能的因素。

六、安置人工心脏起搏器患者的随访

使用永久起搏器的患者，经常随访检查是确保患者安全和起搏长期有效的重要措施。出院前向患者及其家属介绍有关起搏器的知识和注意事项。嘱患者每晨醒后检查自己的脉搏并随时记录，发现心率改变及时与医生联系。避免进入有电磁场的环境，以防起搏器电路受干扰而失常。

出院后1月做第1次随访，以后每3个月随访1次，半年后每6月随访1次。在起搏器预期寿命到达前半年，增加随访次数至每3月或每月1次。发现电池有耗竭倾向时，宜每周随访1次，直至更换新的起搏器。随访检查的主要项目有：

（一）心电图

心电图可观察起搏器的按需功能和起搏功能。如脉冲频率下降10%，应更换起搏器。

（二）起搏阈值测定

术后6周左右进行。一些起搏器通过缩短脉宽逐渐降低输出强度，而另一些起搏器通过降低输出电压来降低输出强度，通过观察夺获丧失点，确定起搏阈值。还有一些起搏器通过将磁铁放在起搏器的上方，该起搏器便自动开始递减其输出强度的周期，从心电图上观察其起搏失败的起始脉冲，从而可推算出起搏阈值。由于在术后开始几周内，起搏阈值可能上升，故在6周内不应降低输出强度。6周后，为了延长电池使用寿命，可降低输出强度，但应维持输出强度是起搏阈值的2倍，以策安全。

（三）胸部X线

拍正、侧位胸片以了解电极位置是否良好，有无移位或电极有无断裂。

（四）起搏脉冲图检查

用脉冲分析仪测量脉冲周期和脉冲宽度，根据脉冲周期计算脉冲频率。方法简单，直观。或通过示波器做类似心电图标准导联Ⅱ或Ⅰ的连接，观察起搏脉冲的波形、频率和脉宽，并与该起搏器原来的参数比较。如脉宽增加15%，脉冲幅度下降20%，提示电池临近耗竭，需更换起搏器。

七、更换起搏器的指征

1. 起搏频率奔放。
2. 按需功能失灵。
3. 脉冲幅度下降20%，脉冲宽度增加15%（有些起搏器增加100%）。

4. 脉冲波形有严重变形。

5. 起搏频率下降10%。

（程明丽　李红艳）

第二节　心脏电复律术

心脏电复律是在短时间内向心脏通以高压强电流，使心肌瞬间同时除极，消除异位性快速心律失常，使之转复为窦性心律的方法。最早用于消除室颤，故亦称为心脏电除颤。

一、作用机制

某些异位快速性心律失常发生时，心房或心室各部分心肌纤维电活动位相不一致，易于产生自律性增高、折返或触发活动而使异位快速性心律失常持续存在。此时如人为地向心脏释放较强的直流电流，可使所有的心肌细胞在瞬间同时除极，消除异位心律，使心脏传导系统中自律性最高的窦房结能够重新发放激动控制心脏。

二、电复律的装置

进行电复律需用心脏去颤器（心脏复律器），去颤器有交流电复律器和直流电复律器两种。

交流电复律不够安全，目前已很少使用。现在使用的都是直流电复律器，这种复律器将几千伏的高压电存储在16～32 μF的电容中，然后将电容所存的电能，在极短的时间内直接或间接向心脏放电，这种复律器的放电量比较容易控制，复律效果好。

心脏去颤器由电极、蓄电、放电、同步触发心电示波、电源等几部分组成（内容从略）。

电复律根据发生脉冲是否与R波同步可分为同步和非同步两种类型。

所谓同步，是指电复律时发出的脉冲是否与R波同步而言。应用同步装置时，利用患者心电图的R波来触发放电，因此按复律器放电钮后，复律器并不立即放电，而是等待患者心电图（或示波器）的R波触发了触发器才放电。根据装置设计应在R波降支（即在R波顶点后20毫秒内）放电，此时心室正处于绝对不应期，不容易诱发室颤，适用于室颤以外的异位快速心律失常的复律。

所谓非同步，是指发出的脉冲不与R波同步。使用非同步除颤时——按放电电钮，复律器即立刻放电。这种方法只适用于室颤时。在室颤时，心室肌所处激动位相很不一致，一部分心肌尚在不应期，而另一部分心肌已经复极，故在任何时候通以电流都足以使心肌纤维同时除极。

三、适应证和禁忌证

（一）适应证

1. 室颤和室扑是电复律的绝对指征。

2. 房颤和房扑伴血流动力学障碍者。

3. 药物及其他方法治疗无效或有严重血流动力学障碍的阵发性室上性心动过速、室性心动过速、预激综合征伴快速心律失常者。

（二）禁忌证

1. 病史多年，心脏（尤其是左心房）明显增大及心房内有新鲜血栓形成或近3个月有栓塞史。

2. 伴高度或完全性房室传导阻滞的房颤或房扑。

3. 伴病态窦房结综合征的异位性快速心律失常。

4. 有洋地黄中毒、低钾血症时，暂不宜电复律。

四、术前准备

（一）物品准备

电复律器、心电图机、抢救车、硬板床或木板一块、氧气、盐水纱布、橡皮手套、抢救器械与药品等。

（二）患者准备

1. 对择期做复律的患者，做好思想工作，消除恐惧心理，取得良好配合。必要时术前给予镇静剂。

2. 试服奎尼丁的患者，应观察心率、心律、血压、脉搏及有无奎尼丁反应。服用洋地黄患者，术前需停药1~2天。

3. 房颤、有栓塞史者，需先抗凝治疗2周后再复律。

4. 电击前禁食，以免胃内容物反流而窒息。

5. 记录心电图以供对照，并选择P波明显的导联测试电复律器的同步功能。

五、操作方法

1. 患者睡在硬板床上或放置心脏按压板一块。建立静脉通路。

2. 术前做12导联心电图供对照，选R波较大的导联测试复律机的同步功能。

3. 选用地西泮15~30 mg做静脉麻醉至患者呈朦胧或嗜睡状态，必要时亦可加硫喷妥钠。麻醉过程中严密观察呼吸，有呼吸抑制时，面罩加压吸氧。神志丧失或病情危急者无须麻醉。

4. 两电极板上涂满导电糊或包以生理盐水浸湿的纱布。二个电极板分别紧贴胸骨右缘第2、3肋间和心尖部。按需要量充电，室颤为250~300 J非同步复律。室性心动过速为150~200 J，房颤为150~200 J，房扑为80~100 J，室上性心动过速为100 J，均为同步复律。

5. 放电后随即听心率和观察心电图改变，如复律未成功，可增加电功率再次复律。

二次电击需间隔 10 ~ 15 分钟。复律后有室颤、室性心动过速等心律失常出现时紧接再次复律。

六、并发症

直流电击复律的并发症有的属于病例选择不当，未严格掌握适应证及禁忌证，或术前准备不够，如低血钾未纠正，或术前未停用洋地黄，甚至忽视服用洋地黄的病史而仓促进行电击复律，有的未按操作规程及机器未认真检查等。除了上述一些人为的因素或可避免因粗疏而发生的并发症外，并发症的发生与所用电量大小有关。

（一）心律失常

1. 期前收缩

电击后可发生房性期前收缩或室性期前收缩，多数在数分钟后可自行消失，不需特殊处理，若为频发、多源或 R - on - T 型室性期前收缩，可静脉应用利多卡因。

2. 室性心动过速或室颤

室性心动过速或室颤可因同步装置不良、心肌本身病变、低血钾、酸中毒、洋地黄过量或放电量不足引起，应予以静脉注射利多卡因和 5% 碳酸氢钠，立即再行复律。

3. 窦性停搏或窦房阻滞

窦性停搏或窦房阻滞常由于本身有窦房结功能不良所致，电击后出现较长时间窦性停搏。部分患者由于长期房颤或房扑，窦房结长期处于超速抑制状态，一旦电击后窦房结功能需要有一个"苏醒"过程才能恢复正常，若电击后有明显而持久的窦性停搏、窦房阻滞或窦性心动过缓，可静脉应用阿托品 0.5 ~ 1 mg，必要时应用异丙肾上腺素静脉滴注 1 ~ 2 μg/min，以防由于心率过慢而诱发阿—斯综合征。

4. 房室传导阻滞

房室传导阻滞较少见，若有严重的房室传导阻滞可应用异丙肾上腺素静脉注射，必要时行临时心脏起搏。

（二）心肌损伤

特别在高电量复律后，心电图可出现心肌梗死样的图形，能持续数日之久，为心肌电灼伤的表现。电击后血清酶（LDH、AST 及 CPK）升高者在 10% 左右，大都在 5 ~ 7 天恢复正常。CPK 活力的升高主要来自胸壁骨骼肌的 MM - CPK 而不是心肌的 MB - CPK，似乎通常所用电量对心肌的损伤不大。

（三）低血压

低血压多发生于电量 350 ~ 400 J 电击之后，发生率约 3%，可持续数小时，常自行恢复正常。

（四）肺和体循环栓塞

肺和体循环体塞发生率为 1.2% ~ 1.5%，多见于电复律后立即或数小时，多见于二尖瓣及主动脉瓣病，或左心衰竭。

（五）肺水肿

电击复律后发生肺水肿，可见有严重的二尖瓣狭窄合并肺动脉高压或左心室功能减低及采用电量 300 ~ 400 J 的患者。

（六）皮肤灼伤

电极板涂布电糊有空白，包布太薄或浸渍盐水不透，电极板与皮肤接触不良，或按压不紧或倾斜，因电极板与皮肤间电阻大而发生皮肤灼伤。

七、电复律的注意事项

1. 电复律前，应做好患者的思想工作，让患者明白电复律的步骤，以取得合作。

2. 注意安全。所有与患者接触的仪器皆接好地线。严格操作规程，充电、放电要准确。

3. 参加电复律的人员应分工明确，有条不紊，尽量最大可能做到麻醉深浅适宜，电极板放置得当，充电数量准确，复律放电同步，描图动作迅速，整个步骤协调一致。

4. 复律成功后严密监护 4～8 小时，以预防发生心律失常与奎尼丁昏厥。

（徐芹　屈振）